Karin Knick

Morbus Sockenschuss

Aus dem Berufsalltag einer psychiatrischen Fachkrankenschwester

Mit Illustrationen von Michael Ullmann

Manuela Kinzel Verlag

Illustrationen: Michael Ullmann

Impressum:

Manuela Kinzel Verlag
73037 Göppingen * 06844 Dessau
Tel. 07165 / 929 399

info@manuela-kinzel-verlag.de
www.manuela-kinzel-verlag.de

2. Auflage, 2015

ISBN 978-3-95544-022-0

Inhalt

Vorwort

Real existierende Personen …

… werden in diesem Buch nicht dargestellt. Exakt so wie im Buch ist es im wirklichen Leben also nicht gewesen - aber ganz ähnlich ist es dennoch!
Ich möchte vor allem die Persönlichkeitsrechte meiner Patienten, Kollegen, Mitarbeiter anderer Berufsgruppen und Angehörigen wahren. Außerdem stehe ich unter Schweigepflicht, was meine Patienten angeht, und ich muss und möchte diesem hohen Gut gerecht werden.
Deshalb habe ich alle realen Personen meines Arbeitsumfeldes quasi virtuell zusammengemixt und `neu erfunden´. Es geht um die Geschichten, die Episoden, die Abläufe, die Erfahrungen und Gefühle. Um die psychiatrischen Störungen, Behandlungen und Wertebilder. Und die habe ich, finde ich jedenfalls, ziemlich gut getroffen!
Alle Fehler sind von mir. Und dazu stehe ich. Denn: Wer viel arbeitet, macht viele Fehler. Und keine Fehler macht demnach …
Genau. Denn wir sind die Fleißigen! Wir sind die Guten.
Liebevoll und überaus trefflich illustriert wird das Buch von Michael Ullmann, der mit mir auf derselben Station als Krankenpfleger arbeitet.
In diesem Sinne: Viel Spaß beim Lesen!

Karin Knick

Immerwährende Krankenbeobachtung

Während ich so unterwegs bin auf dem Weg ins Einkaufscenter, denke ich an eine gute Freundin und ehemaligen Kollegin. Michelle ist seit 3 Jahren mit einem Internisten glücklich liiert. Der ist auf dem besten Weg, Oberarzt in einer großen Klinik in Berlin zu werden. Die beiden sind wirklich ein süßes Paar! Und ihr Freund verblüfft meine Freundin manchmal damit, dass er, etwa beim Einkaufsbummel, oder wenn die beiden einfach nur zusammen irgendwohin laufen, plötzlich mit erschreckend genauen Diagnosen von vorübergehenden Passanten aufwartet. Etwa so:
„Liebling, was machen wir eigentlich heute zum Abendbrot? Vor uns, Rechtsherzinsuffizienz. Au weia, und die Frau daneben Pankreas-Ca, wahrscheinlich mit multiplen Lungen-Metastasen … Mal wieder Pasta oder wollen wir essen gehen, was meinst du?"
Ich denke, alter Schwede, das ist ja furchtbar, manche Leute haben aber auch ein hartes Schicksal. Ich möchte das doch gar nicht wissen, was die anderen Leute so an Krankheiten haben, schon gar nicht im Vorübergehen. Und was bedeutet das für den Freund meiner Freundin, kann er etwa gar nicht abschalten und die Arbeit Arbeit sein lassen …? Überlegt er sich dann auch im Geiste, wie der denjenigen oder diejenige wohl therapieren würde? Dann kommt er ja gar nicht mehr zur Ruhe. Aber nein, ihr Freund ist ein echt cooler Typ. Seine Spaziergang-Diagnosen mache er ganz nonchalant im Vorübergehen und wirkt dabei kein bisschen gestresst.
Auf dem Weg ins Einkaufscenter komme ich an einer Gruppe Teenies vorbei. Etwa sieben oder acht junge Leute, sie haben sich auf dem Bürgersteig ziemlich breit gemacht. Es ist Anfang Februar, für die Jahreszeit ist es deutlich zu warm und die Sonne scheint sogar ein bisschen. In Anbetracht des Winters steht die Sonne sehr tief, es sieht schön aus, blendet aber. In der Gruppe Jugendlicher sind ungefähr gleich viele Jungen und Mädchen. Im Pulk sind die ganz schön präsent, laut und nicht zu übersehen. Sie wirken sogar ein bisschen bedrohlich, was sie sicher nicht sind. Eben eine Horde Jugendlicher mit großer Klappe. Ich höre, wie ein Junge halblaut sagt:

„Also, gehen wir jetzt zu Franzi oder nicht?“
Ein Mädchen, es hat schon ein beachtliches Piercing am Mund, schwarz bemalte Augen und schwarze Klamotten, baut sich vor ihm auf und zieht den etwas verlegenen Jungen so vor sich hin, dass sie selber im Schatten steht. Sie blinzelt in die Sonne und ruft schrill:
„Wenn diese verfickte Sonne doch mal endlich aufhört, so doll zu nerven!! Sonst muss ich der eine reinhauen,... oder vielleicht sollte ich *dir* eine reinhauen!!“
Dabei klopft sie dem Jungen heftig auf die Schulter, zieht die Stirn kraus und macht einen Schmollmund. Der Junge scheint ein bisschen irritiert zu sein und weicht zurück.
„Lass das“, sagt er.

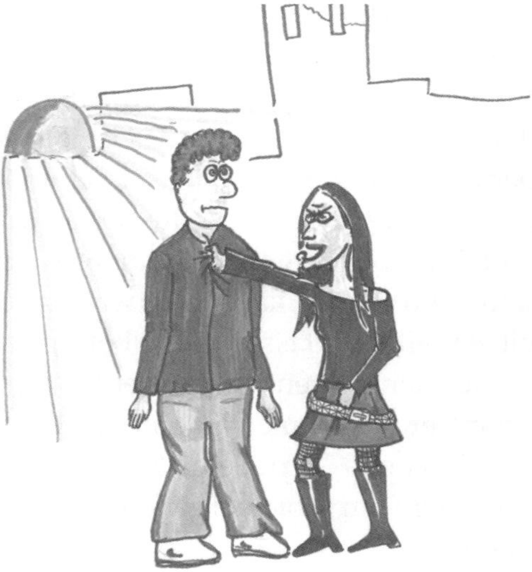

Im Vorübergehen sehe ich, wie sich zwei Mädchen Blicke über die rüde Reaktion des schwarz gekleideten Mädchens zuwerfen. Das finde ich interessant. Bei allem Verständnis für die Jugend und heimlicher Sympathie für Jugendsprache ist es schon etwas lästerlich, die Sonne `verfickt´ zu nennen. Und der Sonne eine `reinhauen´ zu wollen ist auch ein relativ aussichtsloses Unterfangen. Hat die Revolte-Göre den Bogen damit bei ihren Freunden überspannt? Offensichtlich wird sie auch in ihrer Clique (altmodisches Wort, ich weiß) schief angesehen. Das merkt man schon an der kurzen Reaktion der anderen beiden Mädchen, die sich heimlich vielsagende Blicke zuwerfen. Und der als Schattenspender missbrauchte Junge schien diese Aktion auch wenig lustig zu finden. Das Thema der Revolte-Göre scheint zu sein: Man muss immer einen frechen Spruch parat haben und vor allen Dingen: Auffallen...! Bemerkt werden!! `Hier bin ich!!!´, `Nimm mich wahr!!´

Die Pubertät ist eine schwierige Zeit. Man muss seinen Platz nicht nur in der Gesellschaft, sondern auch in der Peergroup finden. Alles in diesem Mädchen schreit danach, wahrgenommen zu werden. Sie braucht Aufmerksamkeit, eine Bühne für ihren Auftritt. Ihre scheinbar belanglose Äußerung war in Wirklichkeit gut durchdacht. Sie braucht die Aufmerksamkeit und muss permanent wissen, wie sie bei den anderen ankommt. Ich hoffe, sie bekommt irgendwann genügend Anerkennung und Aufmerksamkeit, so dass sie in der Zukunft von diesem Verhalten ablassen kann. Denn im Moment ist ihr Verhalten zwar ein wenig auffällig, aber einfach nur nervig. In ein paar Jahren aber wäre ihr Verhalten dann mehr als bedenklich. Jetzt, in diesem Moment, steht sie an einem Scheidepunkt ihrer Entwicklung. Sie weiß es nur gar nicht. Ich hoffe, sie schafft den Schritt in die richtige Richtung und kriegt die Kurve.

Ich will mir eine neue Matratze kaufen und gehe dazu in den Matratzenladen des Einkaufscenters. Ich schau mich im Laden um. Überall liegen Matratzen in Plastik verpackt, gestapelt oder auf Betten gelegt. Ich bin ein bisschen ins Schauen vertieft, als mich der Verkäufer schräg von hinten anspricht. „Möchten Sie eine Kaltschaum- oder 'ne Federkernmatratze?"

Oh, denke ich, oh!! Da sind viel Nikotin und noch mehr Alkohol im Spiel. Ich drehe mich zu dem Verkäufer um und sehe in sein Gesicht.

„Was genau ist denn da der Unterschied?", frage ich.

Dabei sehe ich seine ausgeprägten Tränensäcke, die Augen sind zum Schlitz verengt, das Gesicht leicht gerötet, die Statur sehr schlank. Insgesamt sind das ja nicht sehr überzeugende Indizien für meine vermutete Alkoholsucht. Aber es geht hier ja auch nicht um eine Anklage. Im Gegenteil, ich finde es toll, dass dieser Mann trotz offensichtlicher Probleme berufstätig ist. Dabei bin ich ganz sicher, ich habe es mit einem Menschen zu tun, der seit vielen Jahren alkoholabhängig ist. Sorry, aber die Alkoholabhängigkeit steht ihm ins Gesicht geschrieben.

Er erklärt mir dann also den Unterschied zwischen Kaltschaum und Federkern, ich würde sogar sagen, ich werde in ganz kurzer Zeit zu einem Spezialisten von Matratzenarten. Als er mir seine

besonders günstigen Angebote aus dem Regal holt, sehe ich seinen schweren Tremor. Die Hände zittern wie wild. Er klatscht auf eine in Folie verpackte, weiße, kuschelige und einladende Matratze.
„Die hier ist mein Renner und mein persönlicher Favorit. Preisgünstig und robust, mittelhart und nur noch diese Woche ist die Lieferung im Preis mit inbegriffen."
Das sind doch alles sehr gute Nachrichten. Dabei ist der Verkäufer freundlich, zugewandt und konzentriert. Bis eben habe ich noch überlegt, was für eine Art Alkoholiker er ist, Gamma (süchtiger Trinker mit zeitweiser Fähigkeit zur Abstinenz von Alkohol) oder Delta-Alkoholiker (`Spiegeltrinker´). Epsilon- oder episodische Trinker erkennt man eher selten. Aber nun weiß ich Bescheid. Er ist ein Spiegeltrinker. In der Tat, er trägt ein extrem auffälliges Parfüm. Wahrscheinlich ist er in diesem Augenblick auch betrunken, Verzeihung, alkoholisiert oder `alkoholintoxikiert´ heißt das neutrale Wort dafür. Denn er braucht den Schnaps wie die Luft zum Leben. Er kann nicht ohne. Er ist nur mit Alkohol voll funktionsfähig. Und ich nehme seinen `Renner´ und bekomme die Entsorgung meiner alten Matratze für 20 Euro. Was will man mehr?
Ich gehe noch in den großen Technik-Laden, finde aber nichts und schnell sind mir die Leute da zu viel. Ich muss schnell raus hier, sonst werde ich noch genervt. Als ich aus dem Laden rauskomme und auf dem Flur der Einkaufsmeile stehe, ist da eine Frau, die mir irgendwie im Wege steht. Aber komischerweise scheint sie dies gar nicht zu bemerken. Sie wirkt recht gepflegt, vielleicht etwas zu viel Augen-Make-up. Sie trägt wallende, lockige Haare, hochhackige Sandalen und einen Rock mit vielen unterschiedlich langen Zippeln und Fransen, der sicher hochmodern ist. Aber diese Frau geht mir nicht aus dem Weg, sodass ich mich an ihr vorbeischiebe, und sie sieht immer in eine bestimmte Richtung. Sie guckt und guckt und reckt so ein bisschen den Hals, damit sie noch besser sehen kann. Das ganze dauert nur circa zehn Sekunden, aber sie guckt hochkonzentriert und hat für nichts anderes Augen. Ich sehe rüber, in die Blickrichtung der Frau, um zu sehen, ob mir eventuell ein Schauspiel entgeht. Na, denke ich, was

ist denn da los? Mein Blick schweift durch das Center. Aber nein, da ist gar nichts. Die Frau guckt - in die Menge der Einkaufswütigen und Läden. Und dann, nur ein ganz kurzer Moment, geht ihre eine Hand kurz ans Ohr. Ich habe diese Geste schon so oft gesehen. So wie wir uns das andere Ohr zuhalten, wenn wir telefonieren und es sehr laut um uns ist. Menschen mit Schizophrenie machen sie ganz häufig und unbewusst. Blitzschnell senkt sie den Kopf und murmelt ein paar Worte, wie zu sich selbst. Ein potentieller Kunde für uns, denke ich. Damit denke ich an `meine´ Klinik. Denn ich bin psychiatrische Fachkrankenschwester und arbeite an einer renommierten Klinik für Psychiatrie und Psychotherapie. Und die Frau ist schizophren. Paranoid-halluzinatorisch schizophren.

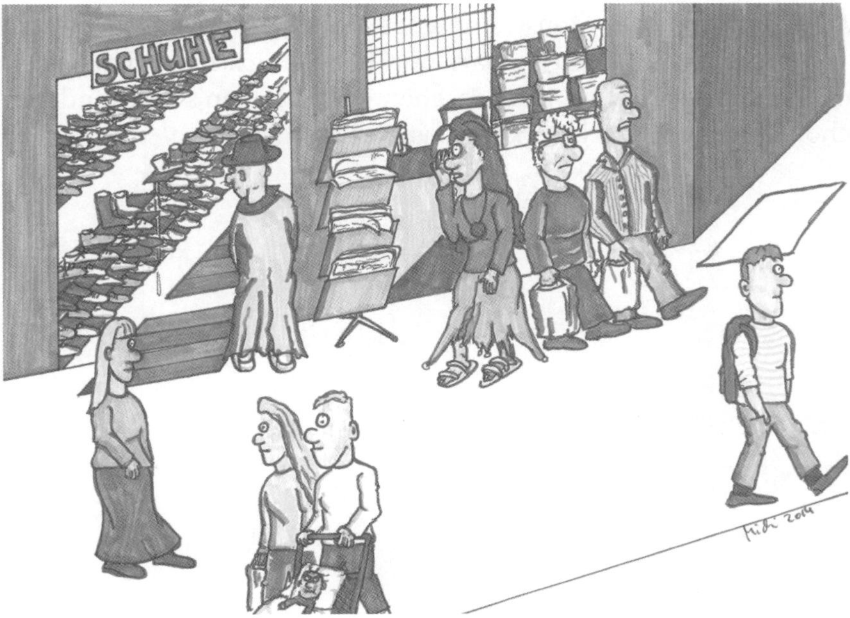

Ich laufe weiter Richtung Ausgang, da denke ich, mein Gott, was habe ich jetzt eigentlich gerade gemacht? Ich mache ja genau dasselbe wie der Freund meiner Freundin. Und ich komme ins Grübeln: Erstens: Ist das Schlimm? Zweitens: Stimmt meine `Diagnose´? Und drittens: Wären meine Kollegen und Kolleginnen zu derselben `Diagnose´ gekommen? Die Antwort ist erstens nein,

zweitens wahrscheinlich, drittens ganz bestimmt. Also: Schlimm ist das Ganze nicht. Denn ich sage den wildfremden Menschen ja nicht auf den Kopf zu, was ich über sie zu wissen glaube. Im Prinzip ist es mein ganz persönliches Aufmerksamkeitstraining, sozusagen mein `Gehirn-Jogging´. Habe ich schon manchmal falsch gelegen?
Wenn es um Patienten meiner Station geht, ja, ich habe schon manchmal danebengelegen. Aber nicht allzu häufig. Und ich kann mein Menschenbild ja wunderbar an die tatsächlichen Gegebenheiten anpassen. Etwa so: „Ich dachte, sie wäre schizophren, aber sie wurde tatsächlich von Aliens entführt." Na gut, Scherz beiseite. Also, man ist ja lernfähig und anpassungsfähig und kann seine Meinung ändern. Und meine Kollegen? Die hätten vermutlich in derselben Zeit noch drei weitere psychisch auffällige bzw. kranke Menschen aus der Menschenmenge herausgesehen. Ich bin da eher noch etwas blauäugig-naiv und habe längst nicht den besten Instinkt. Wenn ich es also gesehen habe, haben's alle anderen schon längst vor mir gesehen. So ist das nämlich!

Treffen mit Angelika

Ich bin ziemlich in Gedanken über das, was ich da gerade gesehen habe, da höre ich jemanden meinen Namen rufen.
„Karin, nun bleib doch mal stehen!!“
Ach, Angelika, oder kurz `Angi´, meine alte Schulfreundin, schräg hinter mir habe sie ich gar nicht gesehen.
„Was machst du denn hier?“
Es folgen Umarmung und Küsschen. Ich freue mich. Angelika kann manchmal recht stürmisch sein.
„So ein Zufall! Ich habe mir gerade eine Matratze bestellt und war dann kurz hier in dem Technik-Laden. Jetzt habe ich noch ein bisschen Zeit, bis ich zur Arbeit muss. Und du so?“
„Ich muss auch mal ein bisschen im Technik-Laden stöbern. Wegen Deniz‘ Geburtstag. Da bin ich mir noch nicht so richtig sicher, ob er das bekommen kann, was er möchte. Aber ich habe noch Zeit. Deniz hat heute AG und kommt erst später aus der Schule. Wollen wir noch kurz einen Kaffee zusammen trinken?“
Das hört sich doch gut an. Obwohl, ein Eis wäre mir lieber. Mal schauen. Wir beschließen, noch einen Kaffee zusammen zu trinken. Soviel Zeit habe ich noch vor dem Spätdienst. Der beginnt ja erst um 14.00 Uhr und geht bis um 22.30 Uhr. Also setzen wir uns ins Eiscafé. Ich berichte ausführlich von den Vorzügen meiner gekauften Matratze und Angelika erzählt mir von ihrem Einkaufsgrund. Sie will ein Geschenk für ihren Sohn Deniz kaufen. Der wird bald elf und ist ein unheimlich süßer Junge. Auch in diesem Alter möchte man ihn immer noch knuddeln. So offen und freundlich ist er, ein toller Junge! Und bildhübsch. Er hat große, dunkle Augen und die zarte Figur seiner Mutter.
„Deniz wünscht sich eine Playstation 3. Aber eigentlich finde ich das ein bisschen teuer für einen kleinen Jungen und viel zu viel Technik. Ich würde ihm ja auch gerne ein Wave-Board kaufen, aber sein Vater macht sich immer in die Hosen, weil er Angst hat, Deniz könnte gefährlich stürzen.“
„Und das siehst du aber anders, oder?“
Angelika guckt nach unten und nickt. Ich habe einen Verdacht.

„Angi, warum lässt du dir denn von seinem Vater so viel sagen? Ihr habt euch doch getrennt und er kümmert sich nicht wirklich befriedigend um sein Kind. Oder hat sich da was geändert?"
Meine Freundin seufzt und ich sehe, wie sich ihr Blick ändert. Ich war eindeutig zu unsensibel. Angelika hat sich so oft bei mir ausgeheult über die Trennung von ihrem Freund. Ali hat einen türkischen Migrationshintergrund und ist ein erfolgreicher Steuerberater. Die beiden waren ein Herz und eine Seele, aber irgendwann hat er sich in eine andere Frau verliebt. Die ist älter als Angelika, sieht nicht so gut aus wie meine grazile Freundin und ist auch nicht so gebildet. Angi hat mir mal ein Foto gezeigt. Ich habe nicht verstanden, wieso Ali Angi für so eine alte Schrapnelle verlassen hat, aber so ist das manchmal. Aus einer Affäre wurde eine Beziehung und bald war Ali weg. Bis jetzt ist meine Freundin noch nicht darüber hinweg.
Angi war am Boden zerstört, sie war wütend, sie trauerte,... und dann ging das Ganze wieder von vorne los. Zuletzt war sie sehr wütend. Das scheint jetzt aber nicht mehr der Fall zu sein.
„Naja, aber er ist doch Deniz' Vater. Und er fehlt ihm so. Ich versuche ja, ihn den Verlust nicht so spüren zu lassen. Die beiden machen schon mal Unternehmungen zusammen, vorgestern waren sie wieder klettern im Kletterpark. Aber Deniz wirft mir immer vor, wie sehr ihm sein Vater fehlt, wenn er müde oder traurig ist. Das macht mich ganz fertig. Und mir fehlt er ehrlich gesagt auch wahnsinnig."
„Du bist also doch noch nicht über die Trennung hinweg. Du willst ihn zurückhaben?"
Ich habe nur das, was ich zu hören glaubte, zusammengefasst, um sicher zu sein, dass ich Angelika richtig verstanden habe. \`Spiegeln´ nennt sich diese Kommunikationstechnik. Kommunikationstechniken setze ich zwar extrem viel auf Arbeit ein, aber im Privaten benutze ich sie nur ausnahmsweise, wenn ich nicht so richtig weiterweiß. Wie jetzt also? Und tatsächlich: Ich habe ins Schwarze getroffen. Angis Augen füllen sich mit Tränen. Bravo! Toll gemacht, Karin. Ich rudere zurück:
„Tut mir leid, Angi, ich versuche nur, deine Situation richtig zu verstehen."

„Ja, das ist lieb. Ich wünschte nur, Ali wäre auch so lieb. Einfach mit dieser alten Schrippe abzuhauen... hat mir so wehgetan. Wie konnte er das tun? Und an Deniz hat er gar nicht dabei gedacht. Bin ich ihm nicht gut genug? Was habe ich ihm angetan?"
Ich würde Angelika liebend gerne antworten, dass sie Ali jetzt jedenfalls nicht mehr gut genug ist. Dass er hormongesteuert ist und nicht an Deniz denken kann, weil sein Denken sich um die `alte Schrippe´ dreht, die für ihn im Moment das verlockendste Honigbrötchen der Welt darstellt. Aber das kann ich Angi auf keinen Fall so sagen. Denn sie ist noch mitten in der Trauer-Phase. Für meine Nachricht aber muss sie erst einmal in der Wut-Phase ankommen. Etwas abrupt wechsle ich das Thema. Es gibt nämlich Themen, zu denen kann man nicht geschmeidig überleiten: „Na, wollen wir zum Schluss noch ein Eis nehmen?" Angi schaut mich unentschlossen an.
Wir nehmen noch ein Eis (Angi nur eine Kugel, ich deutlich mehr) und dann mache ich mich auf den Weg zur Arbeit. Lust habe ich ja keine. Ich würde auch gerne wie Angi in Ruhe nach Hause fahren. Aber mein Dienst hat noch nicht einmal begonnen, an Feierabend kann man noch nicht einmal denken. Also kurze Verabschiedung und los geht's zur U-Bahn. Da sitze ich also in der U-Bahn und überlege, was mich heute Nachmittag wohl auf Arbeit erwarten wird.

Übergabe mit Fachsimpeln

Ich arbeite als psychiatrische Fachkrankenschwester in einer renommierten Berliner Klinik für Psychiatrie und Psychotherapie, auf einer Station für affektive Störrungen.
Die meisten Menschen können sich nicht so richtig vorstellen, was es bedeutet, als Krankenschwester oder -Pfleger in einer psychiatrischen Klinik zu arbeiten. Keine oder wenig grundpflegerische Tätigkeiten, keine Verbände, keine OPs, keine Bettpfannen. Oder jedenfalls selten, die Bettpfannen meine ich. Tatsächlich ist unsere Arbeit sehr anspruchsvoll und abwechslungsreich. Und sie wird natürlich nicht angemessen entlohnt.
Unsere Arbeit als Krankenschwester und Krankenpfleger in der Psychiatrie bedeutet, psychisch Kranke oder Menschen in Ausnahmesituationen zu begleiten. Aber auch ganz viele Routinetätigkeiten wie ärztliche Anordnungen ausführen bei Medikamentenänderungen, Anmelden von Terminen, Überwachung von Medikamenteneinnahmen, schauen, dass die Patienten genügend essen, trinken, schlafen, Ansprache bei verändertem Verhalten und vor allem für die Patienten da sein und viel zuhören und viel reden.
Das bedeutet tagtäglich eine Herausforderung. Wir wissen nie, was uns erwartet. Kein Tag gleicht dem anderen. Deshalb überlege ich mir heute auf dem Weg zur Arbeit drei von unendlich vielen möglichen Szenarien:

1. Szenario: Die Kollegen sitzen gemütlich und entspannt im Dienstzimmer. Der Kaffee duftet, die Kollegen sind guter Laune und freuen sich, mich zu sehen.

2. Szenario: Die Kollegen kommen gerade ins Dienstzimmer gelaufen, gehen schlurfenden Schrittes, sind müde und entnervt. Keiner macht einen Scherz, alle sind fix und fertig, weil es mal wieder ein furchtbar anstrengender Tag war, die Patienten extrem schwierig waren oder sich die Kollegen über etwas ärgern mussten ... Es folgt eine ellenlange Dienstübergabe mit vielen exakten Medikamentengaben und anderen Beschreibungen.

3. Szenario: Ich komme auf Station, da ist aber nur unsere Praktikantin, weil alle Kollegen bei einem Notfall auf einer anderen Station sind. Da hat ein Patient vielleicht versucht, sich umzubringen und musste mit vereinten Kräften daran gehindert werden.
4. Szenario: Als ich in die Schillerstraße einbiege, sehe ich kein Krankenhaus mehr, sondern ein Riesen-Loch mitten in der Straße und ein Raumschiff fliegt mit unserem Krankenhaus im Schlepptau davon.

Na gut, das vierte Szenario überlege ich mir mit einem Schmunzeln. Das ist nämlich so noch nie vorgekommen. Außerdem wollte ich mir ja nur *drei* Szenarien überlegen. Das Krankenhaus ist aber noch da, ich rede ein paar Worte mit dem netten Pförtner und bekomme meinen Arbeitsschlüssel und einen Alarmpiper ausgehändigt, den ich sogleich an meinem Gürtel befestige. Kaum bin ich auf Station, bricht mir auch schon der Schweiß aus. Nicht, weil ich mich so sportlich bewegt hätte, aber in diesem Neubau ist die Luft einfach immer ätzend warm und abgestanden. Auch im Winter haben wir in unserem Arbeitsbereich meistens 24, manchmal auch 25° Celsius. Und im Sommer kriegt man vor lauter Hitze eine Vollmeise… Gott sei Dank (wir sind ein katholisches Haus!) ist es aber noch Winter. Also weiter in Richtung Dienstzimmer.
Die Kollegen finde ich in einer Verfassung zwischen erstens und zweitens vor. Die Laune ist mittelmäßig, ich werde freudig, aber nicht überschwänglich begrüßt. Es war einiges zu tun, aber totgearbeitet hat sich heute niemand im Frühdienst. Hilde begrüßt mich mit einer angedeuteten Umarmung:
„Hallöle, na, haste Spätdienst?"
Ich muss schmunzeln.
„Nee, ich hatte zu viel Langeweile und dachte mir, da kann ich heute Nachmittag auch mal bei euch vorbeischauen. Vielleicht erlebe ich hier was Lustiges."
„Ganz bestimmt, was Lustiges und was Spannendes …"
Bevor es losgeht mit der Übergabe, denke ich noch einmal an meine Freundin Angi. Ich hoffe, sie bekommt das langsam in den

Griff mit ihrer Trennung, ihrer Trauer und Wut und so. Mir reicht's nämlich langsam, merke ich gerade.

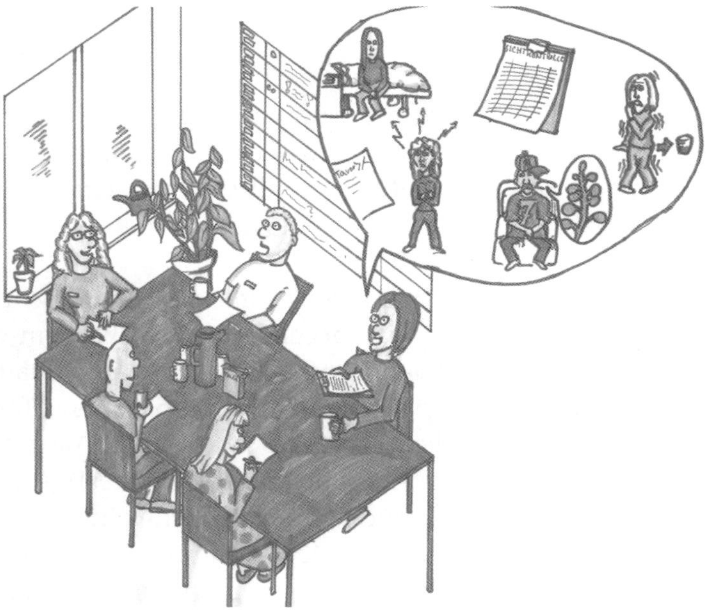

Ich gieße mir ein Glas Wasser ein, nehme einen Stift und einen Bettenplan. Jetzt kann es losgehen mit der Übergabe. Auf die Übergabe freue ich mich immer. Das hat so ein bisschen Flair wie eine Freistunde in der Grundschule. Man ist in der Schule bzw. auf Arbeit, erfährt Neues und Interessantes und hat noch einen kurzen Moment Schonzeit, bevor es losgeht. Außerdem hat man noch `Welpenschutz´, weil die übergebende Schicht für eventuelle Störungen zuständig ist. Unsere Übergabe ist uns heilig. Wir haben aber dafür leider keinen separaten Raum, keinen Pausenraum, in dem man ungestört und abgelegen vom Trubel der Station seine Pause nehmen könnte und wir haben auch keinen separaten Raum, in dem man die Übergaben abhalten könnte. Wenn es dann noch ein Arzt wagt, reinzukommen, mit Papieren zu rascheln, am PC zu klimpern, zu flüstern oder zu tuscheln, dann, dann… dann Gnade ihm Gott (Wir sind schließlich ein katholisches Haus!). Jessus, da kann man sich aber auch mal aufregen!
Es geht los. Peter berichtet vom Frühdienst:

„Frau Müller hat wieder den Vormittag überwiegend auf dem Zimmer verbracht. Die Stimmung ist weiterhin stark gedrückt, sie hat keinen Antrieb, nur an der Ergo teilgenommen und ist kaum schwingungsfähig."
Unsere Ergotherapie ist sehr beliebt; wer als Depressiver hier nicht dran teilnimmt, ist wirklich noch sehr schwer krank. Immerhin, Frau Müller hat es geschafft, in die Ergotherapie zu kommen. `Schwingungsfähig´ bedeutet die Fähigkeit, sich emotional dem Gesprächsinhalt anzupassen. Also, lustiges Thema = lächeln, laut sprechen; trauriges Thema = traurige Mimik, Anteilnehmen. Menschen mit Depressionen sind insgesamt nur wenig und manchmal überhaupt nicht schwingungsfähig. Sie können ihren emotionalen Zustand nicht anpassen. Bestenfalls sind sie `aufheiterbar´. Das heißt, man kann sie eben aufheitern.
Überhaupt ist die psychiatrische Krankenpflege voll von eigentümlichen Begriffen. Fachbegriffe eben, überwiegend aus der Psychiatrie. Eine Fachsprache. Und psychiatrische Krankenpflege-Fachvokabeln. Fein! Es gibt ja in allen Bereichen typische Fachsprachen. Irgendwann `färben´ diese Fachsprachen aber ab. Man benutzt sie dann auch im Privaten oder benutzt typische Formulierungen.
Dabei erinnere ich mich an einen besonders skurrilen Auftritt eines Kriminalkommissars in einer Talkshow. Dieser Kommissar berichtete darüber, wie die Falschaussage eines Kriminellen, den er verhaftet hatte, seine Karriere und fast sein Leben zerstört hatte. Er berichtete zunächst, wie es dazu kam:
„Der Verdächtige begab sich nach diesem rechtswidrigen Vergehen auf die Flucht. Ich rief laut: `Stehen bleiben, Polizei!´ Da der Verdächtige seine Flucht aber unbeirrt fortsetzte und sich damit der Verhaftung entzog, gab ich einen Warnschuss aus meiner Dienstpistole ab. Der Verdächtige blieb dann stehen, drehte sich zu mir um und feuerte ebenfalls einen Schuss aus einer mir nicht näher bekannten Waffe ab. Erst unter Androhung eines weiteren Schusses gab der Verdächtige dann auf ..."
Herr im Himmel! Kann der Mann denn nicht vernünftig reden? Kann er nicht einfach sagen, er ist hinter dem Typen hergerannt, hat in die Luft geschossen, der Kerl ist erst stehen geblieben, hat

selber geschossen und erst aufgegeben, als der Polizist selber gedroht hat, noch mal zu schießen? Furchtbares Kauderwelsch. Eben: Kriminalpolizeideutsch.
Aber was bedeutet das für uns? Wir können uns untereinander wunderbar verständigen. Aber wie hört sich unsere Fachsprache oder Redeweise für Außenstehende an?
Man kann übrigens auch alle Worte sehr schön beugen. Aus Nomen werden Adjektive. Aus dem `Grün´ wird einfach `grün´. Dementsprechend kann man auch noch den Elativ und Superlativ aus dem Adjektiv bilden. `Grüner´ und `am grünsten´. Aus `Suizid´ wird `suizidal´, ein Mensch, der darüber nachdenkt, sich das Leben zu nehmen. `Suizidaler´ als Steigerung dessen und es setzt der Absurdität die Krone auf, wenn man von `am suizidalsten´ spricht.
Außerdem ist das Deutsche dafür bekannt-berüchtigt, Wort-Monstren zu schaffen aus zusammengesetzten Substantiven. Das können wir auch, hehe! Ein Beispiel: In letzter Zeit hängt an unserer Eingangstür ein Schild, auf dem steht: „Vorsicht, Patient mit Weglauftendenz!". Klar, hier werden Eintretende gebeten, niemanden weglaufen zu lassen. `Weglauftendenz´ hat derzeit ein etwas verwirrter Patient. Der rüttelt öfters mal an der Tür und will dann weg. Wohin oder warum ist uns auch nicht klar.
Oder: Lebensüberdruss. Jemand ist des Lebens überdrüssig. Dann will er sich noch nicht direkt das Leben nehmen, aber er hat schon ziemlich die Nase davon voll. Er würde sich gerne hinlegen und nicht mehr aufwachen. Er hat eben Lebensüberdrussgedanken oder kurz: LÜG.
Weiteres Beispiel: Wegen der in den Flur ragenden Bauweise nennen wir unseren Arbeitsplatz mit Fenstern auch `Kanzel´. Gelegentlich sitzen Patienten in der Sitzecke vor der `Kanzel´; da ist häufig was zu sehen, außerdem liegen dort auch Zeitungen aus. Wenn Patienten dort aber lange und oft sitzen, fühlen sich einige Kollegen ungemütlich und beobachtet. Dann heißt es so: „Herr/Frau X zeigte wieder unangemessen viel Kanzelpräsenz." Aha. Unangemessen viel Kanzelpräsenz also. Wie viel Kanzelpräsenz ist eigentlich angemessen? Aber weiter im Text, bzw. mit der Übergabe. Gebannt lauschen wir Peter:

„Frau Yilmaz war ja gestern mal wieder den ganzen Nachmittag in der Mucki-Bude und zum Schlafen benötigte sie Bedarf 40 Pampe. ... Heute früh kam sie partout nicht aus dem Bett und hat nur an ausgewählten Therapien teilgenommen. Nämlich an solchen ab 11.00 Uhr, an der Ergo."
Es ist manchmal etwas unverständlich, dass depressive, kranke Patienten so lange bei uns verbleiben, bis sie so gesund sind, dass wir sie nachmittags kaum noch auf Station sehen. Da haben sie dann nämlich freien Ausgang und sind auch häufig \`on Tour´. So sind wir angehalten worden, in unseren täglichen Pflegeberichten nicht zu schreiben „Der Patient war den ganzen Nachmittag im Fitness-Studio" (das könnte die Krankenkasse befremdlich und erläuterungsbedürftig finden ...), sondern: „Der Patient nutzte den ganzen Nachmittag für seine Belastungserprobung." Aha, er erprobt also seine Belastung. Und zwar in der Mucki-Bude, was sozusagen seine Privatangelegenheit ist. Und was ist 40 Pampe? Der Wirkstoff des dazugehörigen Medikaments heißt \`Pipamperon´, ein älteres, niederpotentes Neuroleptikum; auch liebevoll vom Pflegepersonal \`Pampe´ oder \`Pipi´ genannt. 40 mg sind schon eine ganz ordentliche Dosis, die einen recht heftig beruhigen, entspannen und einschlafen lassen sollten. Es können auch geringere Dosen gegeben werden. Klar, dann ist man morgens ordentlich müde.
Peter berichtet weiter:
„Frau Scholl ..."
und wird unterbrochen. Hilde fragt:
„Aber wo ist denn Herr Rendez?"
Tatsächlich, auf dem Bettenplan, der die Bettenbelegung der ganzen Station zeigt, ist an seiner Stelle eine leere Zeile. Gestern war Herr Rendez noch anwesend, aktiv und recht redebedürftig. Und Peter erklärt:
„Ach ja, habe ich vergessen: Herr Rendez ist heute nach der Visite der Oberärztin gegangen. Er hat sich gegen ärztlichen Rat entlassen lassen."
Man kann es kaum umdeuten: Peter grinst breit. Das findet er lustig. Dieses Phänomen haben wir öfter auf Station. Patienten lassen sich entlassen, nachdem eine Visite nicht nach ihren Wün-

schen verlaufen ist. Das kann zum einen an zu hoch gesteckten Erwartungen liegen. Die Patienten warten lange auf ihren kurzen `Auftritt´ vor der Visiten-Schar. Das sind die behandelnden Ärzte, Oberärztin oder der Oberarzt, je nach dem. Dann sind da Sozialarbeiter, Stationsleiter, Krankenpflegepersonal. Die Wartezeit kann unter Umständen enorm sein, dann endlich der `große Moment´ der Visite ... und wenn dann nicht alles zur Zufriedenheit verläuft, ist der Patient enttäuscht, traurig, sauer, wütend, und eventuell lässt er sich auch gegen ärztlichen Rat entlassen. So auch Herr Rendez.

„Frau Scholl gibt allgemein Besserung an. Mimik und Schwingungsfähigkeit sind besser. Nachmittags ist sie ja schon ziemlich gut, auch vormittags wird das Stimmungstief immer weniger und immer seltener, wie sie sagt."

Die meisten depressiven Patienten haben häufig morgens ihr `Stimmungstief´. Die schwarzen Gedanken sind dann am schlimmsten und sie kommen deshalb auch häufig nicht oder nur sehr schlecht aus dem Bett. Wenn die Depression rückläufig ist, fühlen sie dies häufig am ehesten am Nachmittag. Mit der Zeit wird dann die beschwerdefreie Zeit immer mehr. Und wenn es depressiven Patienten auch morgens immer besser geht, sind sie bald wieder fit. Es geht weiter:

„Frau Munz war vormittags wieder kurz zu Hause bei ihren Kindern. Es ist ihr gar nicht gut bekommen. Sie hatte Bedarf Tavor dabei, das sie dann um 13.00 Uhr genommen hat, weil die Kinder sie so gestresst haben. Danach musste sie ihre Kinder wieder zur Nachbarin bringen. Als sie hier zurück war, hat sie erst mal doll geweint, wie unwert sie sich empfindet und dass sie sich sehr schämt."

Frau Munz hat nämlich einen 3-jährigen Sohn und eine 5-jährige Tochter, die vormittags in die Kita gehen. Frau Munz ist mit einer Depression bei uns und sie schafft es nicht, ihre Kinder gut zu versorgen. Deshalb hilft manchmal die Nachbarin. Am späten Nachmittag holt dann der getrennt lebende Vater die Kinder ab. Der vormittägliche Gang nach Hause ist auch eine Belastungserprobung für unsere Patientin. Tavor ist ein schnell wirksames Benzodiazepin, ein starkes beruhigendes und angstlösendes Me-

dikament. Für echte Notfälle und wenn es Patienten sehr, sehr schlecht geht. Ehrlich gesagt sind nicht alle Kollegen gleich empathisch mit der Patientin.
„Na toll“, sagt Sabine, meine Kollegin, eigentlich mehr nuschelnd, „erst Kinder anschaffen und wenn die quengeln, Tavor einschmeißen.“
„Oder“, sagt Hilde, eine jüngere Schwester mit ebenfalls zwei kleineren Kindern, „man gibt den Kindern das Tavor und hat einen schönen Tag.“
Allgemeines Gelächter. Am lautesten lacht Peter. Er fährt fort: „Dann kam gestern Nacht um 22.30 Uhr ein Zugang, Herr Boschem aus dem Maria-Hilf-Krankenhaus. Zustand nach Suizidversuch mit einer unbekannten Anzahl von verschiedenen Medikamenten. Hat dann doch seine Ex-Frau angerufen. War zwei Tage auf ITS, ist nun wach, aber noch somnolent und kaum distanziert. Außerdem C2 in der Vorgeschichte, deshalb erst mal zweistündlich Score.“
Alle seufzen. C2 selber ist ja nur das Zeichen für das chemische Element Kohlenstoff, hier steht es aber als Synonym für Alkohol, eigentlich C_2H_5OH. Genauer gesagt steht es für Alkoholabhängigkeit. Wenn der Patient alkoholabhängig ist und keinen Alkohol mehr trinkt, kommt er in den Entzug. Und dieser Entzug kann gefährliche Komplikationen mit sich bringen, unter anderem ein Delirium oder einen Krampfanfall, und muss deshalb überwacht werden. So weit, so gut. Aber häufig überwachen wir Alkoholentzüge, die keine sind. Die Patienten geben an, früher Alkohol getrunken zu haben. Der Arzt im Krankenhaus lässt den Patienten lieber auf eventuelle Entzugserscheinungen überwachen.
Oder der Patient sagt, er trinke wenig oder gar keinen Alkohol, und das kommt dem Arzt dann erst recht spanisch vor. Weil er nicht glauben kann, dass es Patienten gibt, die wenig oder keinen Alkohol trinken, setzt er trotzdem eine Alkoholentzugsüberwachung an. Dann muss das Pflegepersonal alle Nase lang seinen Blutdruck und Puls messen sowie einige andere Parameter erfragen. Sehr aufwendig. Häufig geht es also um Haftungsausschluss. Und zwar um Haftungsausschluss des Arztes.

„Die Ärzte im Maria-Hilf-Krankenhaus sagten wohl, seinem Zustand nach zu urteilen hätte er es fast geschafft mit seinem Suizid. Hier ist er jetzt aber im Kontakt freundlich, offen … eigentlich ein recht dankbarer Mann." Sabine hat dazu etwas zu sagen:
„Wollen wir mal sehen, ob er noch so freundlich ist, wenn ich ihn versorgt habe …"
Es folgt allgemeines Gekicher.
Also, der Patient war auf der Intensivstation des nächsten lokalen Krankenhauses. Das ist Standard-Procedere bei Einnahme von unbekannten Mengen und Dosierungen von Medikamenten. Erfreulicherweise tat er nach dem Einnehmen der Pillen das, was die meisten Menschen tun: Er hat doch noch einen Hilferuf an seine Umwelt geschickt, in seinem Fall an seine Ex-Frau. Er ist noch immer kaum distanziert von seinem Suizidversuch. Das heißt, dass er immer noch dazu steht. Eigentlich wollte er sterben, bedeutet dies. Für uns ist das sehr wichtig: Wir müssen gut auf ihn aufpassen.
Peter macht weiter mit der Übergabe:
„Herr Tenragal ist weiterhin ablehnend und schnell gereizt. Er hat zum Mittag die Küchenfrau beschimpft und auch den Haushandwerker, der gerade auf der Leiter stand und eine kaputte Leuchtstoffröhre ausgewechselt hat, angepöbelt. Von der Küchenfrau wollte er ein neues Glas Honig haben. Die hat ihm aber keines gegeben, weil noch eins draußen stand, und da hat er sie mit v- und f-Ausdrücken beschimpft." V- und f-Ausdrücke sind vulgär- und fäkal-Ausdrücke. Nicht schön. „Den Haushandwerker hat er auch angemeckert. Ehrlich gesagt hat niemand richtig verstanden, was er gesagt hat. Ist, glaube ich, auch besser so. Dann hat er ihm mit der Faust gedroht. Er ist dem Hausmeister aber nicht zu nahe gekommen, was ja auch ganz schön gefährlich gewesen wäre. Der war ja ganz oben auf der Leiter, konnte sich nirgends festhalten. Die Kollegen waren sofort da und haben ihm gesagt, dass das absolut nicht geht und er ganz schnell weg soll von der Leiter. Das hat er dann auch gemacht. Er hat wohl gespürt, dass es uns ernst ist und wir nicht spaßen. Wir haben ihm dann gleich seinen Bedarf gegeben, ein `Tavörchen´."

Also ein Milligramm Tavor. Herr Tenragal leidet an Schizophrenie. Eine scheußliche Krankheit. Ach, nein, nach dem ICD-10 ist es keine Krankheit mehr, nur noch eine Störung. Ist das jetzt besser oder schlechter? Es geht weiter:

„Herr Hoffmann ist heute Vormittag ganz gut drauf, recht geordnet eigentlich, er hat gut gegessen und getrunken, hat sich kaum verlaufen auf Station und im Tagesraum für Stimmung gesorgt, indem er laut russische Lieder gesungen hat. Und er hat sich morgens ohne Probleme selber versorgt, sogar in der richtigen Reihenfolge angezogen."

Wir wissen noch nicht so genau, was Herrn Hoffmann fehlt. Er ist zwar erst 55 Jahre alt, zeigt aber Fehlverhalten, wie wir es auch von Demenz her kennen. Er verläuft sich auf Station, findet sein Zimmer manchmal nicht, legt sich in die Betten von anderen Patienten, paraphrasiert (redet irgendwelche Floskeln), scheint uns meistens nicht zu verstehen. Dann wiederum verhält er sich völlig angemessen und normal. Es könnte daher genauso gut ein Delir oder eine hirnorganische Störung vorliegen. Wir wissen es noch nicht genau.

„Frau Muhle geht es heute wieder nicht so gut. Sie konnte nicht an der Walking-Gruppe teilnehmen, obwohl wir sie mehrmals geweckt und motiviert haben."

Peter grinst. Kann ich mir vorstellen, wie alle Kollegen mehrmals in ihr Zimmer sind und sie freundlich aufgefordert haben, an der Walking-Gruppe teilzunehmen. Eine gute Stunde strammen Schrittes durch den Volkspark zu laufen ist schon eine Herausforderung für viele unserer Patienten. Aber es ist fast ein Wunder-Heilmittel für die meisten Patienten mit Depressionen! Ich empfehle die Walking-Gruppe allen Patienten. Außerdem ist die Teilnahme an den Therapien ja Pflicht. Theoretisch jedenfalls.

„Danach war sie nur kurz im Garten, hat dort eine entfernte Bekannte gesehen, ist wieder hoch gerannt auf Station und hat dann auch erst mal Tavor benötigt."

Sabine wirft ein: „Mannomann, das war ja heute der `Tag des Bedarfs´ bei euch! War das Zeug im Angebot?"

Peter ulkt:

„Na, wir dachten, wir schmeißen mal alles raus, dann habt Ihr einen ruhigen Spätdienst ..."
„Danke, lieber Kollege!", sagt Sabine kopfnickend.
Frau Munz ist in erster Linie gar nicht depressiv, sie hat vor allem eine Panik-Störung, wegen der sie sich schon mehrere Monate nicht mehr auf die Straße getraut hat. Sie hat sich von einer namhaften Supermarkt-Kette beliefern lassen. Den Müll von den Nachbarskindern runtertragen lassen ... Nur nicht selber rausgehen! Menschen mit Panikattacken können jederzeit und überall Herzrasen, Atemnot, Schwindel, Schwitzen und Todesangst erleben. Häufig suchen sie nach eigenen Wegen, die Panik zu bekämpfen. Alkohol ist ein häufiger Versuch gegen die Panik, der vielleicht anfänglich hilft, aber nur so lange, bis man feststellt, dass man gerade Alkoholiker geworden ist. Auch nicht so toll ...
„Frau Hansmann hatte seit gestern Nacht wieder Ritzdruck. Sie konnte kaum an sich halten. Hat alle Skills angewendet, einschließlich Schießgummi und Ammoniak. Sie hat sich heute Vormittag zwei Mal ihren Bedarf geholt. Um 11.00 und um 11.45 Uhr. Und um 12.00 Uhr hat sie sich dann geritzt." Sabine stöhnt übertrieben.
„Der ist doch bloß langweilig. Hat keine richtige Beschäftigung."
Dass sich Menschen selber und ohne von Außenstehenden nachvollziehbare Gründe verletzen, ist ein Problem. Sie stehen dann unter `Druck´, und wenn sie Glück haben, können sie sich ablenken oder ihre `Skills´ (= `Fertigkeiten´) helfen ihnen, sich nicht zu verletzen. Ansonsten ritzen, schneiden oder verbrennen sich Patienten selber, hauen sich, schlagen den Kopf gegen die Wand oder tun sonst was. Danach kommen dann gleichermaßen die Erleichterung und die Scham. Erleichterung, denn eine Verletzung setzt im Körper Endorphine frei, also körpereigenes Morphin. Damit geht's einem bombig. Aber gleichzeitig empfinden viele sich selber verletzende Menschen ihr Verhalten als Niederlage. Eigentlich wollen sie sich nicht verletzen. Es ist ihnen selber lästig. Aber es hat Suchtcharakter. Weil es hinterher so schön ist. Irgendwann gehört es zum Alltag. Wenn ich aufgeregt bin, ritze ich mich. Und wenn ich mit meinen Gefühlen nicht klarkomme, ritze ich. Meine Kollegin hat schon nicht ganz Unrecht. Langeweile bzw. fehlen-

der Überlebensstress sind häufig bei Borderline-Patienten vertreten. Dennoch ist Sabines Äußerung zu einfach gedacht. Ich mag Sabine. Sie ist lustig. Aber hilfreich ist ihr Einwurf nicht. Und er wird der Patientin nicht wirklich gerecht.

Begegnung mit einem Fast-Suizidenten

Nach der Übergabe gehen die Raucher noch in den Garten rauchen. Und zwar alle Raucher gemeinsam. Denn alleine rauchen macht keinen Spaß, in der Horde aber schon. Das kann ich schon verstehen, aber für mich bedeutet das, dass ich mit Anne, unserer Praktikantin, alleine auf Station bleibe. Anne ist eine patente, junge Frau, und ich habe keine Bedenken, mit ihr alleine auf Station zu sein. Sie ist fit und unglaublich lebenspraktisch! Aber oft ist es recht nervig, nach der Übergabe alleine auf Station zu sein, weil die Patienten dann meistens irgendwelche Anliegen haben. Und prompt klingelt das Telefon, die Türklingel geht und gleichzeitig kommt jemand, den ich noch nicht kenne, wahrscheinlich der neue Patient, Herr Boschem, an die Tür. Ich weiß gar nicht, wo ich mich als erstes hinwenden soll. Der neue Patient scheint dies aber zu bemerken und winkt mir beschwichtigend zu. Ich gehe also erst ans Telefon, rufe dort „Bitte einen ganz kurzen Moment warten!“ in den Hörer, höre an der Gegensprechanlage, wer dort ist, lasse die Patientin wieder auf Station, schreibe ihre Rückkehr auf einen Notizzettel (damit wir einen Überblick haben, wo unsere Patienten sind) und gehe wieder ans Telefon. Jemand vom Amtsgericht. Der Verfahrenspfleger unseres untergebrachten Patienten Herrn Tenragal. Er möchte den behandelnden Arzt sprechen. Das ist ja kein Problem, aber er erzählt es mir so langatmig, dass ich mich zusammenreißen muss, ihm nicht ins Wort zu fallen. Schließlich fasse ich sein Anliegen zusammen:
„Okay, Sie wollen also den Behandler von Herrn Tenragal sprechen, ich versuche mal, Sie durchzustellen. Vielen Dank für Ihren Anruf!“
Eine Floskel, die ich liebe. Freundlich und bestimmt. Dann verbinde ich dieses Telefonat mit Dr. Oetker, einem unserer Stationsärzte. Und danach wende ich mich wieder dem neuen Patienten zu. Der ist von kräftiger Statur, deutlich größer als ich (was auch nicht allzu schwierig ist), hat dunkle, etwas fettige Haare und braune Augen. Er sieht wirklich müde und erschöpft aus, trägt ein Krankenhaus-Nachtleibchen und darüber einen verschlissenen Bademantel, wahrscheinlich aus dem `Fundus´. So ein Fun-

dus ist eine Erfindung, die es wahrscheinlich in den meisten psychiatrischen Krankenhäusern gibt. Übriggebliebene und aussortierte Kleidungsstücke werden auf den Stationen gelagert und an bedürftige Patienten ausgegeben. Zum Beispiel an Patienten, die `von der Straße´ kommen und nichts dabei haben oder aus einen Krankenhaus, wo sie nur im Schlafleibchen bekleidet weitergeleitet werden. So wie Herr Boschem. Der Bademantel ist in der Tat einer aus unserer `Kollektion´. Vor ihm haben ihn bestimmt schon vier, fünf andere Patienten getragen, an die ich mich zum Teil noch recht lebhaft erinnern kann. (Natürlich werden die Kleidungsstücke gut gewaschen.) Ich reiche dem Patienten die Hand: „Hallo, Herr Boschem. Ich stelle mich erst mal vor: Mein Name ist Knick, ich bin psychiatrische Fachkrankenschwester. Was kann ich denn für Sie tun?“

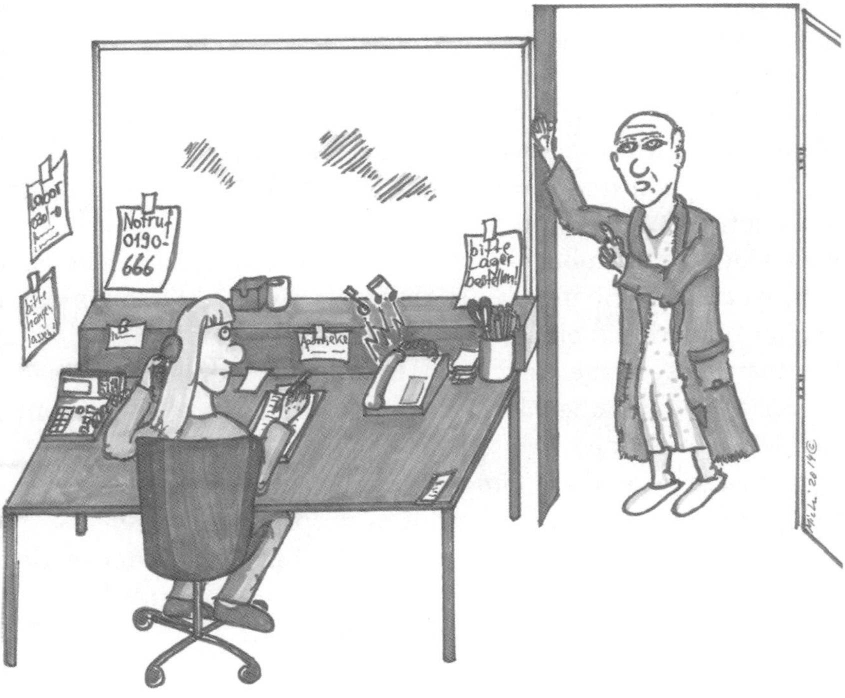

Herr Boschem lächelt überraschend freundlich. Jedenfalls überraschend freundlich für einen verunglückten und gerade erst geretteten Selbstmörder.

„Hallo. Hätten Sie eventuell mal eine Zahnbürste und einen Kamm dabei? Und etwas Seife, die im Spender im Bad ist nämlich alle."
„Natürlich, kein Problem. Ich bringe es Ihnen aufs Zimmer."
Das mache ich dann auch. Der Patient schlurft recht mühsam in sein Zimmer zurück. Ich hole ihm Kamm und Zahnbürste aus der Vorratskammer und eine neue Flasche Seife. Handtücher hat er bereits automatisch auf dem Bett. Zurück im Zimmer sitzt er etwas steif auf der Bettkante, so als sei er ein `Hausherr´ und erwarte mich zum Hausbesuch. Die Hände hat er gefaltet und er guckt ein wenig traurig, lächelt aber dabei irgendwie wissend. Durch seinen Dreitagebart wirkt er leicht ungepflegt. Das habe ich schon bemerkt. Aber mit Absicht habe ich ihm keinen Rasierer mitgebracht. Denn als `nicht distanzierter Suizidaler´ müsste ich bei seiner Rasur dabei sein. Er soll sich ja nicht mit *unserem* Rasierer die Pulsadern aufschneiden! Bei seiner Rasur dabei zu sein, habe ich aber im Moment keine Zeit. Immerhin ist unsere Praktikantin alleine da vorne im Dienstzimmer. Sie kann das sicher händeln, Telefon und Tür bedienen und Anfragen auf etwas später vertrösten, aber ich will ihre Geduld und die der Patienten nicht überstrapazieren.
„Hier sind die Zahnbürste und der Kamm. Die Seife hier geht übrigens auch als Shampoo für die Haare. Wie geht's Ihnen denn so? Sie sind noch ein bisschen wackelig auf den Beinen."
Damit ist meine Frage ganz offen. Er kann ganz oberflächlich antworten oder auf seinen wackeligen Zustand eingehen oder mir sein Herz ausschütten.
„Ach, naja, mir geht's so einigermaßen. Wie es einem geht, wenn man gerade dem Tod von der Schippe gesprungen ist."
Da ist es wieder, dieses ganz leichte Lächeln. Nett sagt er das, ganz natürlich. Ich sage:
„Das scheint Sie ganz schön zu beschäftigen ...?"
„Ja, allerdings. Ich bin noch nicht ganz im Klaren, was das alles hier bedeuten soll. Ob da ein Plan hinter steckt."
Aha, Herr Boschem braucht ein wenig Beistand. Wie würden wir sagen, ein `entlastendes Gespräch´. Das möchte ich gerne mit ihm führen. Ich bin aber selber etwas unruhig, weil ja derzeit nur mei-

ne Praktikantin im Dienstzimmer ist. Auf der anderen Seite müssen die rauchenden Spätdienstkollegen ja auch irgendwann aus der Raucherpause zurückkommen. Und wenn ich das Positionslicht setze, können meine Kollegen sehen, wo ich bin. Also, warum nicht? Schnell drücke ich die grüne Taste am Schalter an der Tür. Ich fasse sein zuletzt Gesagtes zusammen:

„Sie fragen sich also, ob dahinter ein Plan steckt?"

„Ja", sagt Herr Boschem. „Zwölf Jahre Ehe und nur Streitereien. Ich habe gar nicht damit gerechnet, dass meine Ex ans Handy geht. Ist sie aber. Ich glaube ja nicht, dass jetzt noch mal was aus uns als Paar wird, aber das ist doch schon komisch …! So lange haben wir uns am Telefon nur gezankt und beschuldigt, dass wir zum Schluss gar nicht mehr miteinander geredet haben. Ich dachte schon fast, sie geht nicht mehr ans Telefon und das war's für mich. Jemand anderes als Rita hätte ich nicht angerufen. Als ich nasse Füße bekommen habe, war sie die Einzige, der ich mich anvertrauen konnte."

Aha. Der Patient hat `nasse Füße´ bekommen. Also ist er doch etwas distanziert. Jedenfalls sieht er seinen Suizidversuch irgendwie kritisch. Oder er hatte schlichtweg Schiss. Leute, die wirklich sterben wollen, reden anders. Die sind bockig, sagen aber meistens geradeheraus, was sie denken. Zum Beispiel: „Ja, verdammt, ich wollte sterben und ich will es immer noch!" Oder: „Was soll denn dieses Scheiß-Leben??" Herr Boschem aber zeigt sich uns von Anfang an recht offen, wie mir scheint.

„Es ist so viel schiefgegangen in den letzten Jahren", sagt Herr Boschem weiter. „Im Nachhinein erscheint mir meine Zeit mit Rita als die Beste überhaupt. Man kann wohl nicht würdigen, was man hat."

Jetzt wird mein verhinderter Selbstmörder rührselig. Ich sage:

„Das klingt, als ob Sie eine wunderschöne Zeit hatten und Rita Ihnen viel bedeutet hat."

„Ja, genau!" (Bingo! Treffer, versenkt!) „Sie war die Liebe meines Lebens. Ich kann gar nicht glauben, dass ich die ganze Zeit mit Streitereien über Nichtigkeiten vergeudet habe. Und nur an meine Scheiß-Firma gedacht habe. Jeden Tag Überstunden, ich war so übereifrig. Na toll, meine Firma!"

Sein Tonfall hat sich verändert. Er hört sich verächtlich an, als müsste er aufpassen, dass er sich nicht übergeben muss. Er verachtet sich selbst, vermutlich.
„Boschem Baustoffhandel, seit zwei Jahren bin ich insolvent. `Insolvenz´, schönes Wort. Ich lebe vom Existenzminimum. Kann mir gar nichts leisten, keinen Urlaub, nicht essen gehen, keine neuen Klamotten. Und über das alles habe ich meine Partnerschaft aus den Augen verloren."
Mein Gegenüber ist ruhiger geworden, er flüstert nur noch. Tränen füllen seine Augen.
„Was soll denn jetzt nur werden? Ich habe alles verloren."
Aus seinen letzten Worten „Was soll denn jetzt nur werden?" leite ich doch noch einigen Lebenswillen ab. Wie gesagt: Überzeugte Sterbenswillige reden anders. Das finde ich beruhigend. Also sage ich das, was ich immer in solchen Momenten sage, auch bei Patienten, die (nur) an Depressionen leiden. Und ich persönlich glaube daran:
„Herr Boschem, es geht Ihnen im Moment sehr schlecht. Sie sind verzweifelt und wissen gar nicht, wie es weitergehen soll. Aber ich verspreche Ihnen, dass es Ihnen wieder besser gehen wird und Sie wieder Mut finden werden. Zum jetzigen Zeitpunkt können Sie sich das wahrscheinlich nicht vorstellen. Und es braucht auch Zeit."
Und jede Menge Kraft, denke ich dazu, sage es aber nicht. Hier mache ich erst mal eine Kunstpause. Damit gestatte ich es meinem Gegenüber, den Verlauf des weiteren Gespräches zu gestalten. Kommunikation macht Spaß! Ich gucke ihn freundlich an, sage nichts. Herr Boschem stöhnt einmal leicht. Mein Patient ist damit erst einmal zufrieden. Er sagt:
„Na gut, vielen Dank fürs Zuhören. Ich werde mir dann mal die Zähne putzen …"
Er steht auf und geht ins Bad. Er ist jemand, der es gewohnt ist, selber zu bestimmen. Zum Beispiel, wann ein Gespräch beendet ist. Also verabschiede ich mich vorerst und lasse meinen Patienten seine Zähne putzen. Wahrscheinlich wird er sich dabei in nostalgischem Selbstmitleid sonnen. Meinen Segen hat er. Wir werden später über seine Zukunft reden. In diesem Moment ist das noch zu früh und käme ihm vor wie blanker Hohn.

Arbeitsmittel und Anordnungen

Als ich aus dem Zimmer von Herrn Boschem komme, geht eine Patientin an mir vorbei. Frau Hansmann, die Borderline-Patientin, die sich gestern geritzt hat. Wir schauen uns an, ich lächle sie an und begrüße sie:

„Hallo, Frau Hansmann, ich bin heute im Spätdienst."

„Hallo!"

Sie lächelt zurück. Auch wenn man es nicht sollte, natürlich mag man einige Patienten lieber als andere. Wir sind auch nur Menschen. Auch bei Profis spielt die Chemie eine Rolle. Man darf es nur niemandem zeigen. Frau Hansmann ist mir auch gewogen, ich spüre es.

„Lassen Sie mich bitte raus!"

Ich bin in Gedanken noch bei Frau Hansmann, aber diese Aufforderung kam nicht von Frau Hansmann, sondern von einer anderen Patientin. Frau Munz, die mit den zwei Kindern und den schwachen Nerven. Sie läuft an mir vorbei, und eben hat sie keine Frage gestellt, sondern eher einen Befehl erteilt. Sie hat auch nicht `guten Tag´ gesagt oder mir einen kurzen Augenkontakt geschenkt. Na gut, ich gehe ins Dienstzimmer, von wo aus ich die zentrale Stationstür öffnen kann. Wir sind eine `geschlossene´ Station, das heißt, die Tür ist zu. Und jeder Patient hat seine Ausgangsregel, nach der er in den Garten darf oder ganz außer Haus, evtl. mit zeitlicher Begrenzung. Relativ viele Patienten stört das sehr. Auch für uns Pflegepersonal bedeutet es, dass wir bei jedem Patienten aufpassen müssen, ob wir ihn oder sie hinauslassen dürfen oder nicht, und wenn ja, wohin. Außerdem werden die Ausgangsregeln ja auch dem Zustand des Patienten angepasst und häufig verändert.

Im Stationszimmer angekommen, treffe ich auf meine Kollegen, die gerade zum Rauchen und Neuigkeiten austauschen im Garten waren. Auch meine Chefin ist da sowie zwei unserer Stationsärzte. Alle laufen hin und her und sind beschäftigt. Ich gehe zum Computer und melde mich mit meinem Namen und Passwort an. Es dauert wie üblich, das Computerbild baut sich ganz langsam auf. Ich muss zunächst nachschauen, was Frau Munz für eine

Ausgangsregel hat. Frau Munz hat das aber schon zu lange gedauert. Sie kommt von der Stationstür zum Dienstzimmer zurück, und sagt:
„Bitte machen Sie mir die Tür auf!!"
„Einen kleinen Moment, Frau Munz …"
Aber Frau Munz ist schon wieder weg, in Richtung Stationstür. Aha, endlich hat sich mein Computerbild aufgebaut. Ich klicke \`Stationsmanagement´, dann \`Regelungen´ an. Und da erscheint sie, schwupps, meine Ausgangsliste. Frau Munz hat in der Woche nur zwei Stunden Ausgang außerhalb der Klinik. In den Garten dürfte sie aber ohne zeitliche Begrenzung. Frau Munz ist offensichtlich genervt und wedelt herrisch mit der Hand. Ich mache die Tür auf und sage betont freundlich und munter durch die Gegensprechanlage zu ihr:
„Frau Munz, gehen Sie nur in den Garten oder ganz raus?"
Keine Antwort. Ich frage sie noch einmal, diesmal lauter.
„Na, ich gehe nur etwas an die frische Luft."
Na, toll, das ist immer noch keine eindeutige Antwort. Ich versuche es noch einmal.
„Frau Munz, gehen Sie nur in den Garten oder gehen Sie ganz raus aus der Klinik?"
„Warum ist denn das wichtig?", fragt Frau Munz.
Das sind so die kleinen Momente, die mir den letzten Nerv rauben. Frau Munz hält mich offensichtlich für weder befähigt noch würdig, mir mitzuteilen, wo sie hingeht. Sie scheint mich für einen Lakaien zu halten, eine Dienstmagd, zum Türöffnen gut. Oder selbst das nicht, sieht man ja. Für eine Dienerin halte ich mich selber aber nicht.
„Entschuldigen Sie, Sie müssen mir aber sagen, wo Sie hingehen. Ich muss schließlich wissen, ob Sie in den Garten gehen oder Ihre zwei Stunden Tagesausgang nutzen."
Ätsch, ich habe der Patientin gleich mal gesagt, dass sie nur zwei Stunden Ausgang hat. Und dass ich hierüber aufpassen werde.
„Ach so", antwortet Frau Munz jetzt kleinlaut, „ich gehe nur circa eine Stunde etwas einkaufen."
Aha, geht doch. Ich vermerke die Zeit ihres Ausgangs auf einem Zettel.

Als ich mich im Dienstzimmer umsehe, liegen lauter \`Kurven´ auf dem Tresen. Wir sagen Kurven (von den Fieberkurven alter Krankenblätter), obwohl in den Kurven nicht mehr eine einzige Fieberkurve enthalten ist. Naja, ein \`Chauffeur´ (französisch für: Fahrer) heizt ja auch nicht ein, auch wenn das Wort übersetzt \`Heizer´ bedeutet. Kommt vielleicht daher der Ausdruck: \`Man, der heizt ja wie ein Irrer …´ für einen rasenden Autofahrer?
Zurück zu unseren Kurven. Zum Teil haben wir elektronische Datenerfassung, zum Teil aber haben wir auch noch Dokumente auf Papier. (Da fällt mir ein, ich habe vor einiger Zeit einer Freundin einen Brief geschrieben und geschickt, da sagte sie: „Oh, eine Papier-Mail!“) In den Kurven sind die Medikamente erfasst, die für jeden Tag abgezeichnet werden. Derjenige, der die Medikamente stellt, unterschreibt dafür. Dann werden die Medikamente noch in jedem Dienst gegenkontrolliert. Man kann also zurückverfolgen, wer die Medikamente gestellt hat und wer sie kontrolliert hat. Wenn der Patient seine Medikamente nicht einnimmt wie verschrieben, wird das ebenfalls in der Kurve vermerkt. Also, immer noch ein antiquiertes Kleinod, unsere Kurve, denn: Nach einer Woche ist ein Blatt dieser Kurve voll und muss mühsam im Nachtdienst abgeschrieben werden. Mit all seinen Medikamenten, Milligrammzahlen, Darreichungsformen, Pflegehinweisen, usw. Ich denke jedes Mal: Das darf doch nicht wahr sein! Dieses altmodische Abschreiben von ganzen Seiten und Blättern, wie im Mittelalter …! Wenn man Pech hat, sitzt man nachts und schreibt über zehn, fünfzehn Kurvenblätter ab. Klar, dass sich da Fehler einschleichen können. Denn nachts ist man ja auch nicht so fit in der Birne. Das sind dann Anordnungen, die man ungefähr so zu schreiben hat: „Herr Mustermann, Horst, geb. 30.3.1880, Behandler: Dr. Soundso, Tag der Aufnahme: 31.2.2015, Hinweis: Penicillin-Allergie!, Medikamente: Risperidon Tbl. mg 2-0-0-1, Remergil SolTab mg 0-0-0-15, Tavor Exp. mg 1-0-0,5-1, ASS Tbl mg 100-0-0-0, Pantozol Tbl. mg 0-0-0-40. Bedarfsmed.: bei Unruhe, Schlaflosigkeit: Pipamperon 20-40 mg bis 3 x tgl., bei Agitiertheit Lorazepam bis 2,5 mg /Tag …“ Also, da muss man schon ganz schön aufpassen, dass man sich nicht verschreibt, denn mit unseren Medikamenten ist wirklich nicht zu spaßen! Und ich wundere mich

schon lange darüber, dass man hierfür nicht den PC benutzt. Dafür braucht man noch nicht einmal ein eigenes Programm teuer einzukaufen. Wenn man mir hundert Euro zahlen würde, würde ich (die ich von PCs und Computern nicht viel Ahnung habe!!) eine wunderschöne Word- oder Exel-Tabelle für die Medikamente entwerfen, die man immer weiterführen kann und die man dann aktualisieren kann, wenn Medikamente oder Dosierungen sich ändern und die man nur regelmäßig neu ausdrucken muss, wenn man denn möchte. Aber nein, wir sind eben noch im Mittelalter. Die Frau (Krankenschwester) schreibt die Kurve ab (`Kopisten´) und alle anderen Änderungen werden auch mit der Hand vorgenommen. Hallo!! Geht's noch?? Wir sind im 21. Jahrhundert, es gibt elektronische Korkenzieher, wir fliegen zum Mond, fahren mit dem Navi in den Urlaub in ein Resort im Südosten Albaniens, aber die Krankenschwester (und auch der Krankenpfleger) darf nachts die Patientenkurven `kopieren´, wenn sie voll sind. Gott sei Dank ärgere ich mich nicht darüber. Und sinnlose Arbeit finde ich manchmal auch ganz schön, denn was sollte man schließlich mit der ganzen Zeit anfangen …?
Vielleicht gehe ich zu hart mit meinem Arbeitgeber ins Gericht. Immerhin sind wir ein katholisches Haus und es ist mir eine Ehre, meine christliche Nächstenliebe auf meine Patienten kleckern zu dürfen. Okay, ich bin zwar keine Christin (wie viele andere meiner Kollegen auch nicht), und es heißt ja auch nicht, dass der Arbeitgeber *seine* christliche Nächstenliebe über *mir* auskippt. Immerhin haben wir zum Schreiben schon moderne Schreibgeräte. Keine Federn mehr, keine Tintenfässchen. Na ja, Scherz beiseite.
Ich hole also tief Luft und mache es wie die Lotusblüte: Ich beuge mich vor und lasse alles an mir abperlen. Jetzt geht es daran, die vielen Anordnungen auszuarbeiten, die uns die Stationsärzte mit der dazugehörigen Kurve auf den Tresen gelegt haben. Das sind zum Teil Medikamentenänderungen, Anordnungen, EKGs zu schreiben, irgendwelche Außentermine zu machen oder ähnliches. Soso, bei Frau Munz wird das Tavor weiter reduziert. Tavor ist ja unser Haus-Medikament, wenn es darum geht, akute Ängste und Anspannungen `wegzuknipsen´. Es macht einen kurzen Moment glücklich und fröhlich, nimmt jegliche Angst und macht

etwas müde. Ich sehe, dass Frau Munz schon heute Mittag weniger Tavor erhalten hat als an den Vortagen. Sie befindet sich gerade im Tavor-Entzug. Klar, deshalb ist sie so zickig und es geht ihr alles nicht schnell genug, besonders, die Tür zu öffnen. Dann sehe ich da die Kurve von Hr. Boschem. Da steht noch nicht viel drin, denn er ist ja gerade erst gekommen. Die Anordnung lautet: `15-minütliche Sichtkontrolle´. Das schockt mich ein wenig. Eine Sichtkontrolle ist notwendig, wenn von einem Patienten Gefahr für sich selber ausgeht oder er eine Gefahr für andere darstellt. Herr Hoffmann zum Beispiel hat eine halbstündliche Sichtkontrolle, weil er manchmal Fehlhandlungen begeht, mit denen er sich eventuell selber gefährden kann. Er hat zum Beispiel die Topfpflanzen-Tischdekoration aus dem Topf genommen und versucht, die Erde zu essen. Das ist nicht direkt giftig, aber nicht als Nahrung geeignet. Wir haben ihn aber bei den Mahlzeiten begleitet und ihm die topflose Topfpflanze schnell aus der Hand genommen. Fehlhandlungen können eine Gefährdung darstellen, klar, dass wir nach dem Patienten sehr oft sehen, wo er so ist, was er so macht ... Oder man kann einen Patienten sichten, wenn er selbstmordgefährdet ist oder schnell aggressiv wird und keine Impulskontrolle hat Aber ich habe gerade mit Herrn Boschem gesprochen und er ist von seiner eigenen Tat eher geschockt; er weiß nicht so recht, wie es weitergehen soll. Ich habe nicht das Gefühl, dass er wirklich selbstmordgefährdet ist. Bei einer Sichtkontrolle sind wir aber verpflichtet, in bestimmten Abständen nach dem Patienten zu schauen. Egal, was er macht: ob er wach ist, schläft, auf dem Bett liegt, auf der Toilette ist, isst, trinkt, reden oder seine Ruhe haben will. Das kann sehr stören.
Natürlich hat Sicherheit Vorrang. Aber auf jeden Fall bedeutet die Sichtkontrolle Stress für den Patienten - und das Pflegepersonal.
Ich sehe den Stationsarzt Dr. Oetker, oder für uns kurz nur `Horst´, im Stationszimmer am Kurvenwagen herumfummeln. Ich spreche ihn an:
„Hallo, Horst, ich habe gerade gesehen, dass du eine Sichtkontrolle für Herrn Boschem angeordnet hast."
Jetzt muss ich aufpassen. Das Verhältnis Krankenschwester - Arzt ist häufig schwierig. Wenn ich auch nur den Anschein erwecke,

ich zweifele seine Autorität an, wird er erstens zickig werden, zweitens dichtmachen und nicht mehr auf mich hören und drittens noch einen oben draufsetzen. Dann wird eventuell aus einer viertelstündlichen Sichtkontrolle eine fünfminütige (haha, kleiner Scherz), was weiß ich ...
„Hast du schon mit dem Patienten gesprochen? Ich war gerade bei ihm und er wirkt eigentlich entlastet und er macht sich auch gleich Gedanken über seine Zukunft."
Das waren meine Trümpfe! Dr. Oetker denkt aber nur ganz kurz nach, guckt mich auch nicht richtig an. Fehlender Blickkontakt bei Ärzten ist ein Hinweis darauf, dass er oder sie versucht, souverän aufzutreten. Definitiv ein schlechtes Zeichen.
„Naja, aber er hat schon eine fast letale Menge von Medikamenten genommen, dazu Alkohol, und distanziert ist er noch nicht. Es ist schon wichtig, dass wir ihn im Auge haben."
Aha, Dr. Oetker hat also noch kein Gespräch mit dem neuen Patienten geführt, aber es scheint ihm vor allem um Haftungsausschluss zu gehen. Um *seinen* Haftungsausschluss. Also hole ich einen Vordruck aus dem Regal und fertige eine Liste an. Auch das, natürlich, mit der Hand. Weil ich so unglaublich freundlich bin, schreibe ich für meine Kollegen und mich gleich mal die Sichtungszeiten bis zum Dienstende vor. Viertelstündlich! 15.00 Uhr, 15.15 Uhr, 15.30 Uhr, 15. 45 Uhr, 16.00 Uhr, 16.15 Uhr, 16. 30 Uhr, ... bis 22.30 Uhr. Gleich werde ich völlig stumpfsinnig in der Birne ... Aber ich liebe ja stumpfsinnige Arbeit. Auch hier besteht nicht die Möglichkeit, irgendeine vorgefertigte Tabelle aus dem PC zu ziehen.
Dann sind da noch einige Medikamentenänderungen, einmal eine Sonographie anmelden im Maria-Hilf-Krankenhaus für einen Patienten mit einem Leberschaden. Im Maria-Hilf-Krankenhaus ist jetzt niemand mehr in der Sonographie-Sprechstunde zu sprechen, ich schreibe es dem Frühdienst für morgen auf.

Spätdienst mit Knall-Effekt

Ich habe Spätdienst mit Sarah und Katharina. Sarah ist eine junge `Krankheits- und Gesundheitspflegerin´, sie könnte aber auch in einer Reality-Show als Modell arbeiten, wenn wir hier versteckte Kameras hätten. Haben wir aber nicht. Glaube ich jedenfalls. Und wenn Sarah nicht so klein wäre, ca. 1,55 Meter ist sie (nur) groß, könnte sie bestimmt groß rauskommen als Modell. Ihr Make-up und ihre Klamotten sind für mich jedes Mal aufsehenerregend.
Katharina dagegen ist schon ein `alter Hase´, eine kettenrauchende, recht kräftige und stets fröhliche Frau, die ich schon lange kenne und auf die ich mich verlassen kann. Wir sprechen uns ab, wer welche Aufgaben übernimmt. Unsere fleißige Praktikantin Anne ist bis 18.00 Uhr im Dienst, und so lange macht sie auch die Sichtungen bei Herrn Boschem. Sarah macht heute die Übergabe, deshalb ist es besonders wichtig, dass sie alles, was auf Station passiert, mitbekommt. Sarah macht nun den ersten Rundgang und schaut nach den Patienten, begrüßt sie, fragt, was es so gibt. Und damit macht sie eine erste Bestandsaufnahme. Ich kontrolliere heute zuerst die Medikamente. Dazu nehme ich mir die Kurven der Patienten, die Medikamentendispenser und vergleiche die Pillen in den einzelnen Fächern. Man muss natürlich wissen, wie die einzelnen Medikamente aussehen. Ich weiß es von den meisten Pillen. Bei einigen Pillen, die nicht so gängig sind, muss ich mir die Packung holen und nachsehen. Dabei muss ich mich ziemlich zusammenreißen, denn ich sitze im vorderen Teil des Dienstzimmers. Wenn das Telefon klingelt, höre ich alles mit. Auch Patienten kommen an die Tür und wollen irgendwas. Wenn Katharina da ist oder unsere Praktikantin, sind die für die Patienten ansprechbar. Aber manchmal sind sie auch im hinteren Dienstzimmer oder kurz auf Station unterwegs. Dann muss ich für die Patienten ansprechbar sein, trotz Medikamenten-Kontrolle.
Zwischendurch kommen auch immer wieder Patienten, die entweder nach draußen wollen oder klingeln, um reinzukommen. Um 16.00 Uhr mache ich die Überwachung des Alkoholentzugs

bei Hr. Boschem. Er liegt auf dem Bett, als ich kurz anklopfe und dann eintrete.
„Hallo, ich bin's wieder. Ich möchte noch mal Ihren Blutdruck und Puls messen. Wir überwachen ihren Alkoholentzug."
Herr Boschem zieht die Augenbrauen zusammen, sagt aber nichts. Ich messe den Blutdruck und den Puls, schaue, ob der Patient übermäßig schwitzt und stelle Fragen nach Ängsten und Unruhe. Der Patient zeigt keinerlei Anzeichen für einen Alkoholentzug, was mich nicht sehr wundert.
„Herr Boschem, wir schauen immer wieder nach Ihnen. Wir machen uns schon Sorgen um Sie, das müssen Sie verstehen."
Ich weiß nicht, ob der Patient es versteht, er schaut ein wenig verärgert, sagt nichts. Mir gefällt das nicht. Er war vorhin so offen. Ich hatte das Gefühl, eine tragfähige Arbeitsbeziehung zu dem Patienten aufzubauen. Diese Entzugsüberwachung scheint ihn zu kränken. Das wiederum tut unserer Arbeitsbeziehung nicht gut.
Wieder im Dienstzimmer angekommen, sehe ich meine Chefinnen am Tisch sitzen und einen Kaffee trinken. Dr. Oetker sitzt auch da und unsere andere Stationsärztin, Frau Dr. Brinkmann oder mit Vornamen Paula, steht am Tresen. Sie guckt einige Befunde durch und redet irgendetwas vor sich hin:
„Da müssen wir nächsten Dienstag noch mal einen Spiegel abnehmen ..."
„T'schuldige, Paula, mit wem redest du?"
„Ach, sorry, ich rede nur mit mir. Bei Frau Yilmaz müssen wir dringend noch mal einen Spiegel abnehmen."
Aha, denke ich. Wie schön, dass du laut denkst, das ist sehr hilfreich für alle anderen, die sich auf ihre Arbeiten konzentrieren wollen. Sarah kommt wieder ins Dienstzimmer.
„Puh", sagt sie, „bei Herrn Tenragal müssen wir aufpassen. Der ist ja drauf!"
„Was ist denn passiert?"
„Ich komme nur rein, sage `hallo´ und der meckert gleich los `Verzieh dich, du Schlampe.´ Ich sage ihm, dass das nicht geht, und dann war er aber gleich still. Hört wahrscheinlich Stimmen, er wirkte sehr abgelenkt. Aber wie er mich so angezischt hat, ich habe mich tierisch erschreckt, damit hatte ich nicht gerechnet."

„Weia, Sarah, tut mir echt leid. Was machen wir jetzt?"
Wir brauchen gar nicht erst über eine Strategie nachzudenken, da kommt aus dem Flur von der Tür die laute Stimme von Herrn Tenragal:
„Kriege ich mal ein Kuli und Papier?"
Jetzt bin ich etwas ambivalent. Wir sind ja als Krankenhaus nicht verpflichtet, die Patienten mit Büromaterialen zu versorgen. Aber aus Kulanz tun wir das meistens. Es geht soweit, dass Patienten annehmen, sie können uneingeschränkt und selbstverständlich Papier, Briefumschläge, Fotokopien und andere Büromaterialien bekommen. Wenn ich der Forderung (`Bitte´ kann man ja wohl nicht sagen) nachkomme, kann sich das positiv auf unsere Arbeitsbeziehung auswirken. Aber ich bin auf Sicherheit besonders bedacht. Ein Kugelschreiber kann auch eine Waffe sein. Eine gefährliche Waffe. Eigentlich habe ich nicht viel Lust, Herrn Tenragal auch noch diese Waffe selber zu geben. Ich gehe gleich zu ihm. Irgendwie habe ich keine Lust auf das, was gleich kommen wird. Ich werde erst mit Herrn Tenragal reden, und das wird ihn sicher sauer machen. Er will den Kuli und das Blatt Papier sofort. Er kann schon eine ganz schöne Erscheinung sein. Er ist ca 1,80 Meter groß, übergewichtig, ein massiges Gesicht, dunkler Teint, Bart, fettige, längere Haare ... Ich muss mich etwas zusammenreißen.
„Hallo, Herr Tenragal, Sie möchten Papier und etwas zu schreiben, okay. Wie geht's Ihnen denn so, Sie scheinen ja ganz schön angespannt zu sein?"
„Kann ich jetzt bitte mal nen Stift haben, ich will nicht quatschen."
„Okay, quatschen möchten wir auch nicht. Aber so sauer, wie Sie jetzt sind, will ich Ihnen keinen Stift geben. Was ist denn eigentlich passiert?"
Aber Herr Tenragal ist schon schnaubend von dannen gezogen. Und zwar in Richtung Tagesraum. Es ist Abendbrotzeit und wir müssen eh das Abendessen betreuen. Zum einen, um den verwirrten Herrn Hoffmann beim Essen zu begleiten. Aber auch Herr Tenragal hat in der Vergangenheit bei Mahlzeiten für Verdruss gesorgt. Mitpatienten haben sich beschwert, dass er Wurst oder

Käse mit der Hand von den Platten genommen hat. Das ist natürlich sehr unappetitlich und unhygienisch.
Um ein bisschen locker zu erscheinen, nehme ich mir eine leere Wasserflasche und gehe damit in den Tagesraum. Ich wünsche ganz gechillt ins Auditorium einen „Guten Appetit allerseits!" und fülle meine Flasche am Wasserautomaten. Da sehe ich, wie Herr Tenragal genau das Unerwünschte tut: mit den Fingern Wurst nehmen. Dabei brabbelt er vor sich hin. Ich verstehe ehrlich gesagt kein Wort. Das ist wahrscheinlich auch ganz gut so. Ich spreche ihn an:
„Bitte, Herr Tenragal, nehmen Sie doch die Gabel für die Wurst. Das ist nicht schön für die anderen."
Herr Tenragal sieht mich nicht an, aber ich höre, wie er jetzt deutlich Drohungen und Beleidigungen ausstößt:
„Diese Fotze, noch nicht mal einen Stift gegeben, Fotze, Fotze, ich hau dir auf die Schnauze."
Ich glaube nicht, dass ich äußerlich irgendeine Reaktion zeige, aber meine Beine sind plötzlich weich wie Butter. Beleidigungen und Drohungen, und das noch vor allen anderen Patienten. Furchtbar! Nun ist mein professionelles Beziehungsohr gefragt. Der Patient meint nicht mich als Person, höchstens als Stellvertreterin der Institution. Aber er beschimpft mich sexistisch vor allen Patienten. Ich habe das nie verstanden. Ein abschätziges Wort für `Vagina´. So ein Quatsch!! Erstens gibt es kein männliches Pendant dazu („Sie alter P…*!!"), zweitens, wieso sollte man sein Gegenüber mit der Nennung von Körperteilen beschimpfen. Man sagt ja auch nicht: „Sie blöde Schulter!!" oder „Du olle Ellenbeuge." Aber ich kenne natürlich den Wert dieser Beschimpfungen. Und: Natürlich macht mich das wütend. Ein bisschen jedenfalls. Obwohl ich ein Profi bin.
„Bitte, lassen Sie das!! Keine Beleidigungen und Drohungen! Ich rede auch freundlich mit Ihnen. Nehmen Sie bitte eine Gabel, wenn Sie Wurst nehmen."
Dabei drehe ich mich auf dem Absatz um und gehe ins Dienstzimmer. Katharina und Sarah stehen am Tresen und unterhalten sich. Ich muss sie sofort unterbrechen und auf den letzten Stand bringen. Diese Entwicklung mit dem drohenden, beleidigenden

Patienten ist nicht ungefährlich. Ehrlich gesagt klopft mein Herz wie wild.
„Hallo, ihr zwei, mir ist ja gerade im Tagesraum mit Herrn Tenragal was passiert …"
Ich ende damit, dass ich meine Kollegin bitte, nach der Situation und dem Patienten gucken zu gehen. Das brauchen wir gar nicht: Herr Tenragal kommt mit Kopfhörern in den Ohren, vor sich hinredend zum Dienstzimmer. Wir Krankenpflegepersonal wechseln uns in solchen Situationen ab. Wenn ein Patient negativ auf eine(n) von uns reagiert, geht jemand anderes in den Kontakt. Katharina, meine ältere Kollegin, spricht ihn an.
„Mensch, Mensch, Herr Tenragal, was ist denn heute los? Was belastet Sie so sehr? Sind die Stimmen so schlimm?"
Der Patient nickt stumm zur Antwort. Stimmen zu hören muss furchtbar sein. Man hört die ganze Zeit oder in stressigen Situationen eine oder mehrere Stimmen, die das eigene Handeln kommentieren, Befehle geben oder einfach nur stören. Kein Wunder, dass man da ausflippen kann, wobei es aber natürlich nichts bringt, seine Aggressionen rauszulassen. – Außer, dass man anderen und sich selber schadet.
„Ich möchte Ihnen Ihren Bedarf geben. Und wenn's dann immer noch nicht besser geht, kommen Sie noch mal."
„Nun geben Sie schon her, den Dreck!!", sagt der Patient gereizt.
Katharina übergeht diese Provokation. Sie ist zu lange im Geschäft, um sich hiervon aus dem Konzept bringen zu lassen. Sie geht nach nebenan, holt das Medikament aus dem Schrank und reicht es dem Patienten. Dazu gibt sie ihm einen Pappbecher Wasser. Er trinkt das Mittel, nimmt einen Schluck Wasser nach und wirft den Pappbecher mit so viel Schwung in den Mülleiner, dass das Restwasser danebenspritzt und eine vorbeilaufende Patientin, Frau Müller, bespritzt.
„Ey, pass doch auf!!", sagt sie.
Herr Tenragal geht in sein Zimmer und knallt die Tür so laut zu, dass es wackelt. Wir lassen ihn jetzt erst mal in Ruhe.
Auch für uns ist es Zeit, sich hinzusetzen und etwas zu essen. Wir holen also alle drei unsere kleinen Köstlichkeiten heraus. Ich habe mir einen Döner mitgebracht. (Kennen Sie das einzige fliegende

türkische Gericht? Nein? Na, ein Döner Hebab!) Ich lege ihn in die Mikrowelle und lasse ihn eine Minute warm werden. Katharina hat sich einen fetten Salat mit Feta und Eiern mitgebracht und Sarah hat ein Riesen-Baguette von der Tankstelle.
Katharina: „Und, wo fahrt ihr denn dieses Jahr in den Urlaub hin?"
Diese Frage wirkt auf Sarah wie ein Startschuss, sie lächelt verträumt und redet sich sofort in Rage, ihre Augen glänzen:
„Also, am liebsten würde ich wieder nach Thailand. Da hat es mir vor drei Jahren so gut gefallen."
„Ach", sagt Katharina, „du warst auch in Thailand? Wo denn?"
„Na, in ..."
Es folgen lauter Orte, die ich mir als Nichtdagewesene nicht merken kann.
„Nein!!", staunt Katharina. „Du auch??!"
„Ja, wir haben da so einen Bungalow gemietet, direkt am Meer, und man konnte jeden Tag schnorcheln und schwimmen und frische Cocos-Nüsse zum Frühstück kaufen, das war toll."
Es klingelt an der Stationstür. Etwas mühsam lege ich meinen Döner auf den Teller, damit möglichst wenig rausfällt. Besuch für Herrn Hoffmann. Ich setze mich wieder, esse meinen Döner weiter.
„Gibt's da, wo du warst, auch so viele Clubs?", fragt Sarah.
„Na, die waren ein paar hundert Meter Richtung Landesinnere versteckt. War auch gut so."
Der Besuch von Herrn Hoffmann will eine Blumenvase von uns haben. Katharina geht zur Dienstzimmertür, erklärt, wo im Tagesraum die Vasen sind. Sie isst weiter ihren Salat. Frau Hansmann kommt zum Dienstzimmer:
„Kann ich mal bitte ein scharfes Messer haben?"
Diesmal steht Sarah auf. Ein wenig Bedenken haben wir schon bei Borderline-Patienten. Auch hier wollen wir nicht noch die Waffe, mit der sie sich dann selber verletzen, selber rausgeben.
„Und, was meinen Sie; können wir Ihnen ein scharfes Messer geben?"
„Ja, kein Problem. Ehrenwort."

Sie grinst und macht das `Schwöre-Zeichen´. Sarah gibt es ihr. Sie sitzt noch nicht, da kommt Frau Scholl und möchte ihre Bedarfsmedikation haben. Sarah macht das Medikament fertig, trägt es in die Kurve ein und in den Übergabe-Zettel. Sie sitzt, da geht das Telefon. Ich gehe ran. Es ist unser AvD, der `Arzt vom Dienst´, der Bereitschaftsarzt für das ganze Haus und erkundigt sich, was es bei uns so gibt. Ich bin am Telefon. Mein Döner ist gleich ganz kalt. Noch mal aufwärmen kann ich ihn nicht, sonst wird der Salat ganz welk. Aber ich will das hier hinter mich bringen und erzähle ihm von dem angespannten Herrn Tenragal.
„Und was macht der suizidale Patient, wie hieß er noch, `Boschtel´ oder `Buschtem´ oder so?" Ich erzähle geduldig, dass er `Boschem´ heißt und es ihm ganz gut gehe. Der AvD wünscht uns noch einen ruhigen Abend. Wenn irgendwas ist, sollen wir uns melden. Machen wir sowieso, denke ich. Ich setze mich wieder, nehme meinen Döner vorsichtig in die Hand. Er ist ganz hart von außen.
„Wie lange warst du denn da? Und All-inclusive oder pauschal?", fragt Katharina.
Aber ich höre die Antwort gar nicht mehr, weil ich schon wieder an der Türklingel bin. Frau Munz war noch mal im Garten. Jetzt ist sie wieder da ... Das hier, heute Abend, ist mal wieder ein typisches Essen im Kollegen-Kreis. Von `entspannt´ essen kann keine Rede sein. Da wir sowieso keinen Pausenraum haben, macht es auch keinen Sinn, in Etappen zu essen. Wir sind sowie so alle immer `auf dem Präsentierteller´. Man kann nie wirklich eine Pause machen, kurz abschalten und durchatmen.
Da unsere fleißige Praktikantin Anne schon Feierabend hat, gehen wir mehr oder weniger abwechselnd nach Herrn Boschem sehen. Ich gehe jetzt nach ihm schauen. Vor einer halben Stunde hat Sarah seinen Blutdruck und Puls gemessen. Auch jetzt zeigt er keine Entzugssymptome.
„Hallo, noch mal. Haben Sie eigentlich schon Abendbrot gegessen, Herr Boschem?"
„Ja, ... Ihre Kollegin hat mir vorhin schon Bescheid gesagt. Vorhin wollte ich noch nicht, vielleicht sollte ich eine Kleinigkeit essen. Wo gibt es denn das Abendbrot?"

„Da vorne rechts, im Tagesraum."
Herr Boschem guckt nach unten.
„Gibt es ein Problem?", frage ich.
„In diesem Aufzug schäme ich mich, mich den anderen zu zeigen …"
„Okay, verstehe, Sie schämen sich … wegen der Kleidung?"
„Wegen der Kleider auch. Aber es ist mir alles so peinlich, ich möchte nicht angesprochen werden. Wäre lieber noch für mich …"
„Na gut, ich bringe Ihnen gerne was. Was möchten Sie denn?"
Herr Boschem gibt seine Bestellung auf. In der Gastronomie würde ich keine Woche überleben. Ich kann mir keine langen Bestellungen merken. Aber hier ist es nur die Bestellung einer einzelnen Person und noch dazu nicht viel, das werde ich doch wohl hinkriegen?! Ich gehe in den Tagesraum, nehme mir ein Tablett und mache das Essen für Herrn Boschem fertig. Da kommt Herr Tenragal um die Ecke, sieht mich und dreht auf dem Absatz um. Er hat offensichtlich so wenig Lust, mich zu sehen, wie ich ihn.
Der Rest des Abends vergeht damit, Herrn Boschem viertelstündlich zu sichten, kleinere Anfragen zu beantworten, Berichte zu schreiben, Tür zu öffnen und Besucher rein- und rauszulassen und Medikamente auszugeben. In der Psychiatrie haben die Patienten ihre Medikamente nicht in Dispensern am Bett, sondern sie müssen sich die Tabletten bei uns abholen. Wir schauen dann ganz genau hin, dass die Patienten ihre Pillen auch nehmen. Und zwar hier, an der Dienstzimmertür. Die Patienten bringen sich dafür ein Glas Wasser mit. Einige Patienten muss man erinnern und bitten, zur Medikamenteneinnahme zu kommen. Und Pflegeberichte müssen wir für jeden Patienten in jeder Schicht schreiben. Das ist manchmal schwierig, wenn der Patient schon lange da ist und nichts Neues passiert. Dann kommen Formulierungen wie „Der Patient fügt sich in den Stationsalltag ein" oder „Der Patient zeigt keine stationären Auffälligkeiten und äußert keine Beschwerden" zum Tragen. Außerdem sind unsere PCs alle ganz, ganz langsam … bis sich das Bild aufbaut, oder wenn von einem Patienten zum nächsten `umgeschaltet´ wird … Das dauert.
Zum Einnehmen der Nachtmedikamente müssen wir Herrn Tenragal auffordern. Er läuft mit Kopfhörern am Dienstzimmer vor-

bei. Sarah spricht ihn an, aber er scheint nicht zu hören. Sind seine Stimmen im Kopf oder seine Musik im Ohr so laut? Bei der dritten Ansprache kommt er. Ich stehe in der Nähe und reiche ihm die Pillen.
„Bitte."
„Dieser Dreck wird mich noch umbringen, verdammter Dreck!!", sagt er sehr laut.
Diesmal hat er ein Glas dabei, er nimmt einen Schluck Wasser und stellt das Glas mit so einem Knall auf den Tisch am Dienstzimmer, dass ich Angst habe, es zerspringt. Es zerspringt aber nicht.
Zum Nachtdienst kommen Peggy und Dilara. Dilara ist schlecht gelaunt, sie scheint Stress zu Hause zu haben. Sie hat einen jungen Ehemann zu Hause und eine große (Schwieger-)Familie, für die sie viele Hilfsleistungen machen muss. Das ist mir im Prinzip egal, aber wenn sie schlecht drauf ist, dauert die Übergabe immer so lange, weil sie so viel nachfragt und kritische Anmerkungen macht. Wie kann ich das nur abkürzen? Ich will natürlich pünktlich nach Hause. Die zweite Kollegin, Peggy, kommt zu spät. Sie kommt hereingeschneit, als wir bzw. überwiegend Sarah schon mit der Übergabe begonnen haben.
„Juhu, Leute, tut mir echt leid, ich habe hier wieder überhaupt keinen Parkplatz gefunden."
Dann macht sich Peggy noch einen Tee, ganz in Ruhe. Ich hätte diese Ruhe nicht. Zwischendurch klingelt es noch einmal an der Sprechanlage. Es ist Herr Tenragal. Ich frage mich, was er jetzt wohl will, gehe an die Tür. Der Patient sieht stinksauer aus. Er scheint sich aber in der Kontrolle zu haben, schaut mich sogar einmal kurz an und sagt:
„Ich werde hier vergiftet!!" Dann etwas leiser: „Ich werde hier vergiftet."
Da hilft nur aktives Zuhören.
„Herr Tenragal, Sie haben Angst, dass Sie hier vergiftet werden?"
Der Patient nickt.
„Es tut mir sehr leid, dass Sie dieses Gefühl haben. Es muss ganz schön schlimm für Sie sein. Ich versichere Ihnen, dass Sie hier sicher sind. Wir passen auf Sie auf."

Doch die letzten Worte hört der Patient wahrscheinlich nicht mehr; er hat sich schon wieder umgedreht, läuft in Richtung Raucherraum davon.
Nachdem die Übergabe beendet ist, gehe ich sofort los. Ich will meinen Bus nicht verpassen. Nach ein paar Stationen mit der U-Bahn bekomme ich auch meinen Bus noch. Um diese Zeit sitzen immer wenige Leute im Bus, selten mehr als fünf, sechs Mitfahrende. Es ist ein recht exklusives Gefühl, und manchmal grüßt der Busfahrer sogar zurück. Ich sitze in diesem Bus und fahre in die Nacht. Auch draußen sind um diese späte Stunde nur wenige Menschen unterwegs. Ich schaue verträumt aus dem Fenster. Mein Arbeitsweg … Es ist wohl wirklich die Zeit, die wirklich mir gehört. Nur mir, in der ich meinen Gedanken nachhängen darf. Ich gucke auf mein Handy. Da ist eine Nachricht von Angelika.
„Hallo, Karin. Wir wollen doch bestimmt bald ins Kino gehen, oder? Ein bisschen gruseln … ☺ Schlaf schön. Angi. P.S. Und er fehlt mir doch!!! ☹"
Arme Angelika. Sie ist eindeutig noch nicht über die Trennung von ihrem Mann hinweg.

Pflegeprozessdurchführung

Ich habe weiter Spätdienst. Morgens kann man lange schlafen. Den Vormittag genießen. Dafür muss man sich auf den Weg zur Arbeit machen, wenn andere Menschen schon langsam den Feierabend einläuten. Zu Hause ist man erst richtig spät abends. Für mich persönlich zu spät. Ich kämpfe in jedem Spät- oder auch Nachtdienst gegen meine innere Uhr an.

Angelika habe ich das Kinoprogramm zukommen lassen. Bzw. habe ich Filme rausgesucht, die ich gerne gucken würde. Nun ist sie am Drücker.

Heute habe ich mit Tatti und Dieter Dienst. Dieter kann unglaublich lustig sein. Ungewollt. Aber er hat viel Humor, man darf auch gemeinsam über ihn lachen.

Bei der Übergabe eiern wir noch ein bisschen herum, wer denn heute die Übergabe an den nachfolgenden, sprich an den Nachtdienst macht. Derjenige muss sich besonders gut vorbereiten und wird definitiv als Letzter gehen. Puh, Tatti hat sich breitschlagen lassen. Sie nimmt den Stift und hört sich die Neuigkeiten vom Frühdienst an.

Viel Neues gibt es nicht. Frau Müller ist weiterhin depressiv. Sie hat vormittags relativ steif und stumm im Zimmer gesessen, konnte an keiner Therapie teilnehmen und ist in allem etwas verlangsamt. Wenn man ihr eine Frage stellt, muss man viel Zeit haben und immer schön langsam sprechen, nur eine Frage gleichzeitig stellen, da sie insgesamt kognitiv eingeschränkt ist.

Frau Munz ist weiterhin im Tavor-Entzug. Sie ist reizbar und ungeduldig, mäkelt an allem herum und sucht überall Fehler. - Nur natürlich nicht bei sich selber…

Herrn Boschem, unserem verhinderten Suizidpatienten, soll es schon viel besser gehen. Dennoch hat er weiterhin eine viertelstündliche Sichtkontrolle. Die Kollegen sind genervt. Während wir so die Übergabe bekommen, huscht Dr. Oetker durch das Dienstzimmer, flüstert mit sich selber, erhält dafür ein mahnendes „Sch-schscht!!“ von uns und fummelt am Kurvenwagen herum, um sich eine Kurve zu nehmen. Tatti spricht ihn an:

„Horst, Herrn Boschem soll es schon viel besser gehen. Können wir nicht die Sichtkontrolle absetzen, was meinst du?"
Dr. Oetker zieht ein Gesicht zwischen Verwunderung und Abscheu:
„Nee, absetzen auf keinen Fall! Wir sind schon in der Pflicht, dass er sich nichts tut. Vielleicht können wir es morgen reduzieren."
Aha, na dann vielen Dank.
Herr Hoffmann hatte zuerst einen guten Morgen, er zeigte sich zuerst völlig geordnet und war beim Frühstück völlig auf der geistigen Höhe. Gegen Vormittag trübte sein Zustand langsam ein. Er redete nur noch wenig anspruchsvolles Zeug (sozusagen `ritualisierte Kommunikation´ oder `Konfabulation´ wie z. B. „Jaja, man muss ja durchhalten" oder „so ist das nun mal" ...). Zum Mittag erschien er mit einem T-Shirt mit einer Nummer drauf, und wir haben keine Ahnung, wo er das her hat, denn es ist überhaupt nicht sein Stil, T-Shirts anzuziehen, schon gar nicht mit einer Nummer drauf. Herr Hoffmann ist eher ein Hemd- und Jackett-Typ. Dann hat er noch ein Basecap aufgesetzt und schief ins Gesicht gezogen. Da sah er schon fast schon aus wie ein Clown (sorry!). Dann bekam er noch Besuch einer Bekannten, die ihm Wäsche vorbeigebracht hat. Während der Besuch da war, hat der Patient seinen Besuch gar nicht beachtet, hat sogar auf dem Sessel im Flur gesessen, während die Bekannte seine Sachen in den Schrank räumte. Als sie fertig war, sagte er noch nicht einmal „danke", sondern nur:
„Den Gummibaum muss man auch mal abschneiden."
Das hat die Bekannte fast zum Heulen gebracht. Die Kollegen haben sie dann auch daran erinnert, dass er schwer krank ist und die Besucherin schnell von Station geschickt.
Wir haben übrigens keinen Gummibaum auf Station.
Herr Tenragal hat heute länger geschlafen und ist seit dem Vormittag scheinbar gut drauf. Er hat niemanden beleidigt, und er war sogar in der Ergo-Therapie.
Frau Muhle hatte beim frühmorgendlichen Walking eine Panik-Attacke und musste die Therapie abbrechen. Dieter kommentiert:
„Panik würde ich auch bekommen, wenn ich morgens um acht Uhr im Volkspark spazieren gehen müsste."

Schmunzeln, Dieter lacht am lautesten. Nach der Panikattacke hat Frau Muhle eine Mitpatientin zurückbegleitet. Da angekommen, hat Frau Muhle dann erst mal ihren Bedarf genommen, ein Beruhigungsmittel.
„Klar, wenn die Panik kommt, hauen wir uns einen in die Birne, bis es zischt, das tut gut!", sagt Dieter.
Erneutes Schmunzeln.
Jetzt mache ich meinen Durchgang, gehe durch alle Zimmer und mache so meine Bestandsaufnahme. Meistens betrete ich die Zimmer mit den Worten:
„Hallo, Herr/Frau X. Ich habe heute wieder Spätdienst und wollte mal nach Ihnen schauen. Was haben Sie denn noch so vor …?"
Auf einer Station mit überwiegend depressiven Patienten habe ich mir ziemlich schnell die Frage nach dem Wohlbefinden abgewöhnt. „Wie geht es Ihnen?" darf man zwar durchaus fragen, aber nur selten und wenn man wirklich daran interessiert ist. Ansonsten fällt einem depressiven Patienten sofort ein, dass es ihm gar nicht gut geht. Auch, wenn er es kurzfristig vergessen hatte. Und dann sitzt er wieder mitten in seinem Leid.
Auch heute sind die meisten Patienten nicht in ihren Zimmern, sondern in den Aufenthaltsräumen oder in den Therapien. Ich treffe Herrn Tenragal an. Er sitzt auf einem Stuhl vor dem Fenster und redet wohl mit sich selber. Nein, mit seinen Stimmen. Ach nein, sehe ich, auch das nicht: Er hat einen Handy-Stecker im Ohr und telefoniert.
„Hallo, Herr Tenragal, …" sage ich.
Dieser guckt mich nur böse an und winkt mich raus, so als wäre ich ein störendes Insekt oder eine blöde Dienstmagd. Jetzt nur nicht ärgern! Ich muss mein professionelle Beziehungsohr verstärken, die Tür normal schließen und tief durchatmen.
Ich komme zu Herrn Boschem. Ich muss sowieso eine Sichtung machen, die Viertelstunde ist längst rum. Nun treffe ich ihn auf dem Flur an.
„Hallo, Herr Boschem. Ich würde mich gerne heute mit Ihnen unterhalten, wenn es okay für Sie ist."
„Ja, natürlich. Ich bin ja sowieso hier."
Begeistert klingt anders, aber okay.

Frau Munz redet am Handy und würdigt mich keines Blickes. Zehn Minuten später steht sie vor uns am Dienstzimmer.
„So", sagt sie schwungvoll und irgendwie auch ziemlich fröhlich, „ich würde dann jetzt rausgehen."
Ich denke noch, wow, ziemlich locker für jemand, der so genervt ist durch den Tavor-Entzug. Ich sage:
„Na, Sie scheinen ja ziemlich gut gelaunt zu sein. Haben Sie denn was Schönes vor?"
„Ja", sagt sie. „Ich gehe nach Hause, treffe da meine Mama und meine kleine Meersau."
„Wie bitte, Ihre was??", rutscht es mir raus.
Meistens rutscht mir nicht so schnell ein unüberlegter Kommentar heraus; hier habe ich mich vor Verwunderung aber gar nicht in der Kontrolle.
„Na, mein Meerschweinchen!"
Ich muss mich am Türpfosten festhalten, um nicht nach hinten umzufallen. Frau Munz hat zwei kleine Kinder zu Hause. Aber sie hat ihre zwei Kinder mit keinem Wort erwähnt, sondern ihre Mutter und ihr Meerschweinchen! Die armen Kinder. Eine Mutter, die erst ihre eigene Mutter erwähnt und dann ihr Haustier, das Meerschweinchen ... und die Kinder gar nicht erwähnenswert findet. Das nenne ich wirklich unglaublich. Geradezu schockierend. Was bedeutet das für das Verhältnis von Frau Munz und ihren Kindern? Wir wussten ja schon lange, dass Frau Munz Probleme im Umgang mit ihren Kindern hat. Aber das hier finde ich wirklich schlimm. Schlimm für die Kinder!! Wie muss es den Kindern damit gehen? Die bemerken das doch auch! Und auch die Patientin wird wahrscheinlich Schuldgefühle haben oder ganz viel Arbeit zur Überspielung dieser Schuldgefühle aufbringen müssen. Allen wird es damit nicht gut gehen. Aber ehrlich gesagt tun mir die Kinder in diesem Moment richtig schlimm leid.
Im Tagesraum sitzt Herr Hoffmann, der gelegentlich desorientierte Patient, und trinkt eine Tasse Kaffee. Ich begrüße ihn. Herr Hoffmann grüßt freundlich zurück:
„Hallo, Frau Knick, na, haben Sie wieder Dienst heute?"
Er zeigt auf den Kaffee:
„Gar nicht schlecht für entkoffeinierten Kaffee!"

Da mache ich doch große Augen. Auch seine Mimik und Gestik scheinen völlig angemessen zu sein. Herr Hoffmann sitzt aufrecht, hat ein Bein über das andere geschlagen und wippt damit scheinbar entspannt. Dieser Patient scheint wenig Ähnlichkeit zu haben mit dem verwirrten Mann von heute Vormittag, der seine Besucherin keines Blickes gewürdigt hat und von einem Gummibaum sprach.
Nun hole ich meinen Bezugspatienten ab, Herrn Boschem.
„Ja, wo gehen wir denn hin ...?“, frage ich mehr mich selber als ihn.
Für ein Gespräch muss man schon einen Raum finden, in dem man am besten gar nicht gestört wird und alleine ist. Im Zimmer von Herrn Boschem ist aber noch ein Mitpatient, der auch öfters rein- und rausgeht, wie ich aus Erfahrung weiß. Wir Pflegende haben keinen eigenen Raum, in dem wir ungestört Gespräche mit Patienten führen können, obwohl das von uns erwartet wird. Die Ärzte sind allesamt noch da, deshalb kann ich auch nicht auf eins ihrer Zimmer zurückgreifen. Im Raum der Ergotherapie findet gerade Ergotherapie statt ... Also, wohin? Da fällt mir nur das Labor ein. Das ist nicht gerade ein schöner Rahmen für so ein Gespräch, aber er verspricht relative Ungestörtheit. Na, also.
„Nehmen Sie doch Platz, Herr Boschem.“
Dabei zeige ich auf den gepolsterten Stuhl, in dem meistens Blut abgenommen wird. Bei so einem Bezugspflegegespräch gebe ich zu Beginn meist etwas Struktur vor, damit der Patient ungefähr weiß, worauf er sich einstellen kann.
„Sie sind ja vor ein paar Tagen zu uns gekommen und haben sich ja schon eingelebt. Zum einen wollte ich Sie fragen, wie Sie sich in der Zwischenzeit fühlen, und zum anderen muss ich eine Pflegeplanung über Sie schreiben, damit wir die Ziele Ihres Aufenthaltes hier formulieren können. Ich muss da auch etwas am Computer anklicken, aber ich möchte auf jeden Fall zuerst ausführlich mit Ihnen reden.“
Pflegeplanung!! Schon das Wort treibt mir den Schweiß auf die Stirn oder, noch schlimmer, unter die Achseln. Von der Theorie her ist das eine richtige Sache: Ich plane den Aufenthalt im Krankenhaus aktiv, um Ziele zu vereinbaren und dazu die passenden

Maßnahmen herauszusuchen, damit ich diese Ziele mit dem Patienten auch wirklich erreiche und nicht einfach so `drauflospflege´. Und ich bin ja auch durchaus von dieser Welt und verstehe die Notwendigkeit von einer Dokumentation. Auch hier geht es wiederum um Haftungsausschluss. Man muss alles dokumentieren, damit man später nachweisen kann, dass man alles richtig gemacht hat, oder, nee, damit man ausschließen kann, dass man Fehler gemacht hat.
Tatsächlich finde ich es auch sehr nützlich, den Ist-Zustand des Patienten aufzunehmen und immer mal wieder zu evaluieren. Dabei sind die sogenannten ATLs (`Aktivitäten des täglichen Lebens´) oder auch AEDLs durchaus nützlich. Es handelt sich um, wie der Name schon sagt, wichtige, weil tägliche Dinge: Wie man schläft, wie und was man isst, ob man körperliche Einschränkungen hat, ob man Beziehungen mit Menschen aufnehmen und pflegen kann, ob man Sexualität auslebt usw. Patienten sind durch ihre psychischen Probleme auch in ihren alltäglichen Verrichtungen und Verhaltensweisen eingeschränkt. Eine Depression zum Beispiel ist keine Krankheit, die sich nur im Kopf des Betroffenen abspielt und ihm schlechte Gefühle und Gedanken verursacht. Nein, die Betroffenen sind in ihrem alltäglichen Verhalten eingeschränkt. Man kann das durch bloßes `Draufsehen´ erkennen. Depressive Menschen haben meist eine wenig frische, graue Gesichtsfarbe, eine schlaffe, traurige Mimik, die sich wenig dem Gespräch anpassen kann, die Augen schauen häufig wenig wach. Sie reden meistens wenig, leise und wenig moduliert, zeigen wenig Gestik, haben eine geringe Körperspannung. Sie liegen viel im Bett, nehmen sich dann oft ein Buch vor, das sie aber nicht wirklich lesen können, sie sind wenig spontan und wenig begeisterungsfähig, usw. Man sieht den meisten depressiven Menschen ihr Leiden an. Wenn sich dann ihr Zustand wieder bessert, normalisiert sich ihr tägliches Verhalten ebenso. Auch das erkennt man durch bloßes `Draufsehen´. Sie werden wieder schneller, können schneller verstehen und reden, bewegen ihren Körper geschmeidig, planen Aktivitäten, man sieht die Freude in ihnen oder auch den Ärger, die Wut, die Langeweile, je nach dem.

Aber die Pflegeplanung umfasst noch weitaus mehr. Es geht nicht nur um die Dokumentation des Ist-Zustands, sondern es wird auch noch eine kindergartenreife Handlungsanweisung mit `Ziel´, und `Maßnahme´ erfragt. Und damit habe ich so meine Probleme. Ein Beispiel: Ein Patient hat im Rahmen seiner Depression Verstopfung. Der Ärmste quält sich fürchterlich auf der Toilette. Das Problem hieße also `Verstopfung´, das Ziel `geregelte Verdauung´ und bei Maßnahmen gäbe es die folgenden Punkte: `dem Patienten viel Obst und Gemüse anbieten, Joghurt anbieten, Trinkmenge erhöhen, zu mehr Bewegung anhalten, ballaststoffreiche Kost anbieten, Colon-Massage´ usw. Das alleine ist doch Kindergarten-Kram und Zeitverschwendung, als ob man sich zum ersten Mal im Leben überlegen würde, was man alles an Maßnahmen gegen Verstopfung anbieten könnte. Erstens weiß sowieso jeder Mensch und jede Krankenschwester und jeder Krankenpfleger, was man gegen Verstopfung so alles tun kann. Das braucht man nicht aufzuschreiben! Das Problem von uns Pflegenden sollte nicht sein, unsere Zeit mit Unnötigem zu vergeuden, sondern die leidenden Menschen bei ihren Problemen im Rahmen ihrer Depression oder Schizophrenie oder Panik-Störung oder was auch immer zu begleiten, das finde ich jedenfalls. Die kleinen medizinischen Beratungen zu den Themen Verdauungsprobleme, Einschlafstörungen, Medikamenteneinnahmen usw. kann man dann immer noch machen, wenn es gerade passt, das heißt, wenn der Patient das Thema anspricht oder Leidensdruck deswegen zeigt. Außerdem hätte die Krankenhausküche nicht unbedingt extra Gemüse, extra Joghurt, extra ballaststoffreiche Kost und extra Obst für potentielle Obstipations-Kandidaten vorrätig. (Da könnte ja jeder kommen!)
In unserem neuen PC-Programm erscheint dann, nachdem man eine passende Pflegediagnose für den Patienten ausgesucht hat, von alleine eine Vorauswahl an durchzuführenden Maßnahmen. Da erscheinen dann von `Gespräch anbieten´ über `Zimmerpflege´ zu `Beratung durchführen´, `Bewegung anbieten´ usw. alle möglichen oder unmöglichen Maßnahmen. Nachdem man sich für einzelne Maßnahmen entschieden hat, muss man noch anklicken, wie oft man diese Maßnahme durchführen will. Möchte

man zum Beispiel einen Patienten mehrmals täglich, sagen wir drei Mal am Tag, dazu auffordern, sich sportlich auf dem Ergometer zu bewegen, plant der Rechner dies genau durch. Drei Mal täglich, das bedeutet dann alle acht Stunden, also um 10.00 Uhr, um 18.00 Uhr und um 2.00 Uhr. Aber wer bitteschön möchte denn nachts geweckt werden, um zu einer Bewegungsübung animiert zu werden? Egal, der PC gibt knallhart diese Punkte vor. Wenn man die Zeit verschiebt, taucht sie zu einer anderen, unchristlichen Zeit auf. Warum? Wir vermuten, der PC hat ein Eigenleben und will uns in Wirklichkeit ärgern, was er übrigens auch schafft. Also, von den potentiellen Maßnahmen klicke ich an, was mir gerade einfällt. Ich bin ja nicht blöd.
Dann sind noch die `Ad hoc-Maßnahmen´, also Maßnahmen, die man so stante pedes, einfach so, durchführt. Zum Beispiel, weil es sich gerade angeboten hat und nützlich war. Wenn ein Patient vor der Tür steht und uns einfach mal sein Leid klagt, `abjammert´ oder sich `auskotzt´, hat das keinen tieferen therapeutischen Sinn. Bestenfalls würde man noch `Psychohygiene´ sagen. Aber für unseren Beziehungsprozess ist das schon wichtig. Wir geben ihm Zeit, und wir hören zu. Der Patient entlastet sich. So etwas passiert häufig und nennt sich `entlastendes Gespräch´. Und wenn ich jetzt abends so an meinem PC sitze und meinen Maßnahmenkatalog abklicke, muss ich mein `entlastendes Gespräch´ auch abklicken, denn die richtige Dokumentation wird in Zukunft darüber entscheiden, ob ich mein volles Gehalt erhalte oder nicht. So wurde es mir erklärt. Da möchte ich schon mal vorausschicken: Wenn eines hoffentlich fernen Tages mein Gehalt tatsächlich vom Abklicken von irgendwelchen PC-Programmen abhängt, werde ich wesentlich mehr klicken, als ich am Patienten arbeite. Das ist doch wohl allen klar!?
Also zurück zu meinem `entlastenden Gespräch´: Ich muss jetzt den `Ad hoc-Katalog´ aufrufen für meine Ad hoc-Maßnahme. Hier erscheint schnell, nach höchstens zwei Minuten des Wartens(!!), eine Liste mit allen möglichen Bereichen. Von `Behandlung´ über `Körperpflege´, `Medikamente´, `Gespräche´ usw. Dann rufe ich die Rubrik `Gespräche´ auf. Dort muss ich mich entscheiden zwischen: `Gespräche zum Pflege- und Behand-

lungsplan´ oder `Beratung und Instruktionen´. Nachdem ich mich lange genug gewundert habe, klicke ich ersteres an, `Gespräche zum Pflege- und Behandlungsplan´. Hier gehört ein `entlastendes Gespräch´ eindeutig hinein. Aber nein, weit gefehlt. Um es gleich vorweg zu nehmen: Es gibt in der Auflistung kein `entlastendes Gespräch´, dafür aber folgende mögliche Gespräche: `Gespräch zu alltäglichen Themen´, `Gespräch zur positiven Alltagsbewältigung´, `Stillberatung´, `Biographiegespräch´, `Beratung´ und so weiter. Also wähle ich ein Gespräch aus, das dem Punkt irgendwie am nächsten kommt und klicke es an. Dann muss ich noch die Dauer wählen. In meinem Fall waren es 25 Minuten. Dann gebe ich die Zeit an. 17.30 Uhr. Aha, jetzt speichert der PC meine Eingaben, was kaum zwei Minuten dauert. Dann sehe ich im Ergebnis, dass ich von 12.31 bis 12.56 Uhr ein `Gespräch zur positiven Alltagsbewältigung´ geführt habe. Zu dieser Zeit war ich noch gar nicht im Dienst. Also klicke ich erneut das Feld ein, gebe `Eintrag ändern´ ein und kann schon nach wenigen Minuten meinen Eintrag ändern und hoffen, dass die Zeiten diesmal stimmen!
In Wirklichkeit ist dieser ganze PC-Quatsch wahrscheinlich nur ein heimlicher Toleranz-Test für uns Pflegende. Wir werden dabei beobachtet und die Wissenschaftler, die uns heimlich beobachten, lachen sich schlapp, wie lange wir diesen Quatsch mitmachen.
Gut, weiter im Text. Manchmal habe ich die Sachen, die mir der PC als `geplante Maßnahmen´ zeigt, ja auch nicht gemacht, weil die Maßnahmen nicht mehr nötig sind oder der Patient dies nicht zulässt. Hätte ich letztens zum Beispiel eine `Ernährungsberatung´ bei Herrn Tenragal durchgeführt, hätte er wahrscheinlich eher mich gefressen als die vorgeschlagenen Diät-Speisen. Ich habe es auch zu keiner Minute in Betracht gezogen, mit dem gereizten, angespannten Herrn Tenragal eine Ernährungsberatung durchzuführen, obwohl mir der PC mehrmals am Tag gesagt hat, dass ich es tun sollte. Das kann ich dann auch dem PC mitteilen. Man kann auch anklicken, dass der Patient die einzelnen Maßnahmen ablehnte oder dass sie nicht mehr nötig sind. Gelegentlich klicken wir das auch alleine deshalb an, damit ein bisschen mehr Abwechslung in diese stupide Klickerei kommt. Das Ganze ist eine völlig sinnentleerte Tätigkeit. Sie kostet nur Zeit, die uns

vom Patienten abhält. Das ist ja wirklich was für Blödies und Dummies. Ich sage es ja: Kindergartenkram! In welcher anderen Berufsgruppe muss man denn seine Tätigkeit jedes Mal aufschreiben? Und deshalb klicke ich immer nur ganz wenige Maßnahmen an und außerdem weil es total doof ist und sich selber erklärt, jedenfalls in 99 von 100 Fällen. Aber die bestehenden Verhaltensprobleme der Patienten aufzunehmen, finde ich wirklich wichtig und spannend. Da sind wir am Problem des Patienten dran! Warum hat er seine antipsychotische Medikation nicht weitergenommen? Wieso ritzt sich die Patientin immer dann, wenn sie sich einige Zeit vorher nicht geritzt hat? Wie kommt es dazu? Um das auch nur ansatzweise zu verstehen, muss man mit den Menschen reden. Dazu ist also mein ausführliches Gespräch mit dem Patienten wichtig. Ich liebe es!

Vom Aufnehmen der Pflegeprozessdurchführung hat der Patient nichts. Gar nichts! Vom Gespräch aber schon. Also bitteschön.

Herr Boschem holt tief Luft:

„Puh, eigentlich bin ich immer noch ganz schön erschrocken, dass ich mich fast umgebracht hätte. Ich wäre fast gestorben! In dem Moment habe ich es echt ernst gemeint! Ich wollte sterben, glaube ich jedenfalls. Und ich *wäre* fast gestorben! Ab in die Kiste und alles vorbei. Keinen Sonnenaufgang mehr. Keinen Sonnenuntergang. Nie mehr nach Hause kommen … Ich kann es gar nicht fassen. Ich war so abgegessen, so fertig. Hatte so was von gar keine Lust mehr auf das alles … Wofür denn? Wer erkennt denn das alles hier an?“

Dazu macht er eine kreisende Bewegung mit dem Arm. Der gute Mann ist ja ganz schön beeinträchtigt. Jetzt hat er sich also mit seinem nur knapp verfehlten Tod auseinandergesetzt. Ein bisschen spät, aber immerhin. Und genügend Anerkennung hat er für sich auch noch nicht erfahren. Da muss ich nachhaken:

„Sie meinen, Sie bekommen keine Anerkennung. Wer sollte Ihnen denn Anerkennung geben? Und was genau möchten Sie anerkannt sehen?“

Schweigen. Langes Schweigen. Ich lasse ihm den Moment.

„Weiß ich auch nicht. Aber das kann es doch nicht sein. Ich habe so viel gearbeitet und geschuftet und meine Partnerschaft ist in

der Zwischenzeit den Bach runter. Und zwar, ohne dass ich es mitbekommen habe.“
Ich wiederhole seine letzten Worte:
„Sie haben gar nicht mitbekommen, dass Ihre Ehe kaputtgegangen ist?“
Man sollte doch meinen, dass man es mitbekommt, wenn die Beziehung leidet.
„Nein, habe ich nicht. Irgendwann hat mir Rita gesagt, dass es vorbei ist. Ich habe erst Tage später begriffen, dass es *wirklich* vorbei ist. War wie gelähmt. Ich dachte die ganze Zeit, wir haben Streit oder einen Konflikt. Aber Rita hat gar nicht mit mir gestritten, und eigentlich nichts mehr gesagt. Ich bin ihr dann wochenlang hinterhergekrochen, habe sie angebettelt und angefleht, es noch mal zu versuchen. Aber ich bin nicht mehr rangekommen an sie.“
Er trauert also um seine Beziehung. Aber war die nicht schon vor längerer Zeit beendet? Er ist immer noch gekränkt. Dass er sitzen gelassen wurde, hat ihn zutiefst gekränkt. . Er kann nicht verstehen, woran seine Beziehung kaputtging und wie ging es seiner Freundin dabei? Dass er seine Freundin angefleht hat, ohne erhört zu werden, hat ihn ebenfalls gekränkt.
„Aber immerhin war es Rita, die ans Telefon ging und ihren Selbstmordversuch beendet hat“, sage ich.
Herr Boschem denkt nach.
„Ja, das stimmt.“
Nach einer kurzen Pause mache ich einen erneuten Vorstoß:
„Na, gut. Vielleicht gucken wir jetzt die Pflegeplanung durch. Mal schauen, ob uns da irgendwas auffällt.“
Herr Boschem nickt. Er sieht interessiert aus.
„Im ersten Punkt geht es um die Atmung. Haben Sie irgendwelche Probleme beim Atmen?“
Diese Frage stelle ich fast immer, weil es da schon oft Überraschungen gab.
„Nein, eigentlich nicht. Naja, manchmal bin ich ein bisschen kurzatmig. Aber ich bin ja nun auch starker Raucher.“
Ätschibätsch, doch eine Überraschung. Von wegen, keine Probleme … Er raucht und deshalb bekommt er manchmal nicht ge-

nügend Luft. Kritische Gedanken zu diesem Thema: Fehlanzeige. Da muss ich ein bisschen nachhaken. Hierzu wende ich eine `Commitment-Strategie´ an, und zwar um seinen tatsächlichen Nikotinkonsum zu ermitteln:
„Ach, Sie rauchen. Wie viel rauchen Sie denn? Mehr als zwei Schachteln pro Tag?“
„Aber nein! Noch nicht mal ganz zwei Schachteln pro Tag!“
Ha, denke ich! Erwischt! Wenn ich gefragt hätte, wie viel Zigaretten er pro Tag so im Durchschnitt raucht, hätte er mir freiwillig sicher nur einen Bruchteil der tatsächlichen Menge zugegeben. Kommunikation macht Spaß!
„Danke, kommen wir zum nächsten Punkt. Haben Sie irgendwelche körperliche Einschränkungen, ernste Erkrankungen?“
„Nein, eigentlich nicht.“
„Okay. Kommen wir zum Thema Schlafen. Wie schlafen Sie denn in letzter Zeit?“
„Nicht so gut. Ich wache in letzter Zeit, so seit einem Jahr, häufig auf. Meistens schlafe ich ganz gut ein. Aber dann wache ich schnell wieder auf. Manchmal nehme ich dann noch ein Schlaf-Bierchen. Aber das hilft dann selten.“
Hier haben wir gleich mehrere `dicke Hunde´: Das kleinere Problem sind wahrscheinlich seine Durchschlafstörungen. Die sprechen eher nicht für eine Depression, bzw. wenn überhaupt, dann für eine reaktive Depression, also auf eine Depression, die als Reaktion auf irgendetwas aufgetreten ist.
Aber wahrscheinlich sind die Schlafprobleme allgemein auf seinen Alkoholkonsum, in diesem Fall Abusus, also schädlicher Gebrauch, zurückzuführen. Herr Boschem trinkt `Schlafbierchen´, um zu schlafen, dabei ist Alkohol nicht förderlich für einen gesunden, zufriedenstellenden Schlaf. Er tut sich also genau das Gegenteil des Gewünschten an.
„Wie lange bestehen denn diese Schlafprobleme schon?“
„Ach, schon länger. Vielleicht so ein Jahr lang.“
Das ist ernst. Ein Mensch, der ein Jahr lang nicht gut schläft, ist beeinträchtigt.
„Und wie steht es mit dem Appetit?“
„Ach, essen könnte ich eigentlich immer, eher zu viel …“

Das sieht man Herrn Boschem nicht so unbedingt an.
„Und wie steht es mit dem Trinken?"
Ich stelle diese Frage bewusst offen. Jetzt bin ich gespannt.
„Naja, mit dem Trinken habe ich eigentlich keine Probleme. Höchstens so drei-, viermal die Woche trinke ich Bier, nur auf Feiern Sekt, Wein oder was Höherprozentiges."
„Und was ist mit ihrem `Schlafbierchen´?"
„Na, das nehme ich nur, wenn ich wieder gar nicht schlafen kann …"
Das glaube ich nur zum Teil, aber okay.
Nächstes: `Sich Pflegen´.
„Haben Sie sich in letzter Zeit so wie üblich pflegen können? Oder haben Sie sich ein bisschen gehen lassen?"
„Puh …", sagt Herr Boschem, „manchmal habe ich schon ein, zwei Tage nicht geduscht. Dann bin ich allerdings auch nicht viel unter Menschen gegangen."
Tatsächlich schaffen es manche Depressive nicht, sich wie vorher zu pflegen. Das kann bis zur Verwahrlosung führen.
„Wie sieht es mit Bewegung oder Sport aus? Haben Sie in letzter Zeit mal Sport gemacht? Oder früher? Oder haben Sie sonst irgendwelche Bewegungseinschränkungen?"
Herr Boschem nickt traurig mit dem Kopf.
„Ja, ich habe früher mal geboxt. Ich war richtig gut. Ich habe mindestens zwei- bis dreimal die Woche trainiert. Egal, wie viel ich zu tun hatte. Nach der Arbeit war ich dann im Studio. Das war mein Ventil. Danach habe ich heiß geduscht und ab zu Rita. Da hatte ich noch Mumm! Nun bin ich fertig, völlig verweichlicht. Ich bin am Ende. Bin manchmal so steif, und mein Rücken tut höllisch weh."
„Haben Sie denn irgendwas Ernstes mit dem Rücken? Waren Sie mal beim Arzt?"
„Beim Arzt? Damit der mich auslacht? Nee, nee, das kann ich mir sparen. Der würde mir nur sagen, ich soll mich wieder bewegen, womit er ja nicht Unrecht hätte. Aber im Moment ging's eben nicht. Damit muss ich wohl alleine fertig werden."
So, so, mein Patient spielt den `lonesome Ranger´ … Er will in erster Linie gut dastehen. Besonders vom Arzt will er kein Mitleid

bekommen, jedenfalls nicht für etwas, was er als seine eigene Schwäche deutet.
„Gut. Schauen wir zum nächsten Punkt `soziale Kontakte´. Wie steht es mit Freundschaften?“
„Freundschaften ... ich habe in letzter Zeit ja sehr viel gearbeitet, in der Zeit vor der Insolvenz. Ich hab mich nicht viel getroffen mit Freunden.“
„Aber die Insolvenz, war das nicht schon vor zwei Jahren?“ (Ich habe nämlich aufgepasst, jawohl!)
Herr Boschem lehnt sich fünf Zentimeter nach hinten. Aber ich bin ein Profi und habe es gelernt, solche Mikro-Bewegungen wahrzunehmen und Körpersprache zu deuten. Meine Anmerkung gefällt ihm nicht. Pech gehabt! Ich bin kein Claqueur.
„Ja, das stimmt. Vor zwei Jahren bin ich in die Insolvenz gegangen. Aber da war es mir dann peinlich. Als gescheiterter Geschäftsmann wollte ich meinem alten Freundeskreis nicht unter die Augen treten.“
Er schüttelt heftig den Kopf. Der arme Kerl, denke ich. Dafür sind Freunde doch da, dass man sich auch in schlechten Zeiten unterstützt und ausheulen kann. Auch Männer tun das! Nur eben hat Herr Boschem darauf verzichtet, sich in einer schwierigen Zeit mit seinen Freunden zu treffen. Wollte er nur als erfolgreicher Geschäftsmann glänzen?
„Haben Sie denn niemanden, mit dem Sie sich austauschen können, der Sie unterstützt?“
„Da war vor allem Rita ...“, sagt er fast kleinlaut.
Ich werde da lieber nicht nachbohren.
„Ich verstehe. Wenn ich fragen darf, womit haben Sie sich denn in letzter Zeit beschäftigt? Haben Sie irgendwelche Hobbys? Haben Sie versucht, eine Beschäftigung zu suchen?“
„Arbeitssuche? Nein, habe ich noch nicht gemacht. Ich hätte ja sowieso nichts von dem Geld behalten dürfen, außer dem Existenzminimum. Da hatte ich noch keine zündende Idee, die mich wieder von der Couch aufgescheucht hätte.“
„Also haben Sie `Intensiv-Couching´ betrieben?“
Er lacht, wie beabsichtigt.

„Ja, irgendwie schon. Lange schlafen, vormittags fernsehen, ein bisschen online chatten, Kleinigkeit einkaufen, Junggesellen-Essen, … vielleicht mal rausfahren …"
In meinen Ohren klingt das furchtbar, obwohl ich ja nicht das Maß aller Dinge bin. Wie zufrieden kann man mit seinem Leben dabei sein? Vielleicht muss man sich fast wundern, dass er jetzt erst einen Suizidversuch gemacht hat. Was kann man hierauf nur sagen?
„Also Sie waren ja recht isoliert, haben viel Zeit zu Hause verbracht."
„Ja und nein. Ich habe ja auch viel gechattet."
„Also haben Sie ja doch irgendwo Freundschaften", sage ich so neutral wie möglich. „Freundschaften … nicht wirklich. Naja, wie man's nimmt."
Da denke ich mir so einiges über seine `Chat-Freundschaften´. Wilder, käuflicher Online-Sex, vielleicht mit willigen zwanzigjährigen Russinnen und Asiatinnen. Okay, meine Fantasie droht durchzugehen. Ich werde hier lieber nicht weiterfragen.
„Gut, Herr Boschem. Die nächste Frage ist etwas heikel: Die Frage nach dem Sinn des Lebens."
Jaja, der Sinn des Lebens ist manchmal etwas schwierig zu eruieren … Ich habe keine Ahnung, was ich zu hören bekommen werde. Eigentlich wäre dies eine tolle Bühne für meinen narzisstischen, vereitelten Selbstmörder. Ich bin gespannt.
„Ja, schwierige Frage!"
Stimmt. Finde ich auch.
„Also, der Sinn des Lebens … Weiß ich ehrlich gesagt nicht so richtig. Bis jetzt dachte ich immer, ich sei ein ausgemachter Glückspilz und das Leben wäre eine einzige Erfolgssträhne für mich. Aber nun hat mich das Glück verlassen und ich weiß ehrlich gesagt gar nicht mehr weiter."
Dazu denke ich mal äh-häm… Das war zwar ganz schön offen von ihm, aber auch ganz schön traurig. Da spricht die grenzenlose Selbstverliebtheit aus ihm. Glückspilz, Erfolgssträhne, hallo?!! Wo gibt's denn so was, hätte da meine Oma gesagt. Schön für ihn, wenn er das wirklich gedacht hat. Aber es zeigt eigentlich auch, dass er ein ziemlicher Narzisst ist. Und mein Narzisst Herr Bo-

schem ist gekränkt. Und ein gekränkter Narzisst ist in der Tat gefährlich – in erster Linie für sich selber.
Die nächsten Punkte der Pflegeplanung muss ich nicht mit dem Patienten besprechen; `Wohnen´ kann ich kurz abhaken (Mietwohnung, keine Probleme), `Sexualität´ (aktiv scheint nichts zu laufen, aber was er da im Cyber-Space treibt, will er mir weder erzählen noch würde ich es hören wollen) und `eigene Rechte einfordern und Pflichten erfüllen´ kann der Patient zum gegenwärtigen Zeitpunkt nur zum Teil. Ich bedanke mich und gehe.
Jetzt habe ich die wenig erquickliche Aufgabe, dieses spannende Gespräch in den PC so einzutakten, dass eine `Pflegeprozessdurchführung´ dabei herauskommt. Das wird kompliziert werden, darauf freue ich mich nicht. Außerdem merke ich, dass ich gerade irgendwie Hunger bekomme …

Panikattacke

Ich bin also auf dem Weg ins Dienstzimmer, um mich mit dem Ergebnis von Herrn Boschems Interview an den PC zu quälen. Dieser Weg ins Dienstzimmer ist übrigens ziemlich lang, weil er vom einen Ende der Station zum anderen Ende ganze zwei Hausnummern umfasst. Das sind täglich ziemlich viele Meter, die wir so ablaufen. Jede Menge Laufarbeit und jede Menge Zeit, um von A nach B zu kommen. Und dann im Dienstzimmer angekommen, werde ich ziemlich viel zu tun haben, um aus dem Wirrwarr meiner Notizen eine nachvollziehbare Pflegeplanung zu entwerfen. Das wird Zeit kosten. Der Dokumentation wäre dann damit Genüge getan.

Im Dienstzimmer sitzen Dieter und Steffi, eine unserer Chefinnen, und diskutieren über eine ärztliche Anordnung, die gerade für Herrn Tenragal eingetragen wurde. Hier ist offensichtlich etwas unklar. Meistens ist dann die Schrift des Arztes unleserlich oder ein sachlicher Fehler liegt vor. Dieter runzelt die Stirn.

„Also, das kann ich nicht entziffern, sieht aus wie ein umgedrehter Notenschlüssel. Was soll das heißen?“

„Hm…“

Unsere Chefin Steffi schaut so konzentriert auf das Papier und das Arzt-Gekrakel, dass man fast erwartet, das Geschriebene würde sich jetzt wie von Magie bewegt entwirren und etwas Sinnvolles darstellen.

„Sieht aus wie `Haba…´? Vielleicht `Habla-habla´?“

Dieter lacht laut, auch unsere eine Chefin lacht sofort mit. Es folgt eine richtige Lach-Salve. Sie klatscht sich auf die Schenkel.

„Haha, ist das lustig!! Da hat der Arzt endlich mal geschrieben, was er denkt. Habla-habla. Hat irgendjemand dazu noch Fragen?“

„Nee, nee“, sagt Dieter, „da steht `Haribo´. Alles klar: Gummibärchen für alle! Jippieh!“

Dieter öffnet dabei einladend die Hände. Unsere Chefin Steffi klopft ihm auf die Schulter. Sie kann sich vor Lachen kaum halten.

„Habla-habla, Gummibärchen für alle!!“

Klarer Fall von akuter Albernheit. Ich liebe das. Lachen ist einfach das Schönste überhaupt (gleich nach dem Essen). Okay, hier ist es

sicher etwas übertrieben. Aber wenn man in der richtigen Stimmung ist, kann man irgendwann über alles lachen.
Da kommt Frau Dr. Brinkmann ins Dienstzimmer. Jetzt guckt Dieter ein wenig betreten drein.
„Paula, wir mussten gerade herzhaft lachen über deine krakelige Schrift. Was soll denn das bloß heißen?"
„Na, das heißt `HbA1C´ und ist so ein …"
„Parameter für Diabetes", beendet Dieter den Satz. „Das weiß ich schon. Ich konnte das nur nicht lesen. Du musst bitte ein bisschen deutlicher schreiben, da können ja allerlei Fehler passieren."
Dieter hat mit dem Lachen aufgehört. Es guckt jetzt auch ziemlich säuerlich. Scheinbar ist er gekränkt. Dr. Brinkmann wühlt in ihrem Fach und zieht alle Papiere heraus und guckt sie sich einzeln an. Dabei redet sie mit sich selber, eruiere ich, da sie niemanden von uns dabei ansieht oder mit Namen anspricht.
„… Der Laborbefund, ärztliche Stellungnahme, chirurgisches Konsil für Frau Yilmaz, …"
Da unterbricht sie Dieter, ehrlich gesagt, ziemlich rüde.
„Chirurgisches Konsil für Frau Yilmaz? Warum das denn?"
„Na, wegen ihrer Blase am Finger."
Tatsächlich hat mir Frau Yilmaz auch schon ihre Blase am Finger gezeigt. Da hatte sie sich geschnitten und es ist beim Heilen ein kleiner Buckel entstanden. Deshalb soll sie zum Chirurgen? Der wird sich kaputtlachen, wenn wieder ein Patient aus der Psychiatrie mit so einer Lappalie kommt! Eine Blase am Finger zum chirurgischen Konsil, wie peinlich! Und häufig bekommen die Pflegenden das noch ab. Letzten Monat musste ich einen Termin beim HNO-Arzt ausmachen. Als mich die Vorzimmerdame fragte, was der Patient habe, sagte ich wahrheitsgemäß „Cerumen-Entfernung", also das sogenannte Ohrenschmalz. Daraufhin gab mir die Arzthelferin deutlich zu verstehen, dass es unter ihrer Würde sei, hierfür einen Termin zu machen und ob wir denn keine Ärzte in unserem psychiatrischen Krankenhaus hätten? Doch, doch, das wären aber nur Psychiater. Was genaugenommen nicht stimmte, denn die wenigsten Ärzte bei uns sind schon fertige Fachärzte, sondern noch Assistenzärzte. Wir lachten dann noch eine Weile zusammen und ich hatte die unheilvolle Aufgabe, Dr.

Brinkmann von meinem Telefonat mit der HNO-Vorzimmerdame zu berichten. Jetzt wälzt sie weiter ihre Befunde.
„Ist denn das EKG von Herrn Boschem immer noch nicht geschrieben?"
Dieter guckt weiter auf den PC-Bildschirm, ich fühle mich auch nicht angesprochen. Von neuen Patienten müssen wir in einigen Abständen auf Anordnung des jeweiligen Arztes hin EKGs ableiten. – Ich war dabei aber durchaus angesprochen.
„Hallo, kann mir mal einer antworten? Ist das EKG von Herrn Boschem immer noch nicht geschrieben? Der ist ja nun auch schon ein paar Tage da."
Ihr Ton ist merklich gereizter geworden. Wahrscheinlich ist das die Retour-Kutsche für die Beschwerde über ihre krakelige Arzt-Schrift und die Nachfrage wegen dem Chirurgen-Konsil. Aber woher soll ich denn nun bitte wissen, ob einer meiner Kollegen in den letzten Tagen schon ein EKG von Herrn Boschem geschrieben hat? Ich arbeite ja nicht alleine hier. Und wir arbeiten auch in drei Schichten, von denen das blöde EKG in mindestens zwei Schichten, im Früh- und im Spätdienst, geschrieben worden sein kann.
„Äh, weiß ich nicht, keine Ahnung, wenn kein EKG da in deinem Fach liegt, wird es wohl noch nicht geschrieben worden sein."
„Das ist aber wichtig. Die EKGs müssen bis spätestens einen Tag nach Anordnung geschrieben sein, das klappt in letzter Zeit nicht so gut."
Am liebsten würde ich „Ja, Sir!!" oder „Jawohl, Master!" rufen. Ich tue so, als ob mir diese Abreibung nicht weiter aufgefallen wäre und ignoriere sie. Wie die Lotosblume. (ja, ja, genau: Die beugt sich vor und lässt alles an sich abperlen ...) Aber innerlich ärgere ich mich doch.
Da merke ich, dass ich Hunger habe. Nein, eigentlich keinen Hunger, sondern mehr so ein Hüngerchen. Oder noch eher: Appetit. Was kann ich bloß essen ...?
Vor dem Dienstzimmer geht unsere Patientin Frau Muhle auf und ab. Sie blickt sich mehrfach um, hält ihr Kinn zwischen Daumen und Zeigefinger und rempelt fast eine andere Patientin an. Als sie mich sieht, kommt sie sofort auf mich zu. Ich sehe gleich, sie hat eine Panik-Attacke. Jetzt muss ich meine PC-Arbeit auf später

verschieben. Da muss man schnell handeln, aber im Prinzip geht es auch relativ schnell und ist supereinfach. Man muss mit höchster Energie auf den verunsicherten Patienten eingehen und maximale Sicherheit geben. Eigentlich muss man nur selber daran glauben.
Ich stürme auf Frau Muhle zu.
„Ich sehe schon, Frau Muhle, Ihnen geht's gerade ganz schlecht! Ich bin sofort bei Ihnen!"
Ich werfe meine Interviewnotizen auf die Ablage im Dienstzimmer und gehe mit Frau Muhle in ihr Zimmer. Hier ist es ordentlich, das Bett ist schön gemacht und Blümchen stehen dekorativ auf dem Fensterbrett. An der Wand hängt ein sehr kunstvolles Bild, sicher aus der Ergotherapie. Schön sieht es aus, aber auch ein wenig übertrieben schön. Ich meine, Frau Muhle wohnt ja nicht hier.

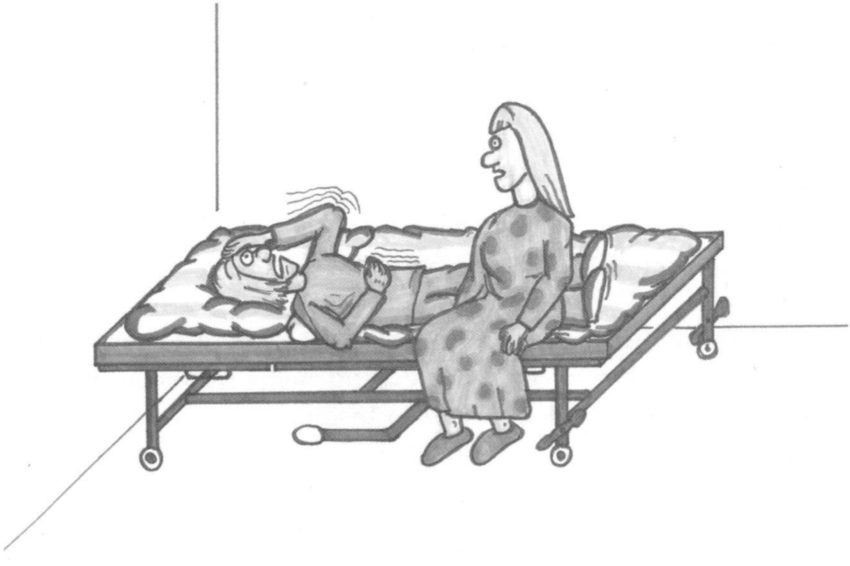

Die Patientin atmet aufgeregt und laut. Sie legt sich - etwas demonstrativ, wie ich finde - auf das Bett und schnauft dabei laut. Sie fasst sich mit der einen Hand an die Stirn und mit der anderen auf den Bauch.
„... Ich kann nicht mehr, ich habe solche Angst ... Ich brauche dringend ein Tavor."

Den Wunsch nach diesem Beruhigungsmittel überhöre ich vorerst. Das kann ich ihr immer noch geben. Aber bei einer Panik-Attacke hilft auch unser schnellstes Medikament nicht schnell genug.
„Frau Muhle, ich bin bei Ihnen. Bitte schauen Sie mich an!", sage ich laut, langsam und deutlich.
Tatsächlich öffnet die verängstigte Patientin unter scheinbar großer Kraftanstrengung die Augen und guckt mich an.
„Es wird Ihnen nichts passieren", sage ich laut und deutlich. „Es geht Ihnen schlecht, aber es ist nur eine Panik-Attacke. Ich verspreche Ihnen, dass Ihnen nichts passieren wird. Es wird bald besser werden", sage ich mit fast hypnotischer Kraft.
„Frau Knick, ich habe solche Angst, mein Herz rast so ... Diesmal ist es wahrscheinlich wirklich ein Herzinfarkt."
„Frau Muhle, Sie haben gerade eine Panik-Attacke. Ihr Herz klopft ganz schnell, aber es ist kein Herzinfarkt. Es wird Ihnen bald besser gehen. Es ist alles in Ordnung."
Frau Muhle stöhnt weiter, hat sich jetzt wieder auf das Bett gelegt und hält sich weiter den Bauch und den Kopf. Sie fängt jetzt an, am ganzen Körper zu zittern. Das gefällt mir allerdings nicht. Panik-Attacken sind eine Pest. Wenn sie einmal anfangen, verselbständigen sie sich von alleine. Das ist ein extrem unangenehmes Gefühl für den Patienten. Panik-Patienten beschreiben die Angst vor Kontrollverlust als noch schlimmer als Todesangst, was ich kaum vorstellbar finde. Im schlimmsten Fall kann ein Mensch in der Panik hyperventilieren und dann tatsächlich umkippen. Ich mache mir wegen diesem Zittern schon Sorgen um die Patientin, darf dies aber auf keinen Fall zeigen. Jetzt rede ich etwas leiser.
„Es ist alles okay ... Wo sind Sie denn gewesen, als es passiert ist?"
Ich will die Patientin jetzt etwas ablenken. Zu viel in-sich-hineinhören ist nicht gut. Sie antwortet nicht. Ich lasse ihr einen Moment Zeit. Danach versuche ich es erneut:
„Wo sind Sie gewesen, als es angefangen hat?"
„Äh, ich weiß es nicht ... In der Ergotherapie. Wir malen gerade ein Gemeinschafts-Bild. Und ohne Grund und Vorwarnung fängt mein Herz plötzlich an wie wild zu klopfen. Dann wurde mir heiß

und ich kriege solche Verkrampfungen in der Brust … Es ist so furchtbar!"
Frau Muhle ist schon ein wenig ruhiger geworden.
„Ich wünschte nur, dass es aufhört!!"
„Ja, Frau Muhle, es wird aufhören. Es dauert noch ein bisschen, leider! Es wird Ihnen bestimmt nichts passieren." (Ich weiß schon, dass ich mich wiederhole. Aber das ist jetzt notwendig.) „Das Wichtigste ist, dass Sie merken, dass Ihnen nichts passiert. Die Panik ist unangenehm, aber ungefährlich. Diese Attacke hat Ihnen die Ergo-Therapie ganz schön vermiest."
Jetzt muss Frau Muhle schon etwas schmunzeln.
„Naja, ehrlich gesagt war ich ganz froh, dass ich abbrechen konnte. Mir war zu viel Trubel im Ergo-Raum. Auf Trubel habe ich ja nun gar keine Lust."
Sie macht eine Geste auf sich selber gerichtet. Ich sage:
„Deshalb kommt die Panik ja. Die weiß, sie macht \`fette Beute´ bei Ihnen."
Da muss auch Frau Muhle leise lachen. Sie setzt sich auf und nimmt dann die Beine herunter. Jetzt atmet sie laut aus und gießt sich ein Glas Wasser ein. Das werte ich als Zeichen, dass die Panik vorbei ist.
„Ach, so was Blödes …", sagt sie noch.
Nun geht es der Patientin langsam besser.
„Ich hatte wirklich große Angst eben. Dieses Gefühl … wünsche ich nicht meinem schlimmsten Feind. Ich weiß schon, dass es nur eine Panik-Attacke ist. Aber als mein Herz so losklopfte, dachte ich, vielleicht ist es ja doch ein Herzinfarkt."
„Das glaube ich Ihnen. Es ist beängstigend. Zum Glück tut die Panik Ihnen nichts. Und je mehr Sie die Panik zulassen, desto eher wird sie verschwinden."
Das stimmt zwar, aber dieser Satz war nicht sehr therapeutisch von mir, weil er die Verantwortung der Patientin zurückgibt. Im Umkehr-Schluss könnte das heißen: Wenn du immer wieder eine Panik-Attacke bekommst, bist du selber schuld, weil du sie nicht zugelassen hast. Aber so ist das mit den gesagten Sachen: Man kann sie nicht mehr zurücknehmen. Frau Muhle ist aber anscheinend zu sehr mit sich selber beschäftigt, um meinen kleinen rhe-

torischen Fehlgriff als solchen zu erkennen. Sie lächelt und nickt mir zu, holt noch einmal demonstrativ Luft und hat die Hand auf dem Herzen. Irgendwie sieht sie schon aus wie eine verhinderte Film-Diva …

Nun geht es Frau Muhle wieder so gut, dass ich sie alleine lassen kann.

Ich gehe zurück in Richtung Dienstzimmer und werde unterwegs von einer Küchenfrau abgefangen.

„Du, im Tagesraum ist Herr Tenragal, der hat sein T-Shirt ausgezogen und bemalt seinen Bauch mit Marmelade. Kannst du bitte nach dem sehen?"

Das muss ich dann wohl. Herr Tenragal, der schizophrene, wuchtige Mann, kann ganz schön aggressiv werden. Also biege ich um die Ecke, gehe in den Tagesraum und sehe den Patienten gleich. Er steht am Buffet, sein T-Shirt ist hochgezogen, dass sein massiger Bauch darunter hervorquillt. Er hat ein Marmeladenglas geöffnet und tippt mit dem Finger hinein, als wäre es Fingerfarbe. Damit malt er einen Kreis auf seinen runden Bauch. Dabei redet er scheinbar mit sich selber, nickt auch oder schüttelt den Kopf. Leise malt er mit dem Finger und der Fingerfarbe-Marmelade im Kreis und nuschelt dabei: „Arschloch, Arschloch, Arschloch …"

Ich gehe auf ihn zu, und spreche ihn an.

„Herr Tenragal, Sie malen mit Marmelade auf Ihrem Bauch."

Der Patient guckt mich an und sagt nichts. Dann zieht er einfach sein T-Shirt über seinen Marmeladen-Kreis-Bauch und geht weg. Ich nehme das als Fingermalfarbe missbrauchte Glas Marmelade und werfe es demonstrativ in den Mülleimer.

Was für eine schlimme, furchtbare Krankheit diese Schizophrenie doch ist … Es wird Zeit, sich mit dieser Krankheit einmal genauer zu befassen …

Krankheitsbild Schizophrenie

Das Krankheitsbild der Schizophrenie ist ein relativ weit verbreitetes psychiatrisches Krankheitsbild. Es ranken sich aber weiterhin Mythen und andere Gruselmärchen um diese Krankheit, die einem mit Recht mysteriös anmuten kann. Es hält sich immer noch die Mär von der `gespaltenen Persönlichkeit´. (Hui- Buh!!) E. Bleuler hat Ende des 19. Jahrhunderts den Begriff des `Spaltungsirreseins´ geprägt. Das ist nun aber auch schon eine Weile her und auch nicht ausreichend erklärend.
Dass hingegen viele Schizophrene Stimmen hören oder `weiße Mäuse´ sehen, hat sich schon herumgesprochen. Und das ist auch richtig, allerdings ist auch diese Erklärung nicht ausreichend.
Die Prävalenz beträgt 0,5 - 1 %, d. h., dass die Wahrscheinlichkeit, an Schizophrenie zu erkranken, im Laufe des Lebens ca 1 % beträgt. Die Schizophrenie beginnt häufig im jungen Erwachsenenalter, grundsätzlich kann man sagen, je früher, desto schlechter ist die Prognose. Frauen erkranken in der Regel mit 26 Jahren erstmals an Schizophrenie, Männer schon mit 21 Jahren. Ich habe aber auch erlebt, dass eine 65-Jährige Patientin an einer Schizophrenie ersterkrankt ist.
Natürlich gibt es Faktoren, die einen möglichen Krankheitsausbruch bei genetischer Disposition wahrscheinlicher machen bzw. beschleunigen. Dazu gehören unter anderem intensives Kiffen oder andere Drogen zu konsumieren. Das ist besonders deshalb so blöd, weil eins der häufigsten Hobbys psychisch Kranker das Kiffen zu sein scheint. Oder kommt mir das nur so vor? Pardon, politisch korrekt ist diese Äußerung natürlich nicht, entspricht aber meinen Erfahrungen. Wie häufig nehmen wir schizophrene Patienten mit einer akuten Verschlechterung auf, bei denen sich dann herausstellt, dass sie 1.) ihre Medikamente nicht mehr oder nicht mehr zuverlässig genommen haben oder/und 2.) viel gekifft haben. Tatsächlich bricht eine Schizophrenie bei Menschen, die regelmäßig Cannabis konsumieren, im Durchschnitt 6 Jahre früher aus als bei Patienten, die vorher kein Cannabis konsumiert haben.

In der Medizin gibt es die ICD (International Classification of Diseases and Related Health Problems) und das DSM (Dagnostic and Statistical Manual), die Krankheiten einstufen und katalogisieren.
Ich beziehe mich in der folgenden kurzen Darstellung der Schizophrenie aber weder auf die ICD noch auf das DSM, sondern auf die gute alte Krankheitslehre. Sie wird verwendet, um allen Lernenden die Symptome einer Krankheit nahezubringen.

Also (tätärätäää!!): **Die fünf Leitsymptome der Schizophrenie**

- Denkstörungen, formale und inhaltliche (Wahn)
- Halluzinationen
- Ich-Störungen
- Störung des Antriebs
- Störung des Affekts

Denkstörungen
Es gibt zahlreiche Denkstörungen, die einen Menschen mit Schizophrenie plagen können, die eben sein Denken stören.
Denkstörung, das ist schnell und leichthin gesagt. Aber stellen Sie sich vor, wie schlimm es sein muss, wenn das Denken gestört ist!! Schließlich ist es ja das Denken, dass uns zu einem ganz individuellen Wesen macht. Wie furchtbar muss es sein, gegen einen Widerstand zu denken oder thematisch so auf ein Thema fixiert zu sein, dass man sich keinem anderen Thema zuwenden kann.
Das Denken äußert sich im Reden. So kann man es meistens von außen erkennen. Man kann natürlich den Kranken auch befragen. Aber es hängt davon ab, ob der Patient uns an seinen Beschwerden teilhaben lassen will oder nicht.
Nehmen wir das verlangsamte Denken. Bis zu einem gewissen Grad kennen das alle Menschen, z. B. wenn man geistig sehr erschöpft ist, um jemanden trauert oder krank ist. Der Betroffene spricht dann auch langsam. Das Ergebnis kann dementsprechend nicht unbändig brillant sein. Oder Gedankenabreißen: Wie der Name schon sagt, reißen die Gedanken einfach ab. Husch, weg sind sie, Kopf leer. Man weiß noch nicht einmal mehr, an welches

Grundthema man eben gedacht hat. Stellen Sie sich vor, Sie haben eben noch in der Küche gestanden, wollten Kaffee kochen, und nun ist Ihnen, als wachten Sie gerade aus einem Traum auf, mitten in der Küche! Äh, was wollen Sie denn hier noch mal schnell? Außerdem gibt es einschießende Gedanken. Wie der Name schon sagt, schießen die Gedanken einfach so ein. Ohne gefragt zu werden und meistens ohne einen Zusammenhang zum vorher Gedachten. Zum Beispiel, dass Sie lange nicht mehr Minigolf gespielt haben oder dass die Tapete aus Papier hergestellt wird oder ähnlich Unwichtiges oder aber auch wichtig Erscheinendes. Oder man ist vielleicht mitten in einem Gespräch oder einer Tätigkeit und schwupp! ist da ein neuer, wahrscheinlich völlig unpassender Gedanke. `Der Hund da vorne könnte ein getarnter Spion sein. Lassen Sie ihn nicht in Ihre Kaffeetasse gucken.´ Sie sehen schon, das Verfolgen und Verstehen von `schizophrenen Gedanken´ ist gar nicht so einfach. Und genau deshalb ist die Krankheit ja auch so energieaufwendig. Auch ein schizophrener Mensch will ja schließlich davon ausgehen, dass das, was er denkt, einen Sinn macht. Jeder Mensch will das denken. Das, was ich denke, macht einen Sinn. Also denkt man darüber nach, warum man wie aus einem Traum in der Küche `aufwacht´, was Minigolf, Tapete, Hunde-Spione und Kaffee miteinander verbindet. Ätzend, darauf eine Antwort zu suchen, geschweige denn, eine Antwort darauf zu finden, glaube ich jedenfalls.
Und dann gibt es da noch ein paar spannende Sachen, die einund dasselbe Phänomen beschreiben, aber an Intensität jeweils zunehmen: Hier sind sie:

Gelockerte Assoziation
Ideenflucht
Inkohärentes Denken
Wortsalat

Gelockerte Assoziationen kennen die meisten Menschen, z. B., wenn sie einen im Tee haben oder zu tief ins Glas geschaut haben, wie auch immer. Man erzählt über ein Thema sehr oberflächlich,

das ist dann schnell langweilig und `ausgespielt´, und dann ist das nächste Thema dran. Da hinten ruft dann einer:
„... das ist ja nicht zu fassen!“
Und sie greifen das `Fass´ darin dankbar auf und bestellen gleich noch mehr Schnaps. Sie sind eben sehr empfänglich für Ablenkungen. Oder wie Tante Hertha, die redet und redet und von einem Thema zum anderen springt, wenn *endlich* mal jemand zuhört. Anstrengend ist das Zuhören da!
Aber die Ideenflucht ist noch ein Zacken schärfer. Da werden nur noch Themen aufeinanderfolgend angeschnitten und gar nicht weiter verfolgt. Zum Beispiel:
„Ich sage Ihnen, die Verkäuferin hatte blaue Augen, da fühlte ich mich schon beobachtet. Früher habe ich im Sommerurlaub immer die Rehe im Wald beobachtet, da war ich gut drin. Heute bin ich nur noch gut im Trinken. Aber man kann ja auch was ohne Alkohol trinken. Zum Beispiel Milch. Die Laktose da drinnen ist für Allergiker giftig ...“
Auch sehr anstrengend, da zuzuhören! Es ist auch die Frage, ob ein Zuhören erwünscht ist oder überhaupt wahrgenommen wird. Aber das ist ja eine andere Frage. Egal. Jetzt nicht abschweifen, sonst sind das gelockerte Assoziationen ...
Beim inkohärenten Denken, also nicht zusammenhängenden Denken, ist keine inhaltliche Verknüpfung von außen mehr zu erkennen. Es wirkt deshalb auch, Verzeihung, ziemlich gaga. Beispiel:
„Das Essen ist welk. So ein Tauschgeschäft möchte ich auch mal machen. Und die sterben dabei ständig! Das ist total komisch, versteh ich auch nicht. Danke nochmals ...“
Aber immerhin werden noch überwiegend ganze Sätze gesprochen. Beim Wortsalat werden nur noch, wie der Name schon sagt, einzelne Worte meistens gestammelt, z. B.: „Blaubeerkuchen ... Vorsicht, da ... eben noch ... vergiftet ...“
Und bei all diesen Phänomenen gibt der Patient nur wieder, was er denkt. Denkstörungen eben ...! Wie sich so ein Phänomen quasi `von innen´ anfühlt, ist schwer zu sagen ... Dennoch *denke* ich, es muss schwierig und sehr befremdlich sein, wenn man mit dem Denken nicht auf einem Level mit seinen Mitmenschen ist.

Es gibt noch viele weitere Denkstörungen, die hier nicht alle aufgezählt werden sollen. Die bis jetzt genannten Probleme waren formale Denkstörungen. Störungen im Format, im Regelwerk und im Ablauf sozusagen.

Wahn

Jetzt kommen die inhaltlichen Denkstörungen: Hierzu gehört der Wahn.

Wahn ist eine `Privat-Realität´, der unumstößliche Glaube an etwas, das nicht korrigierbar ist. Auch wenn man den betreffenden Sachverhalt objektiv prüfen und widerlegen kann, wird der Glaube hieran beibehalten. Ein klassisches Beispiel ist dabei der Hypochonder, eingebildete Kranke. Früher war es eine Angelegenheit von alten Onkeln, heute eine Mode unter intelligenten, überwiegend jungen und weiblichen Internet-Benutzern.

„Ich habe letztens einen Blogg entdeckt, da geht es um verschleierte Diagnosen. Ich habe auch eine. Und zwar Metastasen vom Hautkrebs. Der kann manchmal so wenig auffallen, dass sogar Fachärzte den nicht entdecken, und die Metastasen machen so untypische Symptome wie Müdigkeit, Erschöpfung, Unlust, Nachtschweiß, Bauchschmerzen und anderes. Na gut, Nachtschweiß und Bauchschmerzen habe ich keine, aber dennoch: Ich weiß, dass ich Hautkrebs habe, und zwar im irreparablem Stadium. Was soll ich nur tun …?"

Egal, was Sie zu dieser jungen Frau sagen werden, es wird nicht fruchten, sie davon zu überzeugen, dass sie gesund ist und schlimmstenfalls einmal ein Check-up beim Hausarzt machen lassen sollte.

Dasselbe gilt für jeden anderen Wahn. Man kann ihn dem Kranken nicht ausreden. Für den Kranken ist er eben Realität. Dabei gibt es viele verschiedene Arten von Wahn, die alle darauf hinauslaufen, dass der Kranke etwas Falsches denkt und sich davon nicht abbringen lässt.

Es gibt den religiösen Wahn (besonders häufig: „Ich bin eine Reinkarnation von Jesus Christus!", „Ich bin Gott.", „Gott spricht mit mir direkt.", u.a.), Verfolgungswahn („Ich werde durchs Internet verfolgt!", „Die Stasi existiert noch und will mich umbringen!", „Der Nachbar will mich aus meiner Wohnung drängeln ..."), Beziehungswahn („Die Nachrichtensendung enthält geheime Botschaften nur für mich!", „Ich bekomme Botschaften durch Radiosendungen von Toten."), Vergiftungswahn (dann ist es besonders schwierig, den Betroffenen dazu zu bringen, Medikamente einzunehmen!), Schuldwahn („Das Universum ist durch meine Schuld in Schieflage gekommen.", „Weil ich schon wieder im Krankenhaus bin, wird meine Krankenversicherung mich und meine Familie kündigen und wir werden alle verarmt und wohnungslos sterben.") und noch andere.

Bitte denken Sie nun an eine Tatsache, von der Sie ganz und gar überzeugt sind. Egal, welche. Zum Beispiel, dass Sie verheiratet sind (oder Single), ein Haustier haben (oder keines), gerade ein Buch lesen, usw. Und nun stellen Sie sich bitte vor, lauter ernst schauende Personen träten in Ihre Wohnung und täten Ihnen kund, Sie müssten jetzt gerade mitkommen in die Klinik, denn in Wirklichkeit wären Sie gar nicht verheiratet (oder Single), hätten gar kein Haustier (oder doch eins) oder läsen gerade gar kein Buch. Obwohl Sie es doch wissen! *So* ist es und nicht anders. Ist das nicht zum Mäusemelken?? Was können Ihnen schon fremde Menschen über Ihr Leben sagen?! Nur Sie selber wissen doch schließlich, wie Sie leben! Und nun wieder zurück zu Ihnen: Wie fühlen Sie sich gerade? Irgendwie macht es einen doch sauer, wenn man gesagt bekommt, dass es gar nicht so ist, wie man denkt. Und so fühlen sich auch Menschen mit Schizophrenie. Vermutlich.

Natürlich gibt es auch Grauzonen, bei denen kein Mensch wirklich sagen kann, ob es sich um einen Wahn handelt, oder ob an der Idee etwas dran ist. Als allerserstes denken wir da an streng religiöse Menschen. Sie fühlen sich \`von Gott beseelt´ und spüren \`die Güte und Liebe des Herrn´ in sich. Oder Menschen mit anderen philosophischen oder lebenspraktischen Konzepten: Sie glauben, dass vegetarische und makrobiotische Kost das \`Gi´ erhöht, dass tägliches Meditieren und Yoga-Übungen zu einem inneren Frieden führen. Natürlich können Sie diesen Menschen sagen, dass sie einen Wahn haben und dass es das alles gar nicht gibt, nur in ihrer Vorstellung. Aber so einfach ist das alles gar nicht, fürchte ich.

Halluzinationen

Nächstes Symptom: die Halluzinationen. Eine Halluzination ist eine Trugwahrnehmung ohne tatsächlich vorhandenen Sinnesreiz. Es ist allgemein bekannt, dass darunter Stimmen hören oder weiße Mäuse sehen gehören. Richtig. Aber es geht noch viel weiter. Schließlich kann auch jeder Sinn einer Trugwahrnehmung unterliegen! Es gibt Geruchshalluzinationen (allerdings häufiger bei Gehirntumoren; Geruch von Gas, Verwesungsgeruch), häufig gepaart mit Geschmackshalluzinationen. Betroffenen schmeckt häufig alles verfault, nach Erde, wie vergammeltes Fleisch ... Können Sie sich noch daran erinnern, wie unangenehm die letzte Erkältung war, Sie haben einfach gar nichts geschmeckt? Nun, eine Geschmackshalluzination ist bestimmt noch um ein Vielfaches unangenehmer.

Nun bleiben da noch die Berührungshalluzinationen („Ein Feuer verbrennt mich.", „Ich werde jede Nacht vergewaltigt.") und die Körperhalluzinationen. Ein Patient beschrieb diese einmal so: „Mein linkes Bein steht im rechten Winkel schief. Deshalb laufe ich unregelmäßig. Der Fuß ist mit den Zehen hochgebogen und im Knie ist ein quaderförmiges Loch." Der Betroffene wusste, dass dies nicht so war. Er konnte auf sein Bein schauen und seine Wahrnehmung korrigieren. Es fühlte sich für ihn aber so an. Er *fühlte* seinen Körper wie beschrieben verzerrt.

Optische Halluzinationen können tatsächlich als Tiere vorkommen (häufig bei Alkoholikern im Entzug), als Mäuse, Krabbelkäfer, aber auch Fabelwesen. Außerdem werden häufig Farben und Lichter gesehen. Auch hier wissen Betroffene häufig, dass ihre Wahrnehmung falsch ist. Dennoch ist dieser Zustand doch höchst irritierend!

Aber das Höchstmaß an Irritationen bringen bestimmt die akustischen Halluzinationen. Es kann sich hierbei um ein Rauschen oder Zischen handeln, meistens sind es aber Stimmen. Eine Stimme oder mehrere. Die Stimme kann dem Betroffenen bekannt sein („Meine Mutter spricht zu mir!") oder unbekannt. Es kann eine

Stimme sein, die sein Handeln kommentiert („Jetzt wäscht er sich wieder mal nicht die Hände.", „Du trinkst schon wieder Kaffee."), ihn aber häufiger beleidigt und herabwürdigt (... alle Beleidigungen, die Sie sich vorstellen können und Wörter, die Sie normalerweise nicht in den Mund nehmen!) oder Befehle erteilt („Sag dem alten Mann da: Auf Wiedersehen.", „Stippe mit dem Finger in das Marmeladenglas und male damit einen Kreis auf deinen Bauch!", „Hau ihm eine rein!") ...

Nur schwerlich kann man sich vorstellen, wie sich ein Schizophrener mit akustischen Halluzinationen fühlen muss. Eine ständige Ablenkung!

Es ist ein drängender Impuls für *jeden* Menschen, Anweisungen nachzukommen und Fragen zu beantworten. Menschen mit Schizophrenie wissen häufig, dass die befohlenen Taten keinen Sinn machen. Aber wenn man lange genug oder ständig denselben Befehl hört, ist man geneigt, dem irgendwann mal Folge zu leisten. Das ist besonders gefährlich, wenn die imperativen Stimmen zum Suizid auffordern oder zu anderen, fremdaggressiven Taten. Und selbst, wenn man den Befehlen nicht Folge leistet: Die Ablenkung ist einfach enorm. Wie soll man denn mit einem anderen Menschen ein normales Gespräch führen, wenn man ständig auch noch eine weitere Stimme im Ohr hat? Dadurch erscheinen schizophrene Patienten häufig abgelenkt, weil sie der inneren Stimme zuhören. Häufig laufen sie mit einem MP3-Player herum, um die Stimme zu übertönen. Sie schlafen mit lauter Musik, damit die Stimme nicht so aufdringlich ist, dass man ihr zuhören muss und nicht schlafen kann. Sie können sich auf Gespräche und einfache Aufgaben nur schlecht konzentrieren. Klar, wenn man ständig noch ein weiteres, `eigenes´ Programm im Ohr hat ...

Es gibt auch angenehme Stimmen. Eine Patientin berichtete einmal, sie höre Stimmen, die ihr den ganzen Tag lang nur nette Sachen sagten. Sie wollte diese Stimmen unbedingt behalten. Die angenehmen akustischen Halluzinationen sind aber leider die seltensten.

Ich-Störung

Aber das waren noch nicht alle Hiobsbotschaften, mit denen sich schizophrene Menschen täglich herumschlagen müssen. Es kann noch eine Ich-Störung hinzukommen. Das bedeutet, dass die Selbstwahrnehmung und Abgrenzung von der Umwelt nicht mehr gewährleistet ist. Klartext: Menschen können nicht mehr sagen, wo sie anfangen und wo sie aufhören. Die Grenze Ich - Umwelt ist durchlässig. Auch kann es sein, dass sich Betroffene wie `ferngesteuert´ fühlen, wie unter Hypnose. Diese Störungen kann man sich ja nun wirklich schlecht vorstellen, finde ich. Nicht umsonst ist es immer wieder Inhalt von Horror-Filmen und -Büchern, ferngesteuert zu werden. Da kommen irgendwelche Aliens oder böse Mächte und wir müssen uns so verhalten, wie andere uns bewegen. Wenn man nicht selbst Herr seines Körpers ist, das muss schwierig sein. Patienten mit einer Ich-Störung denken oft, dass sie nicht ihre eigenen Gedanken denken oder dass andere Menschen ihre Gedanken lesen können.

Bestenfalls haben wir Menschen ohne klinisch relevante Ich-Störung mal so einen Tag, da sagen wir:

„Irgendwie ist mir komisch heute.“ Oder: „Ich stehe so neben mir.“ Ein leiser Abklatsch einer Ich-Störung.

Störung des Antriebs

Weiter im Text: Eine Störung des Antriebs kann den Antrieb erhöhen oder ihn reduzieren. Der Antrieb ist ja die Motivation, Dinge zu beginnen und praktisch in Angriff zu nehmen. Der Antrieb kann bei Menschen mit Schizophrenie gesteigert sein. Im Laufe eines Tages denkt man ja viele Sachen, von denen man aber nicht alle in die Tat umsetzt. `Ich könnte mal wieder die Gardinen waschen.´ oder `Hier muss man mal Ordnung reinbringen!´ sind ja noch harmlose Varianten. Wenn man aber jeden einschießenden Impuls auch in eine Tat umsetzt, hat man viel zu tun. Und da meistens beim Tun einer Sache auch munter weitere Gedanken kommen, bricht man die begonnene Tätigkeit ab, um sich einer anderen Sache zu widmen. Und in kürzester Zeit sieht die Wohnung aus wie ein Schlachtfeld.

Anders herum kann der Antrieb auch stark reduziert sein und fast ganz fehlen. Kranke kommen nicht mehr aus dem Bett, essen nur noch das Nötigste, pflegen sich nicht, wechseln die Kleidung nicht, usw. Eine Frau beschrieb das Leben ihres schwer kranken Sohnes als ein `Dahinvegetieren´. Er hätte gar nichts mehr gemacht, nur im Bett gelegen, das Essen ums Bett geschart und Essensreste natürlich auch nicht entsorgt. Es dauerte nicht lange, da hat er auch seine Notdurft im Bett verrichtet. Irgendwann musste er mit der Feuerwehr mit vielen offenen wunden Stellen ins Krankenhaus gebracht werden. Die Wohnung stank zum Erbarmen und überall waren Ungeziefer, Käfer und Ratten ... Eine schlimme Schizophrenie-`Karriere´.
Es gibt Erregungszustände, in denen Kranke keine Gewalt mehr über ihren Körper haben. Diese Erregungszustände müssen dann von außen begrenzt werden. Das ist eine schöne Beschreibung für: Der Patient wird gegriffen und aufs Bett gepackt, wo er an den Extremitäten und eventuell am Bauch festgemacht wird, damit er weder sich selber verletzt noch andere.
Und ebenso gibt es Erstarrungszustände, in denen Patienten in einer Position `einfrieren´. Gott sei Dank ist dieses Bild heute selten und dank neuerer Medikamente gut behandelbar.

Störung der Affekte

Letzter Punkt: Störung der Affekte. Patienten können gedrückter Stimmung sein im Sinne einer Depression und dazu noch die anderen Störungen der Schizophrenie zeigen. Ich würde sagen, eine Depression alleine genügt schon: ein unbändig schlechtes, getrübtes, trauriges und graues Gefühl über den ganzen Tag, außerdem innere Unruhe und nur schlechte Gedanken und das völlige Fehlen von Freude und spontanen Aktivitäten. Depressionen stürzen Menschen in den Selbstmord. Wenn der Patient Pech hat, hat er zu den anderen Störungen der Schizophrenie auch noch eine depressive Verstimmung dazu.
Oder die Stimmung ist unangemessen gehoben. Dann kommt der Betroffene allerdings in Schwierigkeiten, wenn er von der Umwelt eingegrenzt bzw. angezählt wird, während er mit seiner guten Stimmung nur Party machen will. Dann wird der Betroffene näm-

lich sauer, und schlechte Stimmung bei Schizophrenie ist keine gute Kombination, um ein beliebter Patient zu sein ...
Es gibt aber auch das Phänomen, dass Patienten ein Verhalten zeigen, das entgegengesetzt zu den von ihnen angegebenen Stimmungen ist. Sie lachen, wenn sie traurig sind oder scheinen sehr bedrückt zu sein, geben aber an, es gehe ihnen `bombig´. Wir hatten eine Patientin, die besonders dann, wenn sie freundlich und aufgeschlossen schien, häufig von extrem schlechten Stimmungen berichtete und einen Drang zum Suizid verspürte.
Und, meine Damen und Herren, das ist noch nicht alles. Dann gibt es noch viele erstaunliche Phänomene. Eine Para-Logik, die sich den Gesetzen der Logik entzieht. Schwer zu erklären. Noch schwerer, nachzuvollziehen. Ein Beispiel: „Die Polizei will mich töten. Dann bin ich tot und werde beerdigt. Und dann nehmen die meine Rente von mir."
Der Einwand, dass man nur Rente erhält, wenn man lebt, wird eloquent mit der Hand weggewischt. So ist das nun mal! Und wer das nicht auch so sieht, ist wahrscheinlich mein Feind.
Oder Neologismen. Das sind Wortneuschöpfungen, die der Patient so ganz selbstverständlich benutzt.
„Diese Umans sind schon wieder da." Oder: „Sie sind ein Feuchtschlongel."
Außerdem verstehen schizophrene Patienten auch meistens keine Ironie oder Sarkasmus. Sie sind ganz `konkretistisch´. Wie heißt es so schön: Patienten können auf ihr Erlerntes nicht `zugreifen´. Da erklärt ein erwachsener, gut gebildeter schizophrener Patient das Sprichwort `Der Apfel fällt nicht weit vom Stamm´ so:
„Na, der Baum ist ja da, wo soll der Apfel denn sonst hin?"
Und das Unglaubliche ist: Wenn es dem Patienten besser geht, kann er dasselbe Sprichwort höchstwahrscheinlich wieder ganz richtig erklären. Nicht im engeren, sondern auch im übertragenen Sinne. Der Apfel fällt nicht weit vom Stamm bedeutet im übertragenen Sinne, dass Kinder häufig ihren Eltern ähneln. Oder in Abhängigkeit stehende Angestellte sind im Verhalten häufig ihren Vorgesetzten ähnlich. Sie wissen das. Die allermeisten Schizophrenen auch. Aber sie scheinen in der Akutphase ihrer Erkrankung keinen Zugriff auf ihr Wissen zu haben.

Dann gibt es noch den Negativismus. Der Betroffene verhält sich genau entgegengesetzt. Sie bitten ihn, Platz zu nehmen, er steht stramm auf. Er möge sich etwas anziehen, er zieht sich aus. Was dabei im Kopf eines Erkrankten vorgeht? Das ist eine gute Frage. Grundsätzlich kann man sagen, dass jede Schizophrenieerkrankung eigen ist, keiner anderen ähnelt, wie eben jeder Mensch individuell ist. Natürlich gibt es noch verschiedene Verläufe, unterschiedliches Ansprechen auf Medikamente, Chronifizierung, Heilung oder phasenhafter Verlauf, ... Jeder schizophrene Mensch ist einzigartig.
Und die Art des `Coping´, also welche Bewältigungsstrategien man hat, wie man die Krankheit akzeptiert und sein Leben damit einrichtet, auch das soziale Netzwerk von Freunden, Familie, Arbeit, Nachbarschaft und wie diese eingebunden werden (können), ist entscheidend für den weiteren Lebensweg.
Ich hatte eine junge, sehr gepflegte Frau, angehende Hörgeräteakustikerin. Die hatte gerade erst vor ein paar Monaten verstanden, dass sie an einer Krankheit leidet. Sie hatte schon seit vielen, mindestens fünf Jahren Stimmen gehört. Dennoch hat sie ein sehr gutes Abitur geschafft, während ihr Stimmen Unartigkeiten ins Ohr flüsterten oder brüllten. Die ganzen Jahre lang. Mehr oder weniger. Nun, unter Psychophamarmaka, hörte sie zum ersten Mal seit Jahren keine Stimmen mehr. Dadurch war sie verwirrt, wie sie offen zugab. Immerhin war ihr jahrelanger Zustand schlagartig anders. Sie fragte mich:
„Frau Knick, stimmt es, dass Sie keine Stimme hören, niemals?"
Ich bejate dies. Dann sagte sie, dass sie sich nun sehr alleine fühlte. Sie müsse sich dringend um ihren winzigen Freundeskreis kümmern. Wer Stimmen hört, ist nie alleine. Kommt da nicht auch unser Sprichwort her: `Der ist wohl nicht ganz alleine?´
Ich persönlich finde es schlimm, dass die Erkrankung und die medikamentöse Behandlung schnell zu einer Stigmatisierung führen - die Erkrankung ist den Patienten häufig schon quasi ins Gesicht geschrieben. Man sieht schon aus großer Entfernung, dass der Mensch an Schizophrenie leidet. Dazu tragen auch die Medikamente bei, die die Beweglichkeit beeinträchtigen können. Außerdem sind schizophrene Menschen, besonders wenn sie akut

krank sind oder eine Exacerbation haben (also wieder erneut akut krank geworden sind), häufig Einzelspieler, Einzelgänger: sitzen alleine im Zimmer, gucken alleine Fernsehen, nehmen selten Kontakte zu anderen Menschen auf und werden mit der Zeit häufig noch eigenbrödlerischer.
Abschließend kann man sagen, dass die Diagnose `Schizophrenie´ meistens eine lebensverändernde Diagnose ist. Es gibt unterschiedliche Verläufe. Je nachdem, wie schwer die Erkrankung ist, wie konsequent die Behandlung durchgeführt wird, wie die soziale Einbindung ist, wie die Erkrankung in das Leben integriert wird, und, und, und ...
Meistens verändert sie jedoch das vorher gelebte Leben maßgeblich. Der Mensch lebt danach anders weiter. Ich sage ja nicht, dass es sich schlechter lebt mit Schizophrenie. Das kann ich nicht ermessen. Ich hoffe nur, dass schizophrene Menschen genauso viel Lebensfreude und Liebe für Menschen und Dinge empfinden können, wie andere Menschen auch. Ich hoffe es, bezweifle es aber ein wenig.

Zugang mit Polizei und Feuerwehr

Dienstagmorgen ohne Sorgen! Schön wär's doch ... Ich wollte ja am Freitag mit Angelika ins Kino gehen. Endlich läuft der neue Horror-Film im Kino, aber ich habe am Wochenende Frühdienst. Ich bin keine zwanzig mehr, das merke ich immer mehr. Dieser Schichtdienst ist häufig sehr anstrengend, mit seinen vielen unregelmäßigen Wechseln. Es ist ja nicht so, dass man erst eine Woche Frühdienst hätte, dann eine Woche Spätdienst und zum Schluss eine Woche Nachtdienst, also irgendeine Gesetzmäßigkeit. Die Dienste sind nach den Erfordernissen des Dienstplans geplant. Früh-, Spät- und Nachtdienste wechseln sich munter ab, mit der einzigen Gesetzmäßigkeit, dass man einen Tag frei dazwischen hat, wenn man im folgenden Dienst früher anfängt als beim Dienst vorher.

Jedenfalls kann ich nicht um halb fünf Uhr früh aufstehen, wenn ich am Vorabend mit einer Freundin im Kino war. Oder, anders herum: Ich habe *gar keine Lust* ins Kino zu gehen, wenn ich am nächsten Tag Frühdienst habe. Da hilft nur eins: entweder den Kinobesuch verschieben (ungerne!!) oder den Früh- in einen Spätdienst verwandeln. Das geht, wenn man einen Tauschpartner findet. Man muss dabei beachten, dass man selber oder der Tauschpartner keine Nachteile hat. Einen `kurzen Wechsel´ vom Spät- in den Frühdienst darf man nicht machen. Und man muss auch selber darauf achten, dass man nach allem Dienstewechseln genügend Dienste hat, um die jeweils angestrebte Schichtzulage zu unserem sowieso nicht so grandiosem Gehalt zu erhalten.

Ich habe schon mit Hilde gesprochen, sie würde am Wochenende meinen Früh- gerne mit ihrem Spätdienst tauschen. Sie musste nur noch mit ihrem Mann sprechen, ob der nicht anders geplant hat. Jetzt macht sie noch schnell die `Übergabe an die Ärzte´, in der sie alle Besonderheiten des letzten Tages aus Sicht der Pflege den Ärzten berichtet. Das bedeutet, dass diese noch nicht einmal unsere Pflegeberichte lesen müssen und meistens hören sie deshalb mit mindestens einem Ohr zu. Jippieh! Jetzt kommt sie von dieser Übergabe an die Ärzte zurück.

„Na, Hilde, wie sieht's denn nun aus mit dem Wochenende? Wir wollten doch eventuell tauschen. Hast du es dir noch mal überlegt?"
„Ja, habe ich. Das geht schon in Ordnung. Kein Problem, können wir machen."
„Oh, super, vielen Dank, freut mich sehr! Dann kann ich mit meiner Freundin ins Kino gehen!"
„Gerne geschehen. Du hast mir ja auch schon so oft geholfen, und eine Hand wäscht die andere."
Soso, das bedeutet auch, dass ich *ihre* Hand bei Gelegenheit wieder waschen darf. Egal. Jetzt rufe ich schnell Angelika an. Wir hatten vereinbart, dass ich mich melde, ob es mit dem Kino klappt. Da Anrufen schneller geht, als eine Nachricht zu simsen, rufe ich ganz kurz durch. Ich nehme meine Handtasche aus dem Schrank und rufe sie mit meinem Handy kurz an. Es klingelt eine Ewigkeit, bevor sie rangeht.
„Ali, warum rufst du erst jetzt an, haben wir nicht …"
Meine Freundin denkt, ich wäre ihr Ex-Freund Ali. Hat sie nicht auf das Display geguckt? Das macht mich ehrlich gesagt etwas sauer. Ich will gar nicht wissen, was sie Ali zu sagen hat und oute mich schnell:
„Angi, ich bin's, Karin, nicht Ali. Ich wollte nur schnell anrufen, wegen Kino und so. Also von mir aus klappt's. Wir können Freitagabend ins Kino gehen."
Aber Angelika sagt nichts.
„Angi, was ist los?" Wieder eine Pause, diese ist aber nicht so lange wie die vorangegangene.
„Ach, Karin … ich bin so traurig! Ich habe gehofft, Ali ruft mal an. Es macht mich so traurig, dass er mich wie eine heiße Kartoffel fallen gelassen hat. Und Deniz ist in letzter Zeit voll aggro, motzt und benutzt Schimpfwörter wie ein Großer. Mir gefällt das gar nicht."
Mir gefällt das auch nicht. Vor allem, dass sie jetzt schon wieder anfängt zu jammern, wo ich doch mit ihr den Kinobesuch absprechen wollte. Ich bin auf Arbeit, so viel Zeit habe ich nicht, jetzt ihren Seelenklempner zu spielen.

„Okay, Angi, verstehe, das gefällt dir nicht. Bitte merke dir, was du mit mir besprechen willst, ich bin auf Arbeit und muss gleich Schluss machen. Ich wollte nur kurz Bescheid sagen wegen unserem Kino-Abend. Also, bleibt's dabei? Deniz geht zur Oma und wir treffen uns?"
Wieder eine kurze Pause. Wenn sie jetzt keine Lust mehr hat, bin ich echt sauer. Immerhin habe ich ihretwegen den Dienst getauscht. Und jetzt stehe ich wieder in Hildes Schuld.
„Doch, doch, ist schon okay. Ich freue mich! Treffen wir uns wieder um sieben vor dem Eis-Laden? Dann können wir vorher noch einen Kaffee trinken gehen."
Jetzt klingt Angelika wieder ein bisschen wacher. Ich freue mich auch.
„Okay, um sieben vor dem Eis-Laden. Bis dann!"
Jetzt kann ich auch frühstücken. Das Frühstück ist mir eine wichtige Mahlzeit, aber auf Arbeit wird man so häufig von seinem Brot weggezogen, weil irgendein Patient noch etwas will. Wir essen ja sozusagen `auf dem Präsentierteller´, weil wir keinen Raum haben, den die Patienten nicht einsehen können. Ich will ja nicht stundenlang essen. Aber in Ruhe zu essen und einfach kurz abschalten, das wäre schon ein großer Vorteil. Jetzt hole ich meinen Brotbeutel aus dem Kühlschrank.
Gerade eben schmeckte mir mein Käsebrot mit Paprikastreifen noch sehr köstlich, der letzte Schluck Kaffee ist noch nicht ausgetrunken, da kommt ein Anruf vom Dienstarzt. Wir bekommen einen Zugang mit Polizei und Feuerwehr. Es ist unsere alte, uns sehr gut bekannte Frau Koch.
Frau Koch ist schon seit Jahren immer wieder bei uns in Behandlung. Manchmal kommt sie auch erst in eine andere Klinik. Das passiert, wenn sie zum Beispiel auf der Straße aufgegriffen und in die nächstgelegene Klinik gefahren wird; wenn Passanten die Polizei rufen mussten, weil Frau Koch zum Beispiel mal wieder mitten im Kreisverkehr den Verkehr regeln wollte. Aber spätestens nach einiger Zeit, wenn ihre Wohnadresse ermittelt und klar ist, dass sie in unserem Einzugsgebiet wohnt, wird sie `zuständigkeitshalber´ zu uns verlegt.

Frau Koch leidet an einer relativ häufigen psychiatrischen Erkrankung, der bipolaren Störung. Die bipolare Störung zeichnet sich durch sowohl depressive als auch manische Phasen aus, die nicht zwingend notwendig abwechselnd aufeinanderfolgen müssen. Das deutsche Wort `Manie´ ist wahrscheinlich dem Durchschnittsbürger nicht so geläufig wie dem Engländer das englische `maniac´, was auch für Verrücktheit, Raserei, Irrsinn steht. Letzteres beschreibt es eigentlich ziemlich gut. Die lasche Umschreibung `himmelhoch jauchzend, zu Tode betrübt´ beschreibt allerhöchstens die Zyklothymanie, die klinisch nicht relevant ist; die Manie ist kein himmelhochjauchzender Zustand. Sie hat auch nichts mit fröhlich oder ausgelassen sein zu tun.
Heute kommt Frau Koch direkt zu uns. Sie habe aus ihrer Wohnung mit Blumentöpfen geworfen. Das kann ich mit lebhaft vorstellen. Ich zähle ein, zwei, drei Polizisten, eine Polizistin und zwei Sanitäter. Frau Koch ist nicht zu überhören zwischen den ganzen Uniformträgern. Lauthals schimpft sie:
„Das ist ja wohl eine Frechheit! Lassen Sie mich jetzt los, man wird ja wohl mal seine Blumen umtopfen dürfen! Ich werde Sie anzeigen, verwünschen und mich beschweren! …"
Dann hört man ein Handgemenge und Frau Koch schreit laut:
„Zu Hilfe, ich werde misshandelt!!"
Eine schwere Anschuldigung ist das und etwas, das einem als Pflegender (und auch als Arzt) durchaus widerfahren kann. Wenn man Pech hat, folgt eine Anzeige wegen Körperverletzung und man hat noch einige Zeit damit zu tun, sich dieser unberechtigten Anschuldigung zu erwehren.
Jetzt haben meine Kollegen und ich den Teil des Flurs erreicht, auf dem sich Frau Koch und die Uniformträger aufhalten. Lautstark begrüße ich sie:
„Frau Koch, sind Sie wieder bei uns, schön Sie zu sehen!"
Auch hier gilt: Die Gedanken sind frei. Ich muss aber zu der Patientin zuerst einen Kontakt herstellen. Wenn Patienten öfter in Behandlung kommen, kann das ein Vorteil sein und auch ein Nachteil. Auf der einen Seite kennt man den Patienten schon gut. Man hat eine gemeinsame Geschichte, hat erlebt, wie er oder sie

langsam gesünder wurde und kennt auch die Vorlieben und `gesunden´ Verhaltensweisen ganz genau.
Andererseits kann sich das Bild eines Patienten beim Pflegepersonal auch verhärten, man ist dann nicht mehr offen gegenüber Veränderungen. Bei einer Aufnahmesituation ist es aber meistens ein unschlagbarer Vorteil.
Tatsächlich wendet sich Frau Koch mir zu und hört sofort mit dem, was gerade macht, auf. Sie fokussiert mich einen Moment, dann ruft sie laut:
„Ach, Frau Knick, endlich!! Schön, Sie zu sehen, diese Schweine hier haben mich misshandelt!"
Beim Wort `Schweine´ wird sie wieder etwas lauter, auch verengt sich ihr Blick für einen kurzen Moment, aber sie läuft schnurstracks auf mich zu, lässt die Polizisten und Sanitäter einfach stehen. Diese sind auch sichtlich beeindruckt. Ich finde das auch ein bisschen toll. Für die Polizei und Feuerwehr war die wütende, wild schimpfende Patientin sichtlich eine Bürde, mich begrüßt sie freundlich und handzahm. Scheinbar handzahm.
„Na, Frau Knick, Sie haben aber auch noch nicht abgenommen, was? Aber ist egal, man ist, wie man ist. Ick habe ja solchen Hunger, drei Tage haben die mich festgehalten!!"
Okay, jetzt bin ich nicht mehr so beeindruckt und die Feuerwehrleute gucken auch ein wenig mitleidig mit mir. So ist das halt, die Situation kann sich blitzschnell ändern. Frau Koch wird wieder lauter, geht aber weiterhin bereitwillig mit mir den Flur entlang, und einen Moment lang frage ich mich, wo ich überhaupt mit der Patientin hingehe. Welches Zimmer wir der Patientin geben können, ist mir nicht so klar.
„Diese Schweine, man wird doch wohl mal einen Blumentopf umtopfen können?! Mein alter Gummibaum, daraus wurden früher Autoreifen hergestellt und Kondome, wussten Sie das? Der hatte gerade zwei Monate Regenzeit, so haben die das in der Natur auch. Der ist nämlich ein Verbündeter von mir, wir teilen uns die gleiche Erde."
Hierbei lacht die Patientin hysterisch, was kurz danach zu einem Hustenanfall führt.

„Diese scheiß Frau Wuttke hat sich dann beschwert, die alte SCHLAMPE!!“
Das letzte Wort spuckt sie förmlich aus und ich frage mich: Wer zum Teufel ist Frau Wuttke? Eine Nachbarin?? Und denke mir: Die arme Frau! Ein Feind dieser Patientin zu sein, erscheint mir ein schweres Schicksal. In diesem Moment geht Herr Hoffmann an uns vorbei, der ältere Herr mit den wechselnden Zuständen. Sie richtet ihre Schritte auf ihn zu und redet diesen laut an:
„Na, Opa, soll ich dir mal die Karten legen, wie lange du noch lebst?“
Daraufhin muss ich sie natürlich zurechtweisen. Obwohl, eigentlich war das zum Schreien komisch, wie sie das so trocken gesagt hat. Aber das war schon ziemlich frech, so was darf man natürlich nicht unkommentiert stehen lassen.
„Frau Koch, bitte lassen Sie das!“, sage ich mit Nachdruck.
Ich bin für die Sicherheit *aller* Patienten da. Gott sei Dank bin ich dabei nicht alleine zuständig.
„Ja, ja, ich werde hier misshandelt und geschlagen, und Sie, Sie sind eine Schlange!“
Auch dieses letzte Wort schreit sie förmlich heraus. Jetzt bin wohl ich auch eine Böse. Aber ich kann darauf bauen, dass ihre Wut nicht lange anhält. Ich ignoriere ihre Beleidigung einfach. Meine Kollegin Hilde sagt mir, in welches Zimmer wir Frau Koch legen. Gott sei Dank ist ein Einzelzimmer frei. Ich begleite die Patientin dorthin. Im Zimmer angekommen, lässt sie sich zuerst auf das Bett fallen, in voller Montur, die Arme ausgebreitet wie ein Engel. Ich nehme mir einen Moment Zeit, sie genau anzuschauen.
Die Patientin ist Mitte bis Ende vierzig, braun gebrannt, trägt ein rotes, zerrissenes Abendkleid mit langen, nun unterschiedlich lang abgeschnittenen, ausgefransten Ärmeln, dazu Stiefeletten, eine schwarze Lederjacke, auf der mit rotem Nagellack etwas draufgeschmiert ist. Am Dekolleté des Kleides erkenne ich ein ehemals weißes T- Shirt. Die vollen Haare sind mittellang, liegen platt und fettig am Kopf. Den Mund hat sie krass mit Lippenstift überschminkt, dazu ist ein Auge mit türkisfarbenem Lidschatten umrandet. Und sie hat keine Brille auf. Ich weiß, dass sie eine Brillenträgerin ist. Ohne Brille kann sie nur sehr schlecht sehen. Aber

zu den Aufenthalten kommt sie häufig ohne Brille. Auch dieses Mal. Sie bietet einen wirklich einen desolaten Eindruck. Es fallen einem jede Menge Klischees ein, wenn man den Aufzug dieser Frau betrachtet.

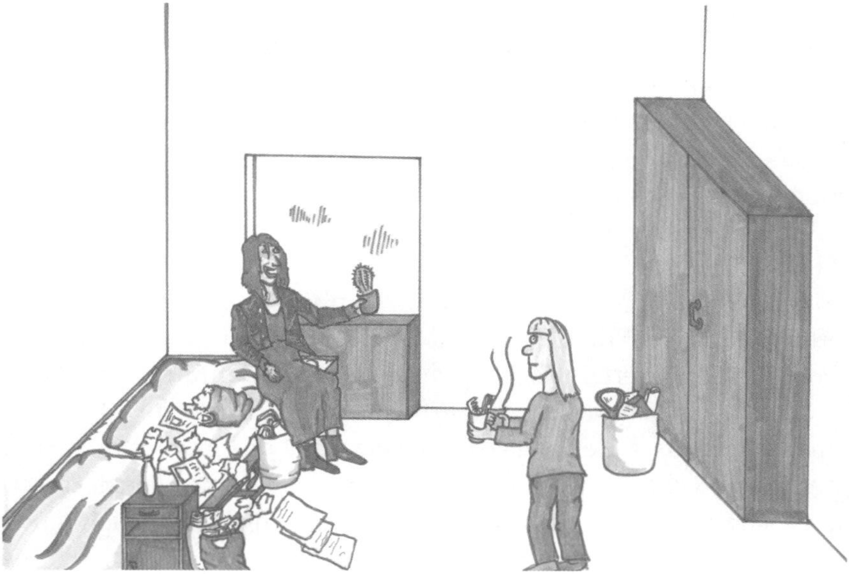

„Ach, is ditt schöön, endlich wieder bei euch zu sein!! Tolles Bett hier! Aber leider keine Verbindung nach oben. Und ich muss dringend zur Pediküre."

Dabei guckt sie auf ihre Finger, bei denen die Fingernägel wirklich sehr lang und vor allem sehr schmutzig sind. Äh, Finger … *Pedi*küre?

„Der Herr Generaldirektor hat mich auch befördert, ich bin jetzt die Chefin hier. Und Frau Knick, Sie bringen mir mal meine Zahnbürste bitte. Und zwar schnell."

In einem Wechselbad aus großem Kino, latenter Bedrohung und Slapstick Comedy muss ich doch professionell bleiben und auf die aufgebrachte Patientin eingehen. Das wird bestimmt sehr anstrengend werden. Aber nun muss ich gelassen bleiben. Also spiegele ich die Patientin vorerst. „Sie möchten eine Zahnbürste, Frau Koch?"

„Ja, das sagte ich doch. Und dazu einen Kaffee mit doppelter Milch, sechzehn Stück Zucker."

„Sechzehn Stück? Das ist ja ganz schön viel. Sind Sie sicher? Vielleicht doch erst drei Stück, nachnehmen können Sie den Zucker immer noch."
„Ja, gut, aber bringen Sie den Zucker mit."
Das Haben und Horten von Lebensmitteln ist bei vielen Patienten ein kritisches Verhalten. Immerhin sind wir ein Krankenhaus und es macht sich schlecht, wenn Lebensmittel ungekühlt in Nachtschränken vor sich hingammeln. Andererseits ist es doch ein normales Verhalten, Lebensmittel für später aufzuheben. Ich ahne schon, dass wir es hier wieder schwer haben werden, das Zimmer und die Schränke von Frau Koch einigermaßen in Ordnung zu halten.
Ich gehe kurz hinaus, hole Kamm, Zahnbürste, Becher und ihren Kaffee und sechs Stück Zucker extra dazu. Im Zimmer angekommen, hat die Patientin auch schon angefangen, ihre mitgebrachte Plastiktüte auszupacken: überwiegend zerknitterte Papiere, Schriftstücke und Zeitungsartikel. Jetzt hat die Patientin gerade einen Mini-Kaktus in der Hand. Den stellt sie aufs Fensterbrett. Ihr Gesichtsausdruck ist entspannt, als sie mich sieht. Ich sage: „Der Zucker war leider gerade alle, ich habe alle restlichen Zuckerstücke mitgebracht."
„Okay", ist ihre einzige Antwort.
Sie nimmt mir den Kaffee aus der Hand und ich bekomme dabei eine unglaublich klebrige Hand zu spüren. Kamm und Zahnbürste lege ich ins Bad. Jetzt will ich mir schnell die Hände waschen, aber als ich den Hebel des Seifenspenders drücke, ist die Seife leer. Ich stöhne. Also spüle ich meine Hände nur mit warmem Wasser ab. Die Patientin kommt direkt hinter mir ins Bad, eine Aktion, die mir etwas Unruhe verursacht – wenn ein akut kranker Patient direkt hinter oder neben mir ist. Effektiv gesehen habe ich jetzt keinen Fluchtweg mehr. Ich weiß aber blind, wo sich mein Alarmpiper befindet. Und direkt bedroht bin ich ja auch nicht. Aber der Sicherheitsgedanke ist immer da. Ich bin auf der Hut. Aber Frau Koch beugt sich über das Waschbecken und nimmt nur die Zahnbürste, die ich gerade in den Zahnputzbecher gestellt habe. Sie geht damit zurück ins Zimmer, setzt sich an den Tisch. Sie hält die Folie dicht vor die Augen, packt dann die Zu-

ckerstückchen aus, lässt alle sechs in den Kaffee fallen, der etwas auf die Tischplatte spritzt. Dann packt sie ebenso umständlich wie langsam ihre Zahnbürste aus der Plastikfolie und rührt damit den Kaffee um. Blitzschnell reiche ich ihr den mitgebrachten Löffel.
„Nehmen Sie doch den hier!"
Aber Frau Koch winkt nur ab. Und dann schlürft sie genüsslich ihren Kaffee.
Leider halten solche ruhigen Momente nicht lange an. Der Kaffee ist noch nicht richtig ausgetrunken, da geht die Patientin, die sich ja bei uns bestens auf Station auskennt, in den Raucherraum.
„Ick muss mal eene roochen", sagt sie.
„Und dann spendiere ich Zigaretten für AALLLEEEE Patienten, ich kann das bestimmen!"
Dabei macht sie noch eine ausladende Geste. Patienten, die uns auf den Wegen in ihre Therapieräume oder in den Tagesraum entgegenkommen, gucken uns beide an. Auch ich bekomme viele fast ungläubige Blicke. Dann geht Frau Koch in den Raucherraum. Ich gehe als Nichtraucherin nicht mit hinein. Das könnte auch kein Arbeitgeber der Welt von mir verlangen! Die Luft da drinnen ist so rauchgeschwängert, dass man selbst nach einem sekündlichen Aufenthalt stinkt wie eine Altmännerkneipe. Und für mich stinkt der Nikotinrauch einfach nur. Gleichwohl weiß ich, dass manische Patienten auch im Raucherraum Begleitung gebrauchen könnten. Ich schließe deshalb einen Kompromiss; nach einiger Zeit gehe ich bis an die innere Glastür und schaue in Abständen hinein, was los ist. Dann stinkt man nur ein bisschen, aber man weiß dennoch, was im Raucherraum gerade geschieht. In meinem Fall brauche ich aber gar nicht reinzuschauen. Nach ca. 3 Minuten höre ich ein lautes Knallen. Mitpatienten, die sich auch gerade im Raucherraum aufhalten, reden laut. Also gehe ich kurz entschlossen hinein und sehe, wie sich Frau Koch über den umgeworfenen großen Stehaschenbecher beugt. Die anderen Patienten reden auf sie ein. Auch ich rede sie bewusst laut mit ihrem Namen an und fordere sie ultimativ auf, aus dem Raum zu kommen.
„Ja, ja, Frau Knick, regen Sie sich nicht auf, ich komme schon ..."
Tatsächlich folgt mir Frau Koch auf den Flur.

„Was wollen Sie eigentlich alle von mir? Sie können mich mal in Ruhe lassen, ich wollte nur den Aschenbecher umstellen, die Position hat mir nicht gefallen."
Unsere Patientin Frau Scholl, die auf dem Flur in einer Sitzecke sitzt, schaut sie an und schüttelt den Kopf. Das entgeht Frau Koch nicht, sie läuft auf die sitzende Patientin zu und schreit diese an:
„Nun glotzen Sie doch nicht so! Teufel, weiche von mir ..."
Das ist unser ultimatives Zeichen, einzugreifen. Meine Kollegen haben den lauten Wortwechsel auch gehört und kommen auf den Flur. Auf meine Kollegen kann ich mich verlassen. Ich weiß hundertprozentig, dass sie immer in meiner Nähe sein werden, wenn ich sie brauche. Vielleicht sind wir nicht immer einer Meinung und als Menschen sind wir sicher auch sehr unterschiedlich, aber wenn einer von uns Hilfe benötigt, sind die anderen da. Das ist unser Ehrenkodex und der ist bei uns sehr wichtig. Sie sind also alle da. Da brauche ich niemanden zu rufen oder zu bitten. Alle sind sie da. Im Notfall greifen sie sofort ein.
Ich bitte eine Kollegin, den behandelnden Arzt zu rufen, aber der hat das Wortgefecht sogar bis in sein Arztzimmer gehört und kommt von alleine dazu. Er sagt:
„Frau Koch, wir möchten, dass Sie jetzt Ihre Bedarfsmedikation einnehmen und dann in Ihr Zimmer gehen."
Unausgesprochen weiß auch die Patientin, die ja schon mehrmals stationär behandelt wurde, dass sie, wenn sie sich selber oder andere Patienten gefährdet, zum Schutz fixiert wird.
Frau Koch ist davon alles andere als erfreut.
„Niemals, ihr könnt mich mal, ich nehme euer Gift nicht!"
Das ist natürlich eine ernste Aussage. Eine Kollegin hat das verordnete Medikament, ein schnell wirkendes Beruhigungsmittel, gebracht, aber die Patientin steht auf dem Flur, schreit laut und will es nicht einnehmen. Nun wenden wir eine andere Technik an, die sogenannte `weiße Wand´. Unsere Chefin ruft auf den anderen Stationen an und ordert von dort alle zur Verfügung stehenden Kollegen an. Diese kommen dann auch und machen zunächst nichts, stehen aber alle zur Verfügung, für den Fall, dass Frau Koch fixiert werden muss. Die Fixierung ist eine Maßnahme,

die niemand gerne vornimmt und die Patienten natürlich auch traumatisieren kann.
Immer mehr Kollegen kommen und der Arzt spricht beruhigend, aber direkt mit der Patientin.
„Frau Koch, Sie können andere Patienten nicht bedrohen. Sie haben jetzt die Wahl, entweder dieses Medikament einzunehmen und ins Zimmer zu gehen oder wir müssen Ihnen das Medikament zwangsweise geben."
Die Patientin weiß, dass das `Fixierung´ und `Zwangsmedikation´ bedeutet. Nach einigen wenigen Widerworten nimmt die Patientin das Medikament und geht laut schimpfend in ihr Zimmer. Ich folge ihr. Ich habe zwar nicht mehr viel Lust, mir ihr Gemecker anzuhören, aber ich will sie nicht gerne alleine lassen. Auch sie ignoriert mich. Sie läuft im Zimmer hin und her, schließlich legt sie sich hin. Dort lamentiert sie noch eine Weile. Schließlich erzählt sie mir doch noch etwas:
„Sie können es wahrscheinlich nicht glauben, aber ich bin in Wirklichkeit der Chef hier. Ich habe die Klinik gebaut und gekauft. Ich werde alle hier entlassen."
Stimmt, ich kann es tatsächlich nicht glauben. Ein schönes Beispiel für Paralogik, denke ich, dieses Beispiel muss ich mir merken. Wieso sollte man etwas, das man selber gebaut hat, noch kaufen? Jetzt muss ich reagieren.
„Sie scheinen ganz schön sauer auf uns zu sein."
„Allerdings!", sagt Frau Koch, dann, etwas versöhnlicher: „Na gut, Sie werde ich erst am Wochenende entlassen."
Ich muss schmunzeln. Ebenfalls ein sehr schönes Beispiel für Größenwahn. Jetzt wird die Patientin noch leiser. Das Medikament wirkt. Endlich …
Schließlich schläft sie eine viertel Stunde lang. Dann ist sie wieder auf, geht im Zimmer umher, räumt ein paar Sachen um. Es folgen mehrere Raucherraum-Gänge. Eine Kollegin bringt der Patientin das Essen ins Zimmer. Sie erzählt mir, dass die Patientin jetzt von unserem Stationsarzt Dr. Oetker eine 1:1-Betreuung verordnet bekommen hat. Eine Pflegeperson betreut einen Patienten, weicht dem Patienten nicht von der Seite, begleitet ihn oder natürlich auch sie ununterbrochen, sogar bis in die Toilette hinein. Intim-

sphäre ist ja ganz schön, aber wenn ein Patient eine Gefahr für sich oder andere darstellt, muss er auf eine Intimsphäre verzichten. Vorübergehend. Und nur solange, wie unbedingt notwendig. Aber ich habe die Patientin ja schon seit dem sie hier ist 1:1 betreut. Auch für die Pflegeperson ist das ein Moment, in dem man sich einen Büro-Job wünscht, von mir aus mit launischen Vorgesetzten und regelmäßigen Arbeitszeiten. Aber es hilft nichts. Wir sind für die Sicherheit der Patienten da.
Nach etwa zwei Stunden, die mir wie zehn Stunden vorkommen, in denen ich permanent an der Seite von Frau Koch war, was bedeutet: sitzen, stehen, gehen, gucken, warten, gucken, warten, sitzen, stehen, gehen ..., werde ich von einer Kollegin abgelöst. Endlich. Jetzt brauche ich auch erst mal ein Glas Wasser. Wenn ich rauchen würde, könnte ich jetzt dringend eine Zigarette gebrauchen. Mein Kopf ist irgendwie so eigenartig leer ... Die Patientin hat mich ganz schön angestrengt. Und herausgefordert. Ich brauche einen Moment, bevor ich im Geiste wieder auf die normale Stationsarbeit umswitchen kann.
In den nächsten zwei Tagen wird die Patientin weiterhin 1:1 betreut. Morgens, mittags, abends, nachts. Wenn sie wach ist (meistens), schläft (selten), isst, herumläuft, auf Toilette geht, wieder herumläuft, rauchen geht, mit Mitpatienten redet oder versucht Kontakte aufzunehmen, in ihrem Zimmer herumwuselt, rauchen geht, Sachen hochstellt, andere Sachen runterstellt, rauchen geht, sich Essen zusammenstellt, und so weiter ... Ein scheinbar unendlicher Prozess. Unermüdlich. Frau Koch braucht oft unsere Unterstützung oder Vermittlung. Die anderen Patienten sind relativ genervt von ihr. Sie wird gemieden. Wir versuchen, sie während der Essenszeiten aus dem Speiseraum rauszuhalten. Dort macht sie dann nämlich viel Wirbel, schreit laut herum oder nimmt sich Essen mit den Händen, so, dass man eingreifen muss.
Mit der Zeit haben wir zu der Patientin eine gute pflegerische Arbeitsbeziehung aufgebaut. Sie macht nicht alles, was wir wollen. Aber egal, wie krank sie auch ist, sie nimmt uns als ernstzunehmendes Gegenüber wahr.

Unterbringung in einer geschlossenen psychiatrischen Klinik

Am zweiten Tag nach der Aufnahme erreichen wir einen kritischen Moment. Die Richterin Barbara Salesch, wie wir im Kollegenkreis hinter vorgehaltener Hand alle Amtsrichter nennen, kommt auf Station. Der SpD (Sozialpsychiatrische Dienst) hat einen Antrag auf Unterbringung gestellt, aber da die Patientin einen Betreuer hat, konnte dieser eine Unterbringung nach BGB beim Amtsgericht beantragen. Und das hat dieser auch getan. Nun ist die Richterin Salesch da, um mit Frau Koch zu sprechen und sich von der Richtigkeit und Notwendigkeit der Unterbringung zu überzeugen. Freiheitsentzug ist ein ernstzunehmender Vorgang, der ein Richterprivileg darstellt, damit man niemanden ohne Urteil in die Psychiatrie `abschieben´ kann.
Die Richterin ist eine Frau in den besten Jahren (also vierzig plus), sie hat ein graues Hosen-Kostüm an mit modischen Stöckelschuhen, die ihren Business-Look ein wenig verballhornen. Sie trägt kurze braune Haare und ein hageres, düster dreinschauendes Gesicht mit hängenden Mundwinkeln; eine unsympathische Frau, die uns Pflegepersonal schnell vereinnahmt und uns hin- und herschickt. Und die gleich, ohne Nachzufragen, ins Dienstzimmer hineinläuft. Das Dienstzimmer ist eigentlich für alle nicht in der Klinik arbeitenden Personen tabu. Wir würden die Richterin ja auch ins Dienstzimmer hineinbitten, aber sie kommt sowieso gleich wie selbstverständlich hereingelaufen. Nach dem Motto: `Jetzt bin ich hier, hier darf ich sein!´ Unglaublich! Wir haben hier eine Volljuristin vor uns, eine Richterin im Amt, hochdotiert und mit jeder Menge Macht und Kompetenz ausgestattet. Aber sie hat keine Ahnung von den einfachsten Regeln des sozialen Umgangs. Hier arbeiten *wir*, nicht *sie*. Sie tritt uns einfach mal auf die Füße, wenn sie uns in unserem eigenen Dienstzimmer überrollt.
Die Richterin möchte jede Menge Unterlagen aus der Patienten-Kurve fotokopiert haben. Die zeigt sie meiner Kollegin Sabine, dankt ihr dann und wackelt in ihren Stöckelschuhen zurück zu ihrer Aktenmappe. Ich wechsle einen Blick mit Sabine.
„Richterin Barbara Salesch denkt wohl, ich bin ihre Tippse … Bin ick aber nicht“, raunt Sabine mir zu.

Da muss ich wirklich lachen. Unser Stationsarzt Dr. Oetker hat uns zugehört und schmunzelt. Schließlich will die Richterin, nachdem sie `Akteneinsicht´ genommen hat und uns genügend Dokumente fotokopieren ließ, die Patientin persönlich sehen. Das finde ich prima! Ich kenne Frau Koch gut genug um zu wissen, dass sie ein Riesentheater machen wird. Jetzt presche ich vor, biete meine Dienstleistung an, was sonst nicht so meine Masche ist:
„Na, dann kommen Sie, ich bringe Sie zur Patientin!"
Die Richterin stöckelt neben mir her. Ich verzichte auf das billige Vergnügen, sie hinter mir herlaufen zu lassen. Am Zimmer angekommen, klopfe ich und öffne gleich die Tür. Frau Koch sitzt auf dem Stuhl und bastelt eine Art Mobile aus benutzten Joghurt-Bechern und verschnaubten Taschentüchern zusammen. Daneben, in sicherem Abstand sitzt meine Kollegin Nicole. Obwohl sie noch recht jung ist, zeigt sie sich professionell und bodenständig. Dass Frau Koch mit den benutzten Joghurtbechern und zerknüllten (oder benutzten) Papiertaschentüchern ein Mobile baut, beeindruckt sie nicht besonders. Nicole sitzt schräg mit unterschlagenen Beinen am Tisch und hört sich die nuschelnden Kommentare von Frau Koch ihrerseits kommentarlos an. Zuerst geht eine Begrüßung an die Patientin.
„Hallo, Frau Koch. Sie haben Besuch, hier ist die Amtsrichterin und möchte mit Ihnen sprechen."
Sofort ist die Aufmerksamkeit der Patientin auf die Richterin gerichtet. Sie reißt ihre Augen auf und steht gleich auf. Ich gucke meine Kollegin an.
„Na, Nicole, wollen wir kurz rausgehen? Dann lassen wir die Frau Richterin und Frau koch in Ruhe reden."
Und an die Richterin gewandt und zuckersüß:
„Sind Sie dann so lieb und sagen uns Bescheid, wenn Sie fertig sind? Na dann, bis später!"
Auch Frau Salesch reißt die Augen auf und öffnet auch den Mund, sagt aber nichts. *Wahrscheinlich* wollte sie etwas sagen. Das hören wir aber nicht mehr, weil wir schon aus dem Zimmer raus sind. Im tiefsten Innern meines Herzens tut sie mir schon ein wenig leid, aber nicht sehr. Die Richterin ist es wohl nicht gewohnt, ohne Begleitung und Assistenten zu arbeiten. Oder ist sie ge-

schockt, dass wir sie mit der Patientin alleine lassen? Aber Frau Koch ist schließlich krank, und wir halten sie auch aus, viele, viele Stunden lang. Auch bei uns gibt es Meinungsverschiedenheiten mit der Patientin. Sie wird gelegentlich laut, aber das kann man wohl einer Richterin auch zumuten. Nicole grinst mich an und fragt verschwörerisch:
„Na, wollen wir hier stehen bleiben und abwarten, wie lange die Richterin das aushält?"
„Meinst du? Ein paar Minuten sollte es doch wohl gut gehen", finde ich augenzwinkernd. Wir gehen langsam Richtung Dienstzimmer zurück. Da sitzt Dr. Oetker am Stations-PC und tippt irgendetwas ein. Das geht bei ihm nicht so schnell, sozusagen nach Geier-Manier (kreisen und zustoßen).
„Wo habt ihr denn die Richterin gelassen?", fragt er und sucht mit seinen Augen den Raum hinter uns ab, als hätten wir die Richterin dort versteckt.
„Sie möchte mit der Patientin bestimmt alleine sprechen, fanden wir."
„Oh, ihr bösen, bösen Weiber …"
Horst lacht. Es dauert nicht lange, da geht die Tür des Patientenzimmers auf, und wir hören lautes Geschrei von Frau Koch. Wusste ich doch, dass ich mich auf Frau Koch verlassen kann. Ich höre Wortfetzen wie: „Unverschämtheit", „Frechheit", „… kann ja nicht wahr sein!", „Zicke!" und zum guten Schluss: „Raus hier!!!"
Da kommt auch schon Richterin Salesch angestöckelt. Sie guckt uns nicht an, sondern stiert auf den Boden und ist schon ein wenig rot im Gesicht. Sie nuschelt:
„Die ist ja schwierig …"
Jetzt muss ich aber doch ein bisschen sticheln:
„Gab's denn Schwierigkeiten?"
Die Richterin guckt mich nicht an, sondern schießt an mir vorbei ins Dienstzimmer zu Dr. Oetker. Dort stößt sie hervor:
„Ich habe die Patientin für sechs Wochen untergebracht. Den Beschluss sende ich dann per Fax. Also, tschüss dann!"
Und weg ist sie.
Die Patientin ist also für sechs Wochen untergebracht. Das heißt, dass sie die Klinik nicht verlassen darf. Menschen, denen dies

zum ersten Mal geschieht, sind häufig sehr verletzt und gekränkt. Man kann sich nicht vorstellen, dass man tatsächlich in einer Psychiatrie eingesperrt sein kann. Kann man aber, wenn man sich selber oder andere oder `erhebliche Rechtsgüter´ gefährdet und (vorübergehend) nicht Herr seiner Sinne ist. Jedes Bundesland hat sein eigenes Unterbringungsgesetz. Gleich ist, dass es nicht genügt, eine Stellungnahme des Arztes abzugeben. Es kommt ein Gutachter und ein Richter muss ebenfalls in der Klinik erscheinen und der Unterbringung zustimmen. Freiheitsberaubung ist eben eine ernste Sache. Und das ist auch gut so.
Als ich an diesem Tag nach Hause fahre, bin ich wirklich ziemlich erschöpft. Ich sitze im Bus und gucke aus dem Fenster. Dabei erreiche ich fast den meditativen Zustand des `gar-nichts-Denkens´. Aber irgendwie bin ich ganz zufrieden. Wenn ich meine Arbeit schaffen, alle Patienten zu ihrer Zufriedenheit versorgen und gelegentlich Gespräche führen kann, keine unnötigen Streitgespräche habe, und nicht das Gefühl habe, dass Patienten zu kurz gekommen sind, ist das ein guter Tag gewesen. Es gibt auch andere Tage. Aber heute war eindeutig so einer von der guten Sorte.

Der Kino-Besuch

Ich bin froh, dass ich mit Hilde meinen Dienst getauscht habe. So kann ich heute Abend ganz gechillt mit Angelika ins Kino gehen und morgen in Ruhe ausschlafen. Und morgen Mittag um ein Uhr mache ich mich dann auf den Weg in meinen Spätdienst. Ich habe keinen freien Tag verschenkt und kann trotzdem ins Kino gehen. Genial!

Wir treffen uns vor dem Eis-Laden und das habe ich zum Anlass genommen, mir ein kleines Eis kredenzen zu lassen: Schoko und Melone mit einer halben Portion Sahne. Das Eis ist ja ebenfalls sehr genial! Nein, das Eis ist geradezu köstlich! Da kommt Angelika schon um die Ecke. Ich habe nur noch einen kleinen Eisrest in meinem Becher. Irgendwie fühle ich mich etwas ertappt mit meinem Eis.

„Hallo, Karin, na, du hast ja schon angefangen mit dem Schlemmen!"

Es folgen Küsschen und Umarmung.

„Hallo, Angi, alte Socke, ich muss doch das Eis für dich testen. Also, dies hier erhält die Note 1,5."

Angi will kein Eis. Sie habe gerade gegessen, sagt sie. Salat mit Artischocken. So etwas würde mich nie vom Eis essen abhalten. Aber, hey, es ist ja ihre Gesundheit. Wir gehen zuerst einen Kaffee trinken. Sie nimmt einen \`normalen´ Kaffee, ich einen Latte Macchiato.

„Wie geht's dir denn so? Was macht die Arbeit?", fragt Angi und guckt mich mit wachen Augen an.

„Ganz gut", sage ich, „es gibt viel zu tun, aber die Arbeit war eigentlich ganz angenehm die letzten Tage. Wir haben wieder eine manische Patientin aufgenommen, die ist *so* verrückt!!"

\`Verrückt´ ist zwar nicht sehr professionell, beschreibt es aber ganz gut und volksnah. Ich schneide eine Grimasse und schiele. Angelika lacht.

„So was würde ich auch mal gerne live erleben."

„Naja, es kann ganz schön anstrengend sein und du musst auf Beleidigungen und Flüche eingestellt sein. Aber davon abgesehen ist es irgendwie auch erfrischend."

„Ich glaube, das könnte ich nicht. Aber schön, wenn's dir Spaß macht."
Das wiederum ist eine Formulierung, die ich schon so oft gehört habe. Es hört sich herablassend an, auch, wenn es nicht so gemeint ist, so als ob man mit einem Latrinen-Putzer spräche, so als ob man eigentlich sagen wollte: ‚Also, schön, wenn Sie so eine dreckige, furchtbare und unwürdige Arbeit machen, denn ich würde sie niemals machen.´ Ich habe mal auf einer Party eine Kindergärtnerin, äh pardon Erzieherin kennen gelernt. Wir haben uns sofort bombig verstanden und hatten einen netten Abend. Dabei haben wir uns gegenseitig von unseren Berufen erzählt, dann ziemlich viel gelacht und uns gegenseitig an den Kopf geworfen:
„Diesen Beruf könnte ich nie machen!!"
Jedenfalls war es hier gegenseitig. Wir haben beide krasse Berufe und können uns nicht vorstellen, den Beruf des jeweils anderen auszuüben. Ich jedenfalls bekäme Krämpfe bei der Vorstellung, jeden Tag von morgens bis zum Feierabend lärmende, freche und überwiegend schmutzige, kleine Kinder zu betreuen. Im Prinzip liebe ich Kinder, aber mich den ganzen Tag nur um Kinder zu kümmern, wäre für mich Stress pur. Da will Milena nicht ihr Schaukelpferdchen teilen, Patrick hat Rosi mit Käse beworfen, Heidemarie weint, weil sie ihren Schnuller nicht findet und dann muss man noch zwei Kinder suchen, die im Garten irgendwo stiften gegangen sind. Nicht mit mir! Dann bleibe ich lieber mit meinem überwiegend aus Routine bestehenden, aber zwischendurch sehr aufregenden Job, in dem ich leider Gottes manchmal beleidigt werde, mich manchmal aber auch schlapplachen kann.
Andererseits könnte ich auch nicht ohne Job herumhängen, so wie derzeit Angi, und anderen sagen `Das könnte ich nicht!´. Jetzt reiße ich mich zusammen. Angelika ist meine Freundin und ich will heute einen schönen Horror-Abend mit ihr verbringen und mich nicht ärgern. Also, es ist mehr Toleranz gefragt.
„Wie sieht's denn bei dir aus? Wie weit bist du mit deinem Umzug?"
Angelika ist mit ihrem Sohn Deniz aus der gemeinsamen Wohnung ausgezogen. Die alte Wohnung war für die beiden alleine zu

groß. Ali hat noch keine andere Wohnung gesucht. Aber das ist ja seine Sache.
„Es stehen immer noch jede Menge Kartons rum. Das Kinderzimmer ist schon eingerichtet und die Küche und das Bad."
Klar, das wundert mich nicht: Angelika ist eine Schmink-Fanatikerin. Ohne Schminke und Beauty-Produkte kann sie bestimmt nicht leben.
„Das Wohnzimmer und meine kleine Penn-Hütte sehen noch aus wie Sodom und Gomorrha. Aber ich mach mir ehrlich gesagt Sorgen um Deniz. Er ist oft so wütend in letzter Zeit. Anfang letzte Woche hat mich Deniz' Lehrerin angerufen, weil mein lieber Sohn ernsthaft einen anderen Jungen gehauen hat. Einen Drittklässler!"
Deniz ist elf, also ungefähr in der fünften Klasse. Da hat er sich also an einen deutlich jüngeren Jungen rangetraut. Das war keine Meisterleistung.
„Was ist passiert? Konnte man klären, was genau passiert ist?"
„Die Lehrerin sagte, Deniz hätte diesen Drittklässler im Treppenhaus nach der großen Pause angegriffen. Er hätte ihn erst beleidigt, der hätte natürlich zurückbeleidigt, und dann hätte Deniz den Kleinen ins Gesicht gehauen. Die Lehrerin sagt, der beaufsichtigende Lehrer hätte schon fast Angst gehabt, dass Deniz den Kleinen die Treppe runterschubst. Aber er hat ihm `nur´ ins Gesicht gehauen."
„Oh weia, das ist ja blöd. Hört sich aber irgendwie auch ein bisschen an wie eine ganz normale kleine Keilerei auf dem Schulhof."
Haben wir uns in der Schule nicht mal alle gehauen? Heute wird das ja oft dramatisiert. Angelika könnte schon ein bisschen Normalität gebrauchen. Aber die kriegt man natürlich nicht, wenn man es gerade braucht. Angelika guckt traurig.
„Die Lehrerin sagte, es wäre ziemlich heftig gewesen."
„Und was sagt dein Sohn dazu?"
„Deniz sagt, der andere Junge hätte angefangen. Er hat ihn schon auf dem Schulhof geschubst, aber Deniz hat sich gar nicht provozieren lassen. Dann hat er ihn im Treppenhaus beleidigt. Mit `du Schwuli´ oder so."
„Ach du meine Güte, die Kinder haben aber auch Probleme …"

„Ehrlich, so ein Quatsch! Jedenfalls hat Deniz dem Kleinen gesagt, dass er die Klappe halten und sich verziehen soll. Als der aber nicht aufgehört hat, `Schwuli, Schwuli!´ zu rufen, hat er ihm eine gedonnert."
„Kann ich irgendwo verstehen."
„Ja, ich auch. Aber das darf ich meinem Sohn ja nicht zeigen."
„Wieso nicht? Wenn der andere ihn beleidigt und ihn provoziert!?"
„Du kennst ja die Maxime: `Keine Gewalt!´ Da muss man sehr vorsichtig sein, was man den Kindern heute erlaubt und was nicht. Außerdem steht da Aussage gegen Aussage. Der Kleine sagt, Deniz hat ihn einfach geschlagen und Deniz sagt, der Kleine hat ihn schon längere Zeit malträtiert. Und wer glaubt schon einem Trennungskind?"
Dieser Satz haut mich fast vom Hocker.
„Also, Angelika, du glaubst doch echt nicht, dass das heute noch was ausmacht?? Es gibt so viele Trennungskinder. Du glaubst doch nicht im Ernst, dass die deinen Sohn deshalb diskriminieren?!"
„Naja, weiß man ja nicht …"
Angi guckt betreten zu Boden. Das ist mir jetzt auch peinlich. Aber dieser Gedankengang ist Schwachsinn. Wir sind ja nicht in einem kleinen Dorf. Es gibt in dieser Stadt wahrscheinlich mehr Trennungskinder als Kinder mit ganzen Elternpaaren. Aber meine Freundin will sich wahrscheinlich benachteiligt fühlen oder noch mal leiden wegen ihrer Trennung. Mir stellen sich die Nackenhaare auf. Ich versuche, mich selber ein bisschen runterzuregulieren. Ich schlage einen versöhnlichen Ton an:
„Oh je, das ist ja nicht gut gelaufen … Und wie geht's dir damit?", frage ich.
„Zuerst war ich stinksauer auf Deniz. Dann habe ich mir überlegt, wie sich wohl Deniz gefühlt hat. Und da kann ich mir nur vorstellen, dass er sich irgendwie mit aller Kraft wehren möchte. Er möchte nichts mehr passiv ertragen, sondern gegen Ungerechtigkeiten aktiv werden und wenn nötig Gewalt anwenden. Er möchte sich vielleicht aktiv und mächtig fühlen, was er im Moment wohl nicht tut."

Klar, welches Kind fühlt sich schon mächtig? Im Gegenteil, Kinder brauchen einen Rahmen, in dem sie Halt finden. Durch Regeln und Strukturen. Das Ausprobieren von Verhaltensweisen à la `wie weit kann ich gehen´ ist soweit normal und jedem Kind gegeben. Wenn es keine klaren Regeln und Eingrenzungen gibt, geraten Kinder außer Rand und Band. Sie können dann später nur schwer Regeln akzeptieren und fühlen sich oft außerhalb der Norm. Da muss ich nachfragen:
„Wie stellst du dir das denn vor? Wie meinst du das mit Deniz?"
„Ich denke, er fühlt sich durch die Trennung verstoßen, wie abgelegt und verneint. Er braucht doch einen Vater, der auf ihn stolz ist und für ihn da ist und ihn nicht nur schützt, dass ihm nichts passiert."
„Auf jeden Fall, finde ich auch, dass ein Kind einen Vater braucht, der für ihn da ist und der stolz auf ihn ist. Aber Ali hat sich ja von dir getrennt und nicht von seinem Sohn."
Au weia, jetzt war ich wohl zu offen. Angelika wendet den Blick ab und schaut auf den Boden. Wie komme ich da nur schnell wieder raus?
„Das mit der Vater-Sohn-Beziehung kann sich ja noch bessern …", gebe ich kleinlaut bei. „Wie häufig holt Ali den Deniz eigentlich so ab?", rudere ich zurück.
„Ach, eigentlich schon jedes zweite Wochenende und jeden Mittwoch, wie vereinbart. Aber trotzdem finde ich, dass er sich nicht genügend um seinen Sohn kümmert. Ich meine, was macht er denn mit ihm? Den ganzen Tag läuft bei dem die Glotze, dann wird am PC gezockt, irgendwelche Baller-Spiele, furchtbar."
„Ach, Deniz darf Baller-Spiele zocken?" Jetzt bin ich aber doch geschockt.
„Nein, nein, schon altersentsprechend, aber trotzdem völlig sinnlose Spiele."
Ja, was für einen Sinn machen PC-Spiele schon?
„Also, Angi, du bist mit der ganzen Vater-Sohn-Beziehung nicht zufrieden?"
„Genau, so könnte man es auch nennen … Als wir noch zusammen waren, hat sich Ali viel mehr gekümmert und Deniz war viel

ausgeglichener. Dieser Zustand jetzt ist wirklich kein Zuckerschlecken. Vorher war alles viel besser."
Angelikas Stimme ist ganz belegt. Ihr Kinn bebt und ihre Augen füllen sich mit Tränen. Gleich weint sie.
„Was habe ich nur falsch gemacht? Was hat diese `olle Schrippe´, was ich nicht habe? Und, die wichtigste Frage ist: Wie bekomme ich ihn zurück?"
Jetzt laufen Tränen ungebremst über ihre Wangen.
„Ach, Karin, ich bin so traurig!"
Das sehe ich. Und genau das macht mir Sorgen. Einerseits nervt mich Angis ewige Jammerei, andererseits ist es nicht normal, dass sie so lange in der Trauerphase steckt. Und natürlich macht es mich auch traurig.
Ich weiß gar nicht mehr wie, aber irgendwie kriegt sich Angi wieder ein. Wir gehen an die Kino-Kasse, um unsere Tickets zu kaufen. Angi will immer genau in der Mitte sitzen und macht einen Riesenaufstand, wenn in der Mitte keine Plätze mehr frei sind.
„Was machen wir, wenn keine guten Plätze mehr frei sind? Wir hätten vielleicht schon früher die Tickets kaufen sollen …"
„Dafür ist es jetzt jedenfalls zu spät. Wir schauen erst mal, was noch frei ist."
Wir kommen an die Reihe und die Verkäuferin zeigt uns auf einem Display, welche Plätze noch frei sind. Heute sind aber noch recht viele Plätze frei. Was das über den Film aussagt, möchte ich jetzt lieber nicht bedenken. Ich nehme mir einen Moment und schaue die attraktive Ticket-Verkäuferin an. Sie hat sich zwar etwas zu heftig geschminkt, aber sie ist eine wirklich schöne, junge Frau mit ihrer adretten Uniform, den gelockten, dunklen Haaren und dem ebenmäßigen Gesicht mit etwas viel Lidschatten und Lippenstift. Und sie verströmt eine große Ruhe … Als sie uns die Karten aushändigt, wünscht sie uns süffisant einen `anregenden Abend´. Da fühle ich mich irgendwie ertappt – nur wobei eigentlich? In der Warteschlange neben uns hat auch ein junger Mann gewartet. Ein Blondschopf mit rotblonden Augenbrauen. Dabei hat er so strahlend-blaue Augen, dass man sich an den Ozean erinnert fühlt. Er ist glatt rasiert und hat einen stattlich-durchtrainierten Körper. Seine Kleiderwahl ist dezent-stylish, die

Jacke war bestimmt sehr teuer. Er ist mir schon vorhin aufgefallen, wie er Angi so angeschaut hat. Ohne eine Miene zu verziehen oder etwas zu sagen. Er verfolgt sie mit seinem Blick. Diesen Blick kenne ich: Er ist im Balz-Modus. Nicht, dass ich diesen Blick aus eigener Erfahrung kenne, aber da er schon öfter meinen Freundinnen gegolten hat, hatte ich genügend Zeit, die dazugehörigen Männer in ihrem Brunft-Verhalten zu beobachten.
Angelika und ich haben die Tickets in den Händen und gehen Richtung Einlass. Der Blondling setzt sich auch in Bewegung, so dass er unseren Weg kreuzen wird. Ein bisschen sauer macht mich das schon. Dies ist endlich *unser* Abend! *Ich* habe Dienste getauscht, um mit Angelika ins Kino gehen zu können, da lasse ich mir meine Freundin nicht von so einem Blondschopf wegschnappen! Au weia, ich muss über meinen eigenen Besitzsinn lächeln. Auf der anderen Seite ist der Typ wirklich süß! So süß, dass ich ihn zumindest in meinen Kaffee tunken würde! Und etwas Ablenkung würde Angi gut tun. Aber Angelika hat den Kerl wahrscheinlich gar nicht bemerkt. Oder sie tut so. Ich ziehe fast die Luft ein, als sich unsere Wege und die des Blondlings kreuzen. Er schaut sie ganz offen an, man könnte auch sagen: Er starrt sie an. Aber er sagt nichts. Angi schnattert ganz fröhlich: „So, ab jetzt ist Gruseln angesagt!! Und wehe, es fließt nicht genügend Blut!"
„Ja, genau ... Sag mal, hast du gar nicht den Typen da drüben bemerkt, der dich die ganze Zeit anglotzt?"
Angelika dreht wirklich wie erschrocken den Kopf.
„Wo denn? Wer denn? Was denn?"
„Der da drüben!"
„Sie guckt mich starr an und flüstert:
„In welcher Richtung denn?"
„Na, da hinten, von dir aus auf drei Uhr."
Angi wühlt sofort sehr gekonnt in ihrer Tasche und dreht sich dabei wie zufällig nach rechts hinten. Dann hört sie abrupt auf zu wühlen. Ihre Augen suchen und scheinen das beschriebene Objekt zu finden.
„Ooooh, wie furchtbar!!", stößt sie zwischen den Zähnen hervor. „Was ist das denn? Wicki, als er endlich groß war??"

Jetzt bin ich zwar froh, dass sie weiterhin den Abend mit mir verbringen will, aber ihre Ablehnung gegen diesen knackigen Burschi kann ich nicht ganz nachvollziehen.
„Was hast du denn gegen den? Ich find's ja schön, dass du mich hier nicht sitzen lässt und mit Wicki in den Feierabend reitest, aber so hässlich ist er doch auch nicht!"
„Doch!!", zischt sie zwischen den Zähnen hervor. „Ist er wohl!! Au weia, du überraschst mich! Der ist voll furchtbar! Geht gar nicht!"
„Na gut, dann müssen wir uns hier wenigstens nicht um die Jungs streiten ..."
„Nee, Karin, bitte nicht! Ich möchte vielleicht kotzen, weil der Film so ekelig ist, aber doch nicht, weil der Junge da so abtörnend daherkommt!"
Da müssen wir wirklich herzhaft lachen. Ich kaufe mir noch eine Portion Popcorn und Sprudelwasser, Angi nur Sprudelwasser. Dann geht's endlich rein ins Kino.
Ich liebe es, im Kinosessel zu sitzen und voller Vorfreude auf den Film zu warten. Nach ein bisschen Werbung und vielen blöden Ballerfilm-Vorschauen geht's endlich los. Ein fantastischer Film. Es ist ein düsterer, blutgetränkter Horror-Film. Mit einer bösen Stimmung. Bei der Handlung bin ich mir nicht sicher, ob ich sie richtig verstanden habe oder ob es gar keine gab und es mehr um das `feeling´ ging. Wie in vielen Horror-Filmen regnet es Asche und alles ist in Schwarz-Weiß-Grau gehalten. Als erfahrene Gruselfilm-Guckerin weiß ich, dass das gängige Stilelemente sind, aber ich kann trotzdem nicht genug davon bekommen. Natürlich ist das Böse wieder hinter einem hübschen Mädchen her. Ein noch lohnenderes Opfer wäre die Ticket-Verkäuferin draußen an der Kasse. Ich jedenfalls bin vor dem Bösen total sicher. Und dann, ohne Vorwarnung geht's los: Das Blutspritzen, Gliedmassenabtrennen und das sinnlose Wegrennen. Ich entdecke einzelne Grusel-Elemente aus vorangegangenen Filmen: Puppenköpfe auf mechanischen Spinnenbeinen, Menschen, die zu anderen Wesen werden. Egal, ob ich das schon in anderen Filmen gesehen habe: Ich kann nicht genug davon kriegen.
Der Drehbuchautor muss ziemlich krank in der Birne sein. Ein Typ hat anstelle eines Kopfes ein - was eigentlich? Eine auf der

Seite liegende Pyramide würde ich sagen. Er sitzt auf einer Art Karussell und dreht ein Rad mit der Hand. Klar, dass die Protagonisten krasse Angst haben (hä?). Dann wird die Hauptdarstellerin, auf einer Trage angeschnallt, in einen Raum geschoben, in dem Gestalten in sexy Krankenschwesternkostümen (mit Häubchen!!) und ohne Gesichter wie versteinert stehen, solange kein Geräusch ertönt. Wenn sie versucht, sich zu befreien, macht sie hierbei ziemlichen Krach und die Grusel-Krankenschwester-Gestalten bewegen sich auf die Hauptdarstellerin zu, um sie zu töten. Ach, nöö… Das mit den Gruselkrankenschwestern gefällt mir nicht. Es hat mich sozusagen sofort aus meiner Grusel-Stimmung katapultiert. Schon muss ich wieder schmunzeln. Ich denke nach: Sieht unser schizophrener Patient Herr Tenragal uns manchmal auch so? Das jedenfalls würde sein feindseliges Verhalten erklären. Aber ich sehe eindeutig anders aus, und außerdem trage ich keinen Kittel und kein Häubchen.
Zum Glück gelingt es mir, mich nach diesem kurzen Einbruch meiner Arbeit in mein Privat-Grusel-Leben wieder auf den Film zu konzentrieren. Ein toller Film! Die Kartenverkäuferin hat nicht zu viel versprochen …

Frühdienst

Ich habe Frühdienst mit Peggy und Cindy. Peggy ist wieder ein paar Minuten zu spät gekommen, mit der Entschuldigung, dass sie leider wieder keinen Parkplatz bekommen hat. Wenn sie dann wenigstens noch still und leise dazukommen würde … Aber sie unterbricht uns jedes Mal in der Übergabe, um uns kurz danach lautstark um Verzeihung anzuflehen, was dann auch bedeutet, dass jemand anderes als die Zuspätkommende für die Übergabe verantwortlich sein muss. Cindy scheint das nichts auszumachen. Mit unerschöpflich guter Laune posaunt sie:
„Na, besser zu spät als nie!"
Das nenne ich positives Umdeuten.
Die Kollegen des gestrigen Spätdienstes haben Fr. Sanchez aufgenommen. Alle anderen außer mir kennen Fr. Sanchez schon. Ich war zum Zeitpunkt ihres letzten stationären Aufenthaltes zur Rotation auf einer anderen Station.
Frau Sanchez hat eine besonders tragische Geschichte. Vor fünf Jahren, mit 18, hat sie einen sehr ernst gemeinten Suizidversuch unternommen. Dazu hat sie eine `harte´ Methode benutzt, hat sich nämlich vor eine einfahrende U-Bahn fallen lassen. Nun, sie hat natürlich überlebt (sonst wäre sie ja heute nicht unsere Patientin). Aber sie hat den linken Arm kurz unterhalb des Ellenbogens verloren. Und an der linken Kopfseite hat sie eine kahle, vernarbte Stelle. Ich würde sagen, da ist die U-Bahn dran vorbeigeschrammt … Was für eine absolut grauenvolle Vorstellung! Man liegt da in den Gleisen und die U-Bahn fährt mit einem Affenlärm über einen hinweg und trennt einem den Arm ab … und erfasst fast den Kopf!! Man muss schon sehr verzweifelt sein, wenn man so einen Selbstmordversuch unternimmt. Das Leben abgrundtief hassen. Wie kann man das Leben mit 18 so hassen, dass man sich vor die U-Bahn wirft? War sie drogenabhängig? Nein, keineswegs.
Aber ein unglaubliches Detail fehlt noch, wie ich schockiert hören muss: Sie ließ zum Zeitpunkt ihres Selbstmordversuches ein wenige Monate altes Baby in der Wohnung zurück. Sie hatte bereits einen Tag vor dem Suizidversuch zwei Briefe an das Jugendamt und an die Kindernothilfe geschrieben und abgeschickt. Darin hat sie diese gebeten, sich sofort um die Kleine zu kümmern und sie

aus der Wohnung zu holen. Das machte das Jugendamt auch, wobei es aber durch die Polizei verständigt wurde, die bei dem Selbstmordversuch involviert wurde. Jedenfalls hat das Jugendamt Frau Sanchez sofort das Baby weggenommen. Die Gefährdung des Kindeswohls wäre wohl ernsthaft gegeben. Stimmt schon, obwohl die junge Frau ja auch irgendwie ganz verantwortungsvoll mit dem Baby umgegangen ist. Gleich zwei Briefe hatte sie geschrieben, dass das Baby auch bestimmt gefunden wird. Frau Sanchez soll unter einer Wochenbettdepression gelitten haben. Sie konnte sich, obwohl gewollt, nicht in die Mutterrolle einfinden, das eigene Kind nicht lieben und annehmen.
„Und der Kindsvater?“, frage ich vorsichtig.
Allgemein unschlüssige Gesichter.
„Gute Frage“, meint Peggy. „Keine Ahnung.“
Jedenfalls jammert Frau Sanchez seit diesem missglückten Suizidversuch, dass sie mit ihrer kleinen Tochter auch ihren Lebenssinn verloren hat. Falsch, denke ich. Den hatte sie schon vorher verloren.
Mir ist beim Anhören dieser Geschichte ganz anders geworden. Dann kommt man sich plötzlich ganz klein und belanglos vor. Was führe ich nur für ein einfaches, glückliches Leben …
„Wie kommt sie denn zurecht, mit nur einem Arm?“, frage ich.
„Ach, eigentlich sehr gut“, sagt Cindy. „Sie hat so eine elektrische Prothese, mit der sie Greifen und Fallenlassen kann. Eigentlich macht sie fast alles alleine. Vielleicht außer eine schwere Flasche öffnen, oder so … Wahrscheinlich ist sie durch ihre Schwerhörigkeit mehr geschädigt als durch den Arm.“
Okay. Jetzt eise ich mich von der Übergabe los und gehe die Patienten wecken. Das ist sowieso meistens meine Aufgabe. Und ich bekomme gleich einen ersten Eindruck, wie es den Patienten so geht. Dabei muffelt es häufig ziemlich unangenehm nach schlafenden Männern (und Frauen). Dennoch bleibt die morgendliche Weck-Situation eine ultimative Momentaufnahme!
Fr. Sanchez liegt gleich im ersten Zimmer neben dem Dienstzimmer. Ich bin heute bewusst zuerst in diese Richtung gegangen, weil ich sie gleich als erstes sehen wollte.

Wie weckt man depressive und andere psychisch kranke Menschen? Leise und zurückhaltend? In mehreren Etappen? Falsch! Sondern: Man klopft, tritt ein und sagt recht laut:
„Schönen guten Morgen! Es ist Aufsteh-Zeit!"
Diesen Spruch habe ich mir von einer Krankenpflege-Schülerin abgehört. Genial. Die Zeit stimmt immer. Einige Patienten sind schon aufgestanden, andere sind schon im Bad und noch andere schlafen, als sei es gerade mitten in der Nacht. Sieben Uhr ist als Weck-Zeit eigentlich gar nicht schlecht.
Als ich also das Zimmer von Frau Sanchez betrete, sage ich meinen Spruch klar und deutlich. Die neue Patientin liegt zusammengerollt in Fötus-Haltung zugedeckt im Bett. Ich sehe gar keinen Arm von ihr, aber einen Wuschelkopf, der irgendwie zu wuschelig erscheint. Jetzt erkenne ich, was ich sehe: Haut unter wenig Haaren, ihre linke, ehemals verwundete Kopfseite. Ich bleibe einen kurzen Moment an ihrem Bett stehen.
„Frau Sanchez?", frage ich leiser.
Sie öffnet die Augen, zieht sich die Bettdecke bis zum Mund.
„Hmm?", brummt sie mir entgegen.
Ich schenke ihr ein ernst gemeintes Lächeln und sage nur:
„Guten Morgen", und gehe weiter. Vorstellen werde ich mich nachher. Ich will sie nicht gleich bedrängen ... Also weiter im Text bzw. auf Station, die anderen Patienten wecken.
Frau Müller begegnet mir auf dem Flur. Sie ist noch in Schlafkleidung, mit einem Bademantel drüber.
„Guten Morgen, Frau Müller!"
„... Morgen."
Sie sieht noch recht müde aus. Die Augen haben Tränensäcke und sie hat eine Schlaffalte im Gesicht. Die Schultern hängen. Man kann deutlich sehen, dass es ihr nicht gut geht. Aber das werde ich ihr nicht unter die Nase halten.
Frau Munz und Frau Yilmaz sind auch schon am Aufstehen. Die anderen Patienten werden von mir aus ihren Träumen geweckt, worüber sie sich nicht unbedingt freuen.
Dann betrete ich das Zimmer von Frau Koch und erschrecke: Bei ihr sieht es aus, als hätte eine Bombe eingeschlagen. Das Bett steht ohne Matratze und Hauptinhalt (die Patientin) quer im Raum. Es

stehen Tellerchen mit Obst, Keksen und Essensresten überall herum. Die Gardine hängt zur Hälfte herunter, ist zum Teil aus der Schiene gezogen. Die Tür zum Bad steht offen, der Plastik-Stuhl im Bad liegt zur Hälfte im Bad und im Zimmer, Klamotten liegen überall herum und Papierzettel und -Fetzen liegen wild verstreut. Die Patientin selber liegt mit ihrer Matratze auf der Erde. Sie ist wach, oder jedenfalls schläft sie nicht richtig. Sie bewegt sich etwas ruhelos hin und her, murmelt dabei etwas. Jetzt rutscht ihr Arm und ein Teil des Oberkörpers unter der Bettdecke vor, da sehe ich, dass sie - wenigstens oben herum - unbekleidet ist. Daneben sitzt der Sonderwächter, der sie nachts betreut hat. Oder sollte man eher sagen, der Sonderwächter, der sich um seine Studienarbeiten gekümmert und nebenbei bei Frau Koch gesessen hat … Denn er sitzt an einem Tisch und guckt intensiv auf seinen geöffneten Laptop.
Frau Koch hat immer noch eine 1:1-Betreuung. Nachts und auch tagsüber, wenn wir recht eng besetzt sind, haben wir einen `Sonderwächter´, der die 1:1-Betreuung der Patientin für uns übernimmt. Heute sind wir zu dritt und werden die Betreuung der Patientin selber übernehmen können. Das ist mir auch ganz lieb so. Es ist für mich ethisch schwierig, die Betreuung der am schwersten kranken Patienten durch am wenigsten (nämlich: gar nicht!) qualifiziertes Personal durchführen zu lassen. Dem Haftungsausschluss ist aber auch mit studentischen Aushilfskräften vollkommen Genüge getan. Wenn ein Student die 1:1-Betreuung der Patientin übernimmt, wozu er vorher eine Vereinbarung unterschrieben hat (die er manchmal gar nicht genügend verstehen kann, mangels Sprachverständnis), ist er für sie verantwortlich. Aber so wie es aussieht, hat der junge Mann sich nicht wirklich um die Patientin gekümmert. Und um das Zimmer auch nicht.
Als er mich sieht, zeigt ein breites Grinsen in seinem Gesicht, dass er sich freut, mich zu sehen. Denn das bedeutet: Feierabend. Sofort klappt er, sozusagen reflexhaft, seinen Laptop zu. Ich reiße mich ein wenig zusammen und sage:
„Morgen!"
Der junge Mann nickt zurück, er ist des Deutschen nicht so richtig mächtig, wie ich aus meiner eher unbefriedigenden Zusammen-

arbeit mit ihm weiß. Er kommt aus Syrien (oder aus dem Jemen? Jordanien?) und studiert irgendwas Technisches, Bauchtechnik oder Technikbau oder Industriefertigungsingenieur oder Ingenieursfertigung oder etwas Ähnliches. An einigen Hochschulen der Stadt werden Studiengänge in Englisch angeboten, so dass man gar kein Deutsch mehr lernen muss. Das ist doch wohl voll praktisch! Am Anfang habe ich noch fleißig englisch mit ihm gesprochen, bis ich merkte, dass er auch Englisch nicht viel besser kann als Deutsch. Aber jetzt bin ich richtig sauer. Er verdient schließlich auch Geld hier und hat sich fast gar nicht um seine Hauptaufgabe gekümmert. Ich sage, betont langsam:
„Hier sieht's ja doll aus! Du hast ja gar nichts aufgeräumt! Du musst doch auch aufräumen! Das ist *auch* deine Aufgabe!"
Der junge Mann guckt jetzt nicht mehr so freudig erregt. Er nimmt den `ich-verstehe-fast-nichts´-Studenten-Gesichtsausdruck an. Ich zeige auf einige Teller und spreche jetzt in fiesem Ausländer-Deutsch:
„Hier: Teller wegräumen. Da: Kleidung einsammeln, in die Wäsche geben. Papier: Aufheben, da kann die Patientin ausrutschen."
Kunstpause. Übertrieben gestikuliere ich mit ausgebreiteten Armen dazu. Dann füge ich hinzu:
„... und hinfallen!"
Der Student, ich glaube, er heißt Muhammad, guckt mich an und sagt nichts. Ich kann absolut nicht sagen, was er denkt. Ob er mich verstanden hat oder wirklich ahnungslos ist. Ich muss jetzt schnell raus hier, sonst platze ich. Schließlich sagt Muhammad:
„Feier-Abend..." Ich sage:
„Gleich."
Er weiß offensichtlich, dass er die Patientin nicht alleine lassen darf und warten muss, bis jemand von uns oder ein anderer Sonderwächter bei der Patientin ist.
Als ich draußen bin, muss ich erst mal tief Luft holen. Danach gehe ich ins nächste Zimmer zu Herrn Hoffmann. Es ist der Patient mit der unklaren Diagnose und den wechselhaften Zuständen. Herr Hoffmann hat sich zwischenzeitlich absolut angemessen verhalten und sich verblüffend normal mit uns unterhalten, ein-

schließlich aller kommunikativen Rituale und Kleinigkeiten. Aber er hat auch noch schlechtere Tage. Heute scheint so ein Tag zu sein. Er liegt noch im Bett, ist aber wach. Als erstes sehe ich es an seinem Blick. Ich kann es nicht beschreiben, aber dieser Blick sagt mir (und allen anderen Kollegen auch!) sofort, ob der Patient geordnet ist oder nicht. Er schaut mich also so komisch an und sagt nichts. Da muss ich noch mal nachfragen.
„Herr Hoffmann, ist alles okay bei Ihnen?"
„Herr Hoffmann, ist alles okay bei Ihnen?", echot dieser zurück.
Man könnte meinen, der Patient veralbert mich, das tut er aber nicht. Dieses Phänomen wird `Echolalie´ genannt. Nachreden eben, von gerade Gesagtem. Okay, also scheint es ihm nicht so gut zu gehen.
„Ich sehe schon, Herr Hoffmann, ich komme in ein paar Minuten wieder und unterstütze Sie."
Und schnell bin ich raus.
Zunächst gehe ich weiter wecken. Als ich fertig bin, kommen Frau Munz und Frau Scholl zum Dienstzimmer, um ihre Medikamente einzunehmen. Dann will Frau Yilmaz schnell den Blutdruck gemessen bekommen. Herr Boschem läuft an mir vorbei Richtung Tagesraum. Er grüßt mich freundlich. Ich grüße zurück und er bleibt kurz bei mir stehen.
Die Kommunikation mit depressiven Patienten ist schon etwas Besonderes. Man darf den depressiven Patienten nicht zu häufig fragen, wie es ihm geht – weil er dann über seinen Zustand nachdenken muss und wahrscheinlich zu dem Ergebnis kommt, dass es ihm schlecht geht. Was kann man zu einem depressiven Patienten am Morgen sagen? Ich habe da einen Kompromiss auf Lager:
„Haben Sie denn einigermaßen geschlafen, Herr Boschem?"
„Ja, ja, es ging so. Danke."
Haha, reingefallen! Auf die Frage, ob man `einigermaßen´ geschlafen habe, müssen die meisten Menschen mit `Ja!´ antworten. Und schwupps – schon habe ich meine positive Antwort, ganz von alleine.
„Ich würde vorschlagen, dass wir uns heute Vormittag zusammensetzen und ein wenig über Ihre Biographie reden, wenn es Ihnen recht ist."

Den meisten Menschen ist es recht, über ihre Geschichte zu reden. Im Gegenteil, es schmeichelt, und man fühlt sich gewertschätzt. Manchmal ist es aber auch zu schmerzhaft, über sein Leben zu reden. Gerade, wenn große Verluste da waren oder traumatische Erfahrungen. Und bei älteren Leuten ist dann auch Vorsicht geboten. Die Biographie ist naturgemäß ellenlang und es besteht dann die Gefahr, dass am Ende ein Gefühl von Abschluss entsteht. Dabei geht das Leben ja (noch) weiter.

Jetzt steht Frau Hansmann vor mir. Vorhin bei meinem Durchgang war sie im Bad. Sie ist im Bademantel und sieht mir nicht in die Augen. Ich brauche eine Sekunde, um die Situation zu realisieren.

„Guten Morgen, Frau Hansmann …"

„Ich habe mich geritzt", unterbricht mich Frau Hansmann schnell.

„Oh, … verstehe", stammle ich.

Daran habe ich gar nicht gedacht. Frau Hansmann hat sich schon so lange nicht mehr geritzt, dass ich diese Problematik aus den Augen verloren habe. Ich persönlich finde, dass um diese Ritzerei ziemlich viel Tamtam gemacht wird. Mann, es sind doch meistens keine gefährlichen Verletzungen! In anderen Kulturen gelten künstlich zugefügte Schmerzen als Zeichen der Selbstkontrolle und der Mann-/Frauhaftigkeit. Aber hier sind mit den Selbstverletzungen irgendwie enorme Emotionen verbunden. Erst kommt die Entlastung, dann aber ziemlich schnell das schlechte Gewissen, doch wieder geritzt zu haben. Also in dieser Reihenfolge: Anspannung, Ritzen, Entlastung, schlechtes Gewissen, Scham, dann Trauer und Anspannung. Das ist ungefähr so ähnlich, wie die Beschäftigung mit der eigenen Sexualität vor hundert Jahren bei uns funktioniert hat. Da war Masturbation auch strikt verboten. Igittigitt!! So was darf man doch nicht machen! Davon wird man krank oder blind - dachte man jedenfalls. Na gut, bei der Masturbation besteht nicht die Gefahr, dass Narben bleiben und schwere Verletzungen passieren. Außerdem verletzen sich auch viel weniger Menschen selber, als es Masturbanten gibt. Okay, zurück zum Thema. Ich beuge mich also über den Arm, den mir Frau Hansmann jetzt zeigt und ich darf einen Blick darauf werfen,

nachdem Frau Hansmann das abdeckende Handtuch zur Seite zieht.
Alter Schwede, Schock, Schwerenot!! Das sieht ja ekelig aus! Ich kann doch kein Blut sehen, und beim Anblick dieser Wunde könnte ich gleich kotzen. Und das, obwohl ich bis eben noch starken Hunger hatte. Es sind da drei oder vier wirklich ziemlich tiefe Schnitte im Arm, man kann bis in die Fettschicht gucken. Die Haut klafft auseinander und Blut hat den ganzen Arm verschmiert. Blut läuft sogar in kleinen Rinnsalen ins Handtuch. Wenn sie kleckert, muss sie aber selber hier sauber wischen, denke ich verstimmt. Ist das ekelig! Bei Eiter und Wundsekreten bin ich ja überhaupt nicht zimperlich. Aber bei Blut sehe ich rot. Jetzt muss ich trotzdem locker bleiben.
„Okay, Frau Hansmann. Ich gebe Ihnen ein paar Kompressen und einen Verband, da muss nachher der Arzt raufgucken."
„Hmm-Hm…", nickt die Patientin dazu.
Ich gebe ihr das Verbandsmaterial. Sie nimmt es entgegen, ohne mich anzusehen.
„Sind Sie jetzt fertig mit der Selbstverletzung?" frage ich sie so neutral, wie es geht.
Frau Hansmann guckt mich etwas verunsichert an, zieht die Stirn fragend kraus. Wahrscheinlich hat sie meine Frage nicht so richtig verstanden.
„Sie verletzen sich jetzt nicht mehr weiter, oder?", frage ich.
Frau Hansmann schweigt einen Moment, dann schüttelt sie den Kopf und sagt leise:
„Nein."
Sie nimmt ihr Verbandsmaterial und zieht von dannen.
Jetzt gehe ich wieder zu Herrn Hoffmann, meinem heute recht verwirrten Patienten.
„Hallo, hier bin ich wieder. Ich will Sie bei der Körperpflege unterstützen."
Herr Hoffmann guckt immer noch komisch, redet mir aber nicht nach.
„So, dann stehen Sie bitte auf."
Ich gehe auf ihn zu, nehme demonstrativ und vorsichtig seine Bettdecke hoch. Herr Hoffmann ist nackt darunter. Am Popo ist

eine kleine, eingetrocknete gelbe Pfütze. Herrn Hoffmann scheint es wirklich ziemlich schlecht zu gehen. Sonst pflegt und versorgt er sich immer selbständig. Von Inkontinenz keine Spur. Ich mache eine einladende Geste ins Bad und Herr Hoffmann folgt mir dorthin. Er lässt sich ziemlich kommentarlos auf die Toilette setzen und gleich plätschert es. Dann lässt er sich auf den Stuhl am Waschbecken setzen, nackt wie er ist. Ich habe Handschuhe an und mache einen Waschlappen nass. Den reiche ich ihm und sage dazu:
„So, hiermit können Sie sich das Gesicht waschen."
Der Patient ist folgsam und wäscht sich gleich sehr aktiv damit. Dann wäscht er auch seinen Oberkörper und geht wie in Trance damit über die Beine. Ich entreiße dem Patienten den Lappen sanft, spüle ihn noch mal aus und wasche ihn am Rücken. Er trocknet sich wie selbstverständlich ab. Seine intime Etage hat der Patient selber gewaschen. Und das finde ich auch ganz gut so. Insgesamt ist die Körperpflege ziemlich schnell gegessen. Ich reiche ihm die Unterwäsche, er zieht sie gleich reflexartig an. Die Socken ziehe ich ihm an, er hält die Füße ganz hoch in die Luft. Schließlich sind auch Hose und Hemd angezogen. Diese morgendliche Versorgung hatte Schwierigkeitsgrad null, würde ich sagen. Ich begleite ihn in den Tagesraum und stelle ihm sein Frühstück hin. Er wollte ein Brötchen mit Käse und Salami und Kaffee mit Milch. Das kann ich mir gerade noch merken.
Nun haben meine Kolleginnen und ich Zeit, eine kurze Frühstückspause zu machen. Ich wickele mein Frühstücksbrot aus der Tüte und bin irgendwie ziemlich enttäuscht, als ich auf mein Brot sehe und dann auf die köstlichen, frisch belegten Brötchen von Peggy und Cindy. Ich möchte auch so etwas Leckeres essen, denke ich.
Nun geht mein Geist auf Wanderschaft und ich überlege, was ich heute Schönes essen könnte. Ich könnte mir auf dem Heimweg auch so ein schönes Riesen-Brötchen vom Bäcker kaufen und das zu Hause königlich belegen. Oder ich könnte vielleicht auch mal wieder was Oberleckeres kochen! Was denn nur? Spaghetti oder Pellkartoffeln will ich nicht schon wieder. Also, was könnte ich kochen …? Auch heute müssen wir beim Frühstücken mehrmals

aufstehen und für Patienten Türen öffnen oder Medikamente nachgeben und Frau Hansmann wollte noch ihre Bedarfsmedikation haben. Das finde ich ziemlich bemerkenswert. Durch das Ritzen sollte sie doch eigentlich entlastet sei. Egal, ich lege mein langweiliges Brot gerne hin und stehe gerne für jede Kleinigkeit auf …

Kurz vor neun Uhr kommen meine beiden Chefinnen Steffi und Larissa fast zeitgleich rein. Sie grüßen etwas mufflig. Es macht den Anschein, als ob sie sich bis eben über etwas unterhalten hätten. Kurz danach läuft Dr. Oetker an uns vorbei in Richtung seines Arztzimmers. Ohne den Arztkittel sieht er viel seriöser aus, finde ich. Er dreht den Kopf nur ein klein wenig in unsere Richtung.

„Morgen …", nuschelt er.

Jetzt läuft auch Frau Sanchez in Richtung Speiseraum. Es macht einen großen Unterschied, den Menschen zusammengekauert im Bett oder aufgerichtet vor einem zu erleben. Fr. Sanchez ist etwas kleiner als ich und sehr schlank. Das sieht man an Kopf und Hals und an der grazilen Hand. Sie trägt aber eine unmodische Freizeit-Jeans und ein weißes Baumwoll-Shirt, beides um Nummern zu groß. Die Frisur ist mittellang, blond-locken-gewuschelt, links ist die kahle Stelle überdeckt. Jetzt sehe ich auch ihre Prothese. Die ist, ehrlich gesagt, ziemlich gut gemacht, genauso grazil wie ihr anderer Arm, und die gleiche Hautfarbe hat er auch. Dennoch sieht man sofort, dass es sich um eine Prothese handelt … Ich muss jetzt genau überlegen, woran man das denn sieht. Dann wird mir klar: Frau Sanchez hält die Prothese mit dem anderen Arm fest. Sie läuft langsam, guckt ausdruckslos geradeaus. Ich gehe ihr entgegen:

„Guten Morgen noch mal, Frau Sanchez."

Ihr Blick wendet sich mir zu.

„Mein Name ist Knick, ich bin vom Pflegedienst … Na, haben Sie schon etwas Frühstücksappetit?"

„Ja, äh, danke."

„Wissen Sie schon, wo der Frühstücksraum ist?" Ich senke meine Lautstärke auf das Niveau ihrer Stimme. Wahrscheinlich weiß sie schon, wo der Frühstückraum ist. Aber erstens ist dies ein Kon-

taktangebot und zweitens kann ich ihr helfen, wenn sie wirklich nicht weiß, wo der Raum ist.
„Äh, ja danke. Da rechts um die Ecke, oder?"
„Ja, genau. Finden Sie oder soll ich Sie begleiten?"
Auch das ist wahrscheinlich übertrieben, aber zugleich ein Beziehungsangebot.
„Ach danke", sagt Frau Sanchez und guckt plötzlich zu Boden. „Ich finde schon."
„Okay! Na, dann guten Appetit!" Auch ich wende meinen Blick vorerst ab.
Frau Sanchez geht weiter, an mir vorbei. Dann schaue ich ihr doch einen Moment hinterher. Die anderen Patienten scheinen sie gar nicht zu bemerken.
Danach mache ich die Übergabe an die Ärzte. Beziehungsweise würde ich das gerne machen, aber die Übergabe an die Ärzte wird mangels Ärzte eine Übergabe an alle anderen, die es hören wollen. Ich sitze schon ein paar Minuten im kleinen TV-Raum, in dem die Übergabe stattfinden soll. Da kommen auch schon unsere Therapeutinnen und die Psychologen Herr Adam und Herr Thomas. „Morgen, alle zusammen! Wie geht's denn so?"
„Ach, gut, danke. Und selber? Was macht die Kunst?"
„Ich versuche, schön künstlich zu sein."
Es folgt allgemeines Gekicher und Smalltalk. Schließlich sind wir fertig mit unserer ritualisierten Kommunikation und gucken uns an.
„Ja, jetzt wäre es ganz gut, wenn unser Arzt oder Apotheker anwesend wäre", finde ich. „Dann könnten wir nämlich anfangen."
„Ja", sagt unsere Bewegungstherapeutin und guckt demonstrativ auf die Uhr. „Ich habe auch direkt im Anschluss eine Gruppe. Die Ärzte wissen doch eigentlich, dass wir jetzt Übergabe machen, oder? Wo bleiben die denn?"
Herr Thomas nickt auch und gibt zu bedenken:
„Es ist ja für uns alle interessant. Und wir können nicht unsere Therapien alle beliebig nach hinten schieben. Also, von mir aus können wir anfangen."
„Okay", finde ich.

Ich lege meinen Bettenplan zurecht. Darauf habe ich die Aktivitäten und Befindlichkeiten der Patienten vom Vortag vermerkt, die ich in der Frühdienstübergabe erfahren habe, und außerdem das Aktuellste vom heutigen Morgen. Dann fange ich an, die Patienten von oben nach unten in der Reihenfolge des Bettenplanes `abzuarbeiten´:
„Frau Sanchez ist ja gestern mit einer rezidivierenden depressiven Episode gekommen. Im Hause ist sie mit ihrer Geschichte ja bestens bekannt. Sie hat die erste Nacht ganz gut verbracht. Ich habe sie gerade kennengelernt. Sie wirkt wirklich sehr gedrückt. Frau Müller ist in Mimik und Gestik weiterhin reduziert. Aber sie hatte gestern Besuch, war mit ihrem Besuch im Garten und wirkt auch sonst eigentlich gar nicht so schlecht. Frau Yilmaz war nachmittags wieder in der Mucki-Bude, sie ist auch insgesamt ganz schön aufgedreht, sagen die Kollegen. Zu Nicole war sie ganz schön distanzgemindert, hat sie geduzt und wollte sie ausfragen über Nicoles `Look´. Da müssen wir wohl ein bisschen aufpassen."
Herr Adam meldet sich zu Wort:
„Ja, ich hoffe auch, dass sie nicht manisch wird. Und wenn, dann bitte unter der Überschrift `bipolar II´."
Da haben die Patienten nämlich keine voll ausgeprägten, sondern `nur´ Hypomanien, also `Manie light´. Auch die Bewegungstherapeutin hat etwas bemerkt:
„Heute früh war sie auch ganz putzmunter, ist immer so hin und her gelaufen zwischen den Patienten, ... sehr eigenartig."
„Okay, weiter", sage ich, „Frau Scholl hatte Besuch von ihrer Mutter. Es geht ihr ganz gut. Das sagt sie selber. Wünscht baldige Entlassung. Frau Koch hat gestern auch die Kollegen auf Trapp gehalten. Sie ist immer noch sehr umtriebig, ideenflüchtig und im Antrieb stark gesteigert. Nicole musste sie stark reglementieren, sonst hätte sie wieder in der Patientenküche `umgeräumt´. Heute früh bin ich in ihr Zimmer reingegangen, und da sieht es aus wie im Saustall, was natürlich auch am Sonderwächter liegt. Frau Koch selber liegt jetzt mit ihrer Matratze auf der Erde. Das wollte sie so und es ist ja auch sicherer, da sie recht gangunsicher ist."
Allgemeine Zustimmung. Frau Koch mischt uns ganz schön die Station auf. Ich fahre fort:

„Weiter im Text: Frau Munz scheint sich ganz schön zusammenzureißen. Sie ist in Gesprächen ganz kontrolliert, so als könnte sie sonst jederzeit platzen. Der Tavor-Entzug macht ihr immer noch zu schaffen. Über ihre Kinder verliert sie kein Wort. Herr Boschem hat sich wirklich gut gefangen. Er zeigt sich stabil und hatte nachmittags auch Besuch von einem Bekannten. Da hat er sich vorher ziemlich in Schale geworfen. Nur die Sichtkontrolle nervt ihn langsam. Er beklagt sich nicht, aber man merkt es. Heute bin ich mit ihm zur Biographie-Arbeit verabredet. Eine Frage …"
Ich wende mich an den Psychologen Herr Thomas.
„Hast du mit Herrn Boschem schon geredet? Irgendwie kommt er ziemlich narzisstisch rüber …"
„Nee, habe ich noch nicht. Aber ich könnte mir gut vorstellen, dass es so etwas wird. Lassen wir uns überraschen."
„Gut. Herr Tenragal hat gestern Nachmittag nichts Besonderes gezeigt. War ruhig und hat keine Fehlhandlungen gezeigt. Hat lange TV geguckt. Herr Hoffmann war gestern ziemlich geordnet, er hat sich sogar mit Nicole unterhalten. Über Topfpflanzen. Da ist er ein richtiger Experte und konnte sich ganz normal unterhalten. Heute früh dagegen ist er ganz durcheinander. Er hat mich mit Echolalie begrüßt. Bei der Körperpflege musste ich ihn unterstützen. Da war er ganz hilflos, aber kooperativ, zum Glück. Er wusch sich auf meine Anordnung hin wie ein Roboter, läuft auch wie ein Roboter. Heute gefällt er mir wirklich gar nicht."
Allgemeines betretenes Schweigen. Da wir nicht wissen, was der Patient hat, können wir auch nicht viel für ihn tun. Ich fahre fort:
„Frau Muhle …"
Da geht die Tür auf und Dr. Oetker und Dr. Brinkmann kommen mit wehenden Kitteln hereingerauscht. „Guten Morgen", nuschelt Dr. Brinkmann, „'tschuldigung für die Verspätung."
Noch während sich die beiden Ärzte setzen, sagt Dr. Oetker:
„Dann können wir ja anfangen mit der Übergabe."
„Anfangen ist gut", kontere ich, „wir haben schon angefangen. Also, wo war ich stehen geblieben? Ach ja, bei Frau Muhle. Frau Muhle hat …"

„Können wir bitte von vorne anfangen?“, sagt Dr. Brinkmann, „Es ist ja wichtig, wir müssen auch wissen, was mit den ersten Patienten so los ist.“
Ich habe gerade das Gefühl, vom Pferd einen enormen Tritt verpasst zu bekommen. Ich muss kurz schlucken und mich dabei unbemerkt am Tisch festhalten. Ich gucke in die Runde und sehe eigentlich keine besonderen Gefühlsregungen bei den anderen, weder bei den Therapeuten oder bei den Psychologen, oder sie verstellen sich sehr gut. Vielleicht bin ich etwas zu kritisch. Also fange ich von vorne an.
„Wie jetze, echt? Von vorne? Okay ... Also, Frau Sanchez ist ja gestern gekommen und zeigt eine depressive Symptomatik. Sie wirkt heute früh recht gedrückt, hat auch länger geschlafen. Frau Müller ist in Mimik und Gestik weiterhin reduziert. Sie hatte Besuch und war im Garten. Frau Yilmaz macht uns ein bisschen Sorgen. Sie war schon wieder in der Mucki-Bude und wirkt auch sonst irgendwie `über dem Strich´. Sie zeigte sich distanzgemindert im Spätdienst, hat Nicole geduzt und ist heute früh beim Walken auffällig zwischen den Patienten hin und her gerannt. Frau Scholl geht es besser ...“
„Ähm-hm, ‚tschuldigung“, unterbricht mich Dr. Brinkmann erneut, „wir sind schon ziemlich spät dran. Können wir das eventuell ein bisschen raffen?“
Jetzt habe ich gleich das Gefühl, dass nicht ein Pferd, sondern dass ein Nilpferd mich tritt. Und zwar kräftig. Erst zu spät kommen, dann sollen wir noch mal von vorne anfangen und dann geht es nicht schnell genug für die Herrn und Damen Doktoren? Ich glaube ja wohl, ich spinne. Auch hier halte ich mich ganz heftig am Tisch fest und gucke in die Runde. Ich empfinde dieses Verhalten als Affront. Ich bin doch keine CD, die man nach Belieben vor- und zurückspulen kann und in der Geschwindigkeit anpassen. Ich bin kurz vor dem Explodieren. In den Gesichtern der anderen kann ich gar nichts lesen. Ich fühle mich auch ziemlich alleine gelassen und so ganz alleine will ich aber keinen Aufstand proben. Also beschränke ich mich auf eine liebevolle Pampigkeit.

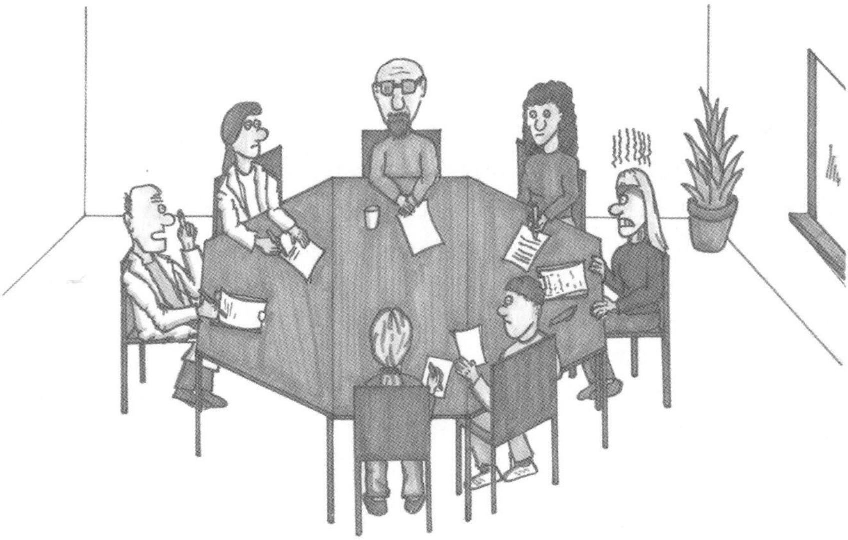

„Zu langsam, aha. Also etwas schneller: Frau Sanchez: stark depressiv; Frau Müller: stark gedrückt, hatte gestern Besuch; Frau Yilmaz: Mucki-Bude, etwas überdreht; Frau Scholl: gut, möchte Entlassung; Frau Koch: immer noch umtriebig, anstrengend, muss eingegrenzt werden, hat ihr Zimmer verwüstet. Ist das in etwa kurz genug?" Ich warte nicht auf eine Antwort, fahre fort: „Frau Munz: weiterhin im Tavor-Entzug; reißt sich zusammen. Herr Boschem: besser. Eigentlich wollte ich darüber reden, ob wir die Sichtkontrolle nicht endlich beenden, die nervt ihn und erscheint uns auch längst nicht mehr notwendig. Aber es scheint ja keine Zeit dafür zu sein. Herr Tenragal: gut, keine Fehlhandlungen. Herr Hoffmann: Gestern ging es ihm gut, heute wiederholt er mich und braucht Hilfe bei der Körperpflege. Frau Muhle …"
So fasse ich die Geschehnisse des gestrigen Nachmittags, der Nacht und des heutigen Morgens in kurze Zwei-, maximal Dreitwortsätze. Ich könnte platzen. Als ich fertig bin, stehe ich auf und gehe aus dem Raum. Dabei gucke ich mal lieber niemanden an. Ich könnte Dr. Brinkmann schütteln, aber auch die anderen, die irgendwie nichts dazu gesagt haben, könnte ich gerne mal beuteln. Ich muss mich schwer beherrschen, nicht mit der Tür zu knallen. Fühlt man sich so wütend, wenn man auf Tavor-Entzug ist? Das ist Wut pur! Und ich fühle mich alleine gelassen.

Biographie-Arbeit

Etwas später habe ich mich dann wieder genug gefangen, um mit Herrn Boschem die angekündigte Biographie-Arbeit zu machen. Ich habe den Kollegen gesagt, wo wir sind und dass sie in der nächsten halben Stunde keine weitere Sichtkontrolle bei ihm machen müssen, weil ich mit ihm spreche. Dann haben wir uns, wie schon so oft, im Labor einquartiert. Dort ist es wenig einladend, aber erfahrungsgemäß wird man nur höchst selten oder gar nicht gestört.

„Also, Herr Boschem. Wir haben uns ja schon ein paar Mal unterhalten. Heute wollte ich mit Ihnen über Ihre Biographie sprechen, denn Ihr individueller Werdegang ist ja enorm wichtig für Ihre Vorstellungen und Pläne."

Und für Ihre Herangehensweise an Probleme und Ihr Selbstverständnis, denke ich, sage ich aber nicht.

„Sie müssen mir nicht alles erzählen. Es wäre nur nett, dass Sie mir sagen, wenn Sie etwas auslassen."

„Okay, mache ich gerne. Wie soll ich denn jetzt anfangen?"

„Na, vielleicht mit Ihrem Anfang: mit Ihrer Geburt. Wo sind Sie denn geboren?"

„Gut. Also dann: Ich bin am 7. Juni 1962 in Berlin geboren. Geburtenstarker Jahrgang ... Meine Mutter hat mich dann ganz schnell in den Kindergarten gesteckt. Das war mehr so eine Verwahranstalt. Aber dann hatte sie mehr Zeit."

So etwas hatte ich vielleicht doch vermutet. Der Patient hat kaum von seiner Geburt berichtet und schon spricht er aus der Gefühlsebene. Da muss ich Herrn Boschem aber unterbrechen:

„Herr Boschem, darf ich gleich mal nachhaken: Was haben Ihre Eltern so gemacht? Haben Sie Geschwister?"

„Ja, also, mein Vater war Bauarbeiter und meine Mutter Näherin. Ich habe noch eine vier Jahre ältere Schwester. Mit meiner Schwester stand ich mir nie sehr nahe. Diese vier Jahre waren irgendwie eine blöde Zahl. Wir waren zu weit auseinander, um miteinander spielen zu können. Und um auf mich aufzupassen, war sie auch nicht alt genug. Meine Mutter war irgendwie ziemlich kalt. Oder sie hatte keine Zeit, ich weiß es nicht. Sie hat ja in

Vollzeit als Näherin gearbeitet und noch nebenbei den Haushalt gemacht. Unser Verhältnis war nie sehr herzlich. Da war mein Vater eher ein Vorbild. Der war immer stolz auf mich! Leider ist er schon früh gestorben, da war ich sechzehn. Meine Mutter lebt noch, aber wir haben wenig Kontakt."
Ich mache mir fleißig Notizen. Ich werde mir später noch mal alle seine Ergüsse in Ruhe durch den Kopf gehen lassen. Im Moment habe ich das Gefühl, hier etwas sehr Wichtiges gehört zu haben. Ich verstehe es noch nicht ganz, aber vielleicht später. Ich lausche weiter.
„Nach dem Kindergarten bin ich dann ganz normal in die Grundschule gegangen und dann in die Hauptschule. Nach dem Hauptschulabschluss habe ich an der technischen Oberschule meinen Realschulabschluss gemacht. Dann bin ich als Steinsetzer zwei Jahre lang in die Lehre gegangen. Eigentlich wären es zweieinhalb Jahre gewesen, aber mir ist wegen meiner guten Leistung ein halbes Jahr erlassen worden."
Ich gucke ihn wohl etwas verwundert an.
„So etwas ging früher."
Ich nicke, wir holen einen Moment Luft.
„Hatten Sie denn irgendwelche Hobbys? Oder Sport getrieben?"
„Nein, Sport oder Aktivitäten eigentlich nicht. Meine Eltern gehörten zur Generation `wir-verhätscheln-unsere-Kinder-nicht´. Ich hatte aber eine Clique. Mit den Jungs war ich so ziemlich jeden Nachmittag draußen. Ich war ihr Anführer!"
Seine Augen leuchten.
„Dann habe ich Renate kennen gelernt, meine erste Freundin. Das waren wilde Zeiten! Sex and drugs and Rock'n Roll …"
„Ach, haben Sie auch ein bisschen mit Drogen herumexperimentiert?", frage ich scheinheilig und lächle dabei offen. Hier ist wieder meine Commitment-Strategie.
„Nein, Drogen eher weniger. Getrunken habe ich aber schon eher. Wir alle eigentlich, einschließlich Renate. Eigentlich waren wir fast jedes Wochenende voll."
„Was haben Sie denn so getrunken? Härtere Sachen oder eher Bier und Wein?"

Noch immer lächle ich wie blöd, damit meine Frage nicht so streng rüberkommt.
„Es war die Cola-mit-Schuss-Zeit. Bei uns war Weinbrand ziemlich in. Ich bin dann mit Renate zusammengezogen, als ich ausgelernt hatte. Am Anfang war auch alles gut. Aber dann wollte sie unbedingt ein Kind, und da war ich nicht bereit für. Das ging eine ziemliche Weile so. Nach vier Jahren Beziehung bin ich dann ausgezogen. Und nach zwei weiteren Jahren musste ich mir auch einen neuen Job suchen, weil meine alte Firma mich nicht mehr angemessen bezahlt hat. Die hätten mir eigentlich mehr zahlen müssen, weil wir am Anfang Weihnachtsgeld vereinbart hatten und die aber nie welches bezahlt haben. Da habe ich die gerade sitzen lassen, als sie einen großen Auftrag hatten und mich dringend gebraucht hätten! Da hatten die auch einigen Schaden von!"
Er grinst breit übers Gesicht, als wäre das die größte Freude. Ich ziehe ein Fazit:
„Da haben Sie es Ihrem alten Arbeitgeber also heimgezahlt."
Jetzt grinst er nicht mehr, guckt sogar, im Gegenteil, ziemlich traurig.
„Mein alter Chef war eigentlich ganz in Ordnung. Das war ein feiner Kerl. Aber so ging es nicht weiter."
Da hat mein verhinderter Selbstmörder also jemanden verletzt und weiß das auch.
„In der neuen Firma, bei `Mirco Bauunternehmen´ ging das auch nicht lange gut. Da gab es dann Neid und Eifersüchteleien. Aber bei `BEGE- Tiefbau´ bin ich dann über zwölf Jahre gewesen. In dieser Zeit habe ich auch Rita kennen gelernt. Und bin ziemlich schnell mit ihr zusammengezogen. Erst ist sie zu mir eingezogen und dann haben wir eine größere Wohnung genommen. Sie hatte zum Glück auch nie das Verlangen nach Kindern. Da haben wir uns prima verstanden. Rita hat halbtags gearbeitet. Da konnte sie den Haushalt machen und wir haben uns prima ergänzt. 2009 ist die `BEGE-Tiefbau´ dann pleite gegangen. Das war meine Chance, meinen Baustoffhandel aufzumachen. Das habe ich dann auch getan. Bis zur Eröffnung ist mein gesamtes Erspartes draufgegangen und ich habe einen Kredit aufgenommen. Das Geschäft ist dann recht schleppend losgegangen. Im ersten Jahr habe ich wei-

tere fünfzehn Riesen Miese gemacht. Die Auftragslage war miserabel, aber die Bauwirtschaft hat auch 2009-2010 ziemlich geschwächelt. Im zweiten Jahr sind nur noch sechstausend Euro minus dazugekommen. Aber da war ja schon eine Tendenz sichtbar, dass es besser werden würde. Glaubte ich jedenfalls. 2011 habe ich zwar kein weiteres Minus eingefahren, aber der Gewinn war so gering, dass ich meine Kredite nicht bedienen konnte. Die Bank hat nicht mehr mitgespielt. Da musste ich dann innerhalb eines Vierteljahres Insolvenz anmelden."
Oh, je. Das hört sich wirklich traurig an.
„Das war ja eine schwierige Zeit für Sie. Tut mir leid für Sie ..."
„Oh, das muss es nicht. Es war ja meine eigene Entscheidung. Rita hat mich am Anfang noch unterstützt. Aber als sie sah, dass das Geld nicht mehr floss, hat sie sich auch zurückgenommen. Obwohl sie sagte, es läge nicht am Geld, sondern an mir. Sie ist dann ziemlich schnell ausgezogen. Wahrscheinlich hatte sie schon den nächsten Freund am Wickel, wer weiß ... Irgendwann habe ich dann keinen Ausweg mehr gesehen."
„Und nun sind Sie hier", versuche ich so neutral wie möglich zu sagen. Da fällt mir noch etwas ein:
„Wie steht es eigentlich mit Freundschaften? Sie hatten mal angedeutet, dass es mit Freundschaften nicht mehr so toll aussah. Und gestern hatten Sie ja auch Besuch eines Bekannten."
Daran erinnere ich mich aus der Übergabe heute früh. „Ja, das war Peter. Den kenne ich aus der Sturm-und-Drang-Zeit, als ich mit Renate zusammen war, aus meiner Clique. Eigentlich eine treue Seele. Er hat großen Erfolg gehabt, nachdem er eine Zusatz-Ausbildung gemacht hat und 2006 ein Fachbuch über Metallverarbeitung rausgebracht hat. Das ist so eine Art Bibel an den Berufsschulen für Metalltechnik. Damit hat er ausgesorgt. Er macht nur so nebenbei kleine Jobs, wenn ihm langweilig ist."
Jetzt habe ich aber irgendwie genug gehört. Mir raucht der Kopf. Mehr Informationen kann ich nicht gutwillig aufnehmen. Ich danke für das Vertrauen und das Gespräch und wir gehen zusammen aus dem Labor. Herr Boschem geht in sein Zimmer, ich gehe ins Dienstzimmer und setze mich an den PC. Da schreibe ich einen Text aus meinen gekrakelten Notizen. Währenddessen den-

ke ich über den Patienten nach. Irgendwie beschleicht mich das Gefühl, hier einen zutiefst verletzten Menschen vor mir zu haben. Er beschreibt das Verhältnis zu seiner Mutter als `kalt´, oder sie habe `keine Zeit gehabt´, das wusste der Patient nicht genau zu unterscheiden. Das Verhältnis sei nie besonders eng gewesen. So, wie er es darstellt, hat die Mutter ihn aus Boshaftigkeit in den Kindergarten geschickt, damit sie mehr Zeit für sich hatte. Das kann natürlich sein. Aber es spricht auch ziemlich viel Enttäuschung aus der Formulierung `das war so eine Verwahranstalt´. Aber dann hatte sie `mehr Zeit´. Sowieso sei die Mutter nicht sehr auf ihn eingegangen. Er stellt es so dar, dass das Motto `wir-verhätscheln-unsere-Kinder-nicht´ dahintergestanden hätte. Darauf könnte man ja eigentlich auch stolz sein, aber aus seinen Äußerungen spricht Verletzung. Sein Vater war sein Idol, von diesem hat er scheinbar Anerkennung erfahren, und dann ist der Vater gestorben, als unser Patient gerade erst sechszehn war, also noch mitten drinnen in der Mannwerdung. Er hat dann denselben Beruf gewählt wie sein Vater (oder einen ähnlichen).
Stolz ist der Patient, wenn er eine besondere Rolle ausfüllt, zum Beispiel als `Anführer´ der Clique. Besonders viel berichtet er nicht über seine Freundinnen. Nur, dass es nicht gepasst hat, als Renate ein Kind wollte und dass es deshalb mit Rita so gut geklappt hatte, weil sie ebenfalls kein Kind wollte, so wie er. Außerdem hat Rita halbtags gearbeitet und konnte deshalb die Hausarbeit machen. Ich kann mir richtig vorstellen, wie Rita da gejubelt hat. Entwerten muss er sie zum Schluss noch mit der Aussage, dass sie wahrscheinlich schon `den nächsten Freund am Wickel´ habe. Das sind interessante Formulierungen! Der Patient ist über fünfzig und spricht von `Freund haben´. Das finde ich aber etwas infantil. Und `am Wickel haben´ stellt Rita als aktiv suchende Frau dar und die Männer als passiv. Ich erinnere mich an unsere ersten Gespräche an seinem Aufnahmetag. Da war er noch nicht so kontrolliert und man konnte deutlich merken, dass für Rita große positive Gefühle da waren. Und sehr interessant finde ich, dass Herr Boschem mit keinem Wort seinen Freund Peter erwähnte, sondern erst, als ich ihn nach seinem Besuch fragte. Da stellt sich heraus, dass der Freund ein erfolgreicher Mann ist, weil er mit

seinem Fachbuch finanziell fast ausgesorgt hat. Da kann man aber auch neidisch werden … Man selber rackert sich ab und versucht, auf eigenen Füßen zu stehen. Und der Freund schreibt gerade mal ein Buch und hat sich fein rausgemacht. Wieso hat sich der Patient überhaupt selbstständig gemacht, frage ich mich. Ich habe in seiner Biographie eigentlich keine kaufmännischen Interessen oder Versuche im Kleinen gehört. Eigentlich hatte er doch gar keine Ahnung, wie man so ein Geschäft leitet. Irgendwie war das aber auch ganz schön blauäugig, finde ich. Es wäre interessant, den Freund in der Angehörigengruppe zu sprechen. Ich nehme mir vor, ihn einzuladen, wenn ich ihm begegnen sollte.
Wie ich so schön einen Text in den PC hämmere und nachdenke, komme ich immer mehr zu dem Ergebnis, dass Herr Boschem eine überwiegend narzisstische Persönlichkeitsstrukturierung hat und dass er deshalb ständig auf der Suche nach Anerkennung ist und bewundert werden will. Das macht das Leben eines Narzissten so schwierig und anstrengend. Denn er fragt sich nicht: `Was möchte ich machen?´, sondern die richtige Frage lautet hier: ‚Was bringt mir Anerkennung ein?´ Und wenn nirgends ein Claqueur ist, kann man schon mal verzweifeln … Ich nehme mir vor, meine Erkenntnisse unbedingt mit den Psychologen zu besprechen. Der Dialog mit den Psychologen ist eigentlich immer sehr anregend und offen. Ich bin gespannt, was Herr Thomas dazu sagen wird.
Endlich bin ich fertig. Peggy stöhnt, als sie sich auf den Stuhl am PC fallen lässt:
„Boa, hast du den Stuhl aber schön angewärmt! Wie lange hast du denn da getippt? Kann ich dich auch mal mieten als Sekretärin?“
„Haha, sehr lustig! Mich kannst du dir bestimmt nicht leisten …“
Ich laufe zum Tresen, um die ausliegende Sichtkontrolle für Herrn Boschem für die letzte Stunde abzuhaken. Aber ich finde sie nicht.
„Peggy, hast du das Blatt für die Sichtkontrolle von Herrn Boschem irgendwo gesehen? Die liegt doch sonst immer hier.“
„Die Sichtkontrolle für Herrn Boschem ist abgesetzt!“, entgegnet mir Peggy.
Jetzt bin ich aber baff ….

Piper-Alarm
Also, jetzt ist die Sichtkontrolle bei Herrn Boschem tatsächlich abgesetzt. Ich frage mich, was den Arzt hat einlenken lassen. Vielleicht kann mir meine Kollegin dazu mehr sagen.
„Wieso ist denn jetzt die Sichtkontrolle doch so zügig abgesetzt worden? Weißt du da mehr drüber?“
Cindy unterbricht ihre Tätigkeit kurz und wendet sich mir zu:
„Es gab da einen kleinen Disput.“
„Mit wem denn?“
„Na, zwischen Dr. Oetker und unserer Chefin Steffi. Die hat ihn jetzt auch mal gefragt, wann wir die Sichtkontrolle denn nun absetzen können. Da sagte er: `Ich habe Angst, dass ihr gar nicht mehr nach dem Patienten guckt, wenn ich die Sichtkontrolle absetze.´ Da hat unsere Chefin aber ein paar deutliche Worte gesagt. Von wegen! Für wie blöd und faul hält der uns denn? Frechheit …“
Das finde ich aber auch. Es ist doch immer wieder interessant, mehr über das Selbstverständnis und Weltbild von anderen Menschen herauszufinden …
Als ich einen Schluck Wasser trinke, höre ich den unverkennbaren Signal-Ton meines Handys. Ich habe eine Nachricht erhalten. Ich hole also mein Handy kurz aus dem Fach und gucke drauf. Ich habe zwei Nachrichten, eine Werbe-SMS und eine SMS von Angelika: `Hallo, meine kleine Karin-Maus!! Ich bin ja so flöhlich!! Weißt du, was mein Süßer eben geschrieben hat: DASS ES IHM LEID TUT, WIE ALLES GELAUFEN IST!!! Na, was sagste jetzt? Deine Angi.´
Mir zieht sich der Magen zusammen. Ich bin ziemlich zwiegespalten. Auf der einen Seite merke ich, dass Angi meine Hilfe braucht und dass ich einfach gerne zuhöre und dadurch ja auch helfe. Auf der anderen Seite nervt mich dieses ständige Gerede und Geschwafel über Angis verlorene Liebe. Ich glaube auf keinen Fall, dass die beiden ein weiteres Mal zueinander finden. Dazu hat Ali viel zu sehr abgeschlossen mit Angi. Er ist ausgezogen und hat eine neue Freundin, aber immerhin ist er recht bemüht um ihren gemeinsamen Sohn Deniz. Es gibt jedenfalls Väter, die sich weniger um ihre Kinder kümmern.

Schon diese neue Nachricht kann man leicht missverstehen. Ich weiß ja nicht, in welchem Zusammenhang er diese Nachricht geschickt hat, aber er schreibt eben auch nur, dass es ihm leidtut, *wie* alles gelaufen ist. Nicht, *dass* er Angi verlassen hat, sondern *wie* alles gelaufen ist. Aber Angi hängt sich auch an jeden Strohhalm. Sie will den Typen wirklich zurückhaben. Aber der ist nicht mehr zu haben, Mensch!! Ausverkauft, Ende, basta. Versteh es doch bitte. Ich fürchte, wenn das mit Angi so weitergeht, werde ich mit ihr mal Tacheles reden müssen. Ich werde nämlich langsam sauer. Ich bin ja in gewisser Weise auch ihr Mülleimer. Immer, wenn sie an Ali denkt oder von ihm hört oder etwas fehlinterpretiert, muss sie mich darüber informieren, ohne wahrzunehmen, dass ich eventuell eine andere Meinung haben könnte, oder dass ich schlicht und einfach keine Lust habe, von Alis Gebaren zu hören! Und unsere Freundschaft ist im Moment auch nicht so bombastisch. Sie kümmert sich schon ein bisschen um mich, aber wirklich nur ein bisschen. Klar braucht sie jetzt mehr Unterstützung als ich, aber ewig geht das so nicht weiter. Wie lange geht das jetzt eigentlich schon? Das geht schon über sieben Monate und das ist definitiv viel zu lange. Sie ist immer noch in der Trauerphase (oder schon wieder?). Sie kommt einfach nicht voran. Normal ist das nicht …

Ich überlege, was ich ganz kurz auf diese SMS antworten soll, aber in diesem Moment geht der Alarm los. Ich schaue auf meinen Pager – da steht Station 3, Raum 14. Ich werfe mein Handy zurück ins Fach und renne los auf die Station 3. Keine Ahnung, was mich da wohl erwarten wird. Jetzt hat der Piper-Alarm eindeutig Priorität. Ich renne also schnell zur Stationstür, um mich auf die Station drei im dritten Stock zu bewegen. Der Fahrstuhl ist gerade nicht da, deshalb nehme ich lieber die Treppe, das geht dann schneller. Im Treppenhaus hört man rennende Schritte, die alle dem Piper-Alarm folgen. Das ganze Treppenhaus ist in Bewegung. Ich treffe mit weiteren Kollegen aus dem Haus an der Stationstür der Station drei zusammen. Jetzt nur ein kurzes: „Hallo!!“ Auf der Station drei für Abhängigkeitserkrankungen besteht ein schneller Durchlauf. Häufig werden auf dieser Station jeden Tag Patienten aufgenommen und entlassen. Die Patienten kom-

men zur `Entgiftung´, sie entgiften von ihrem jeweiligen Suchtstoff für etwa eine Woche und häufig gehen sie auch schon viel früher. Manchmal bleiben sie auch noch länger, aber vor allem, wenn außer ihrer Abhängigkeit noch andere psychische Probleme bestehen.
Als ich auf dem Flur der Station drei bin, höre ich auch schon Geschrei. Da muss ich gar nicht mehr auf meinen Pager gucken; dieser hätte mir aber auch nur gezeigt, wo sich derjenige, der den Alarm ausgelöst hat, gerade befindet. Ich gehe also in die Richtung des Lärms. Von allen Seiten her kommen Kollegen und auch Ärzte. Ich bewege mich weiter auf das Geschrei zu und endlich erreiche ich den Unruheort. Mitten auf dem Flur vor dem Tagesraum stehen schon ganz viele Weißkittel herum (auch einige Kollegen der Pflege tragen Kittel über ihrer normalen Straßenkleidung, und die paar anwesenden Ärzte tragen sowieso immer weiße Kittel). Das ist schon von ganz alleine die Technik `weiße Wand´, die den Patienten ausnahmsweise ein bisschen einschüchtern darf. Dieser steht in der Mitte, laut schreiend. Ein junger Mann, etwas Mitte zwanzig. Er sieht schon ziemlich wild aus, mit völlig zerzausten Haaren und einer Lederweste mit Totenköpfen drauf, ein Stachelhalsband um den Hals. Er redet laut und mit ausladenden Gesten. Und er fixiert - hoppla, die Oberärztin! Die steht viel zu dicht dem Patienten gegenüber. Höchstens dreißig Zentimeter trennen die beiden. Das nenne ich nicht gerade genügenden Sicherheitsabstand!

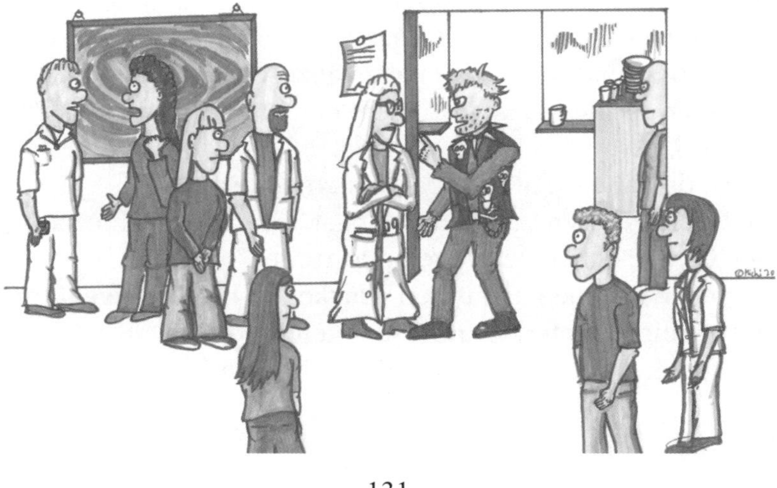

Aber egal. Offensichtlich ist der Oberärztin ihre Sicherheit nicht so wichtig. Der junge Mann brüllt sie an:
„Ich werde auf keinen Fall hier bleiben! Und Sie …", hierbei tippt er mit dem Zeigefinder bedenklich in Richtung der Oberärztin, „werden mich jetzt in Ruhe lassen!!"
Die Oberärztin verschränkt jetzt ihre Arme. Unprofessionell, diese Körpersprache.
„Herr Piersky, Sie beruhigen sich jetzt und hören auf der Stelle auf, mich mit dem Finger zu bedrohen, ich habe nämlich Angst vor Ihnen …"
Das war taktisch nicht sehr klug? Der Satz `Bitte beruhigen Sie sich!´ ist wirklich nicht geeignet, jemanden zu beruhigen. Im Gegenteil, er provoziert eine laute Antwort à la `Ich! Bin! Doch! Ganz! Ruhig!´ Und Aufforderungen sind auch nicht wirklich günstig, weil man sich auf ein Machtspiel einlässt. Was soll man denn machen, wenn der Patient nicht folge leistet? Ihn vielleicht verhauen?? Und dann noch wegen so einer Bagatelle wie `mit dem Finger bedrohen´. Da muss ich fast lachen, wie kann man denn mit dem Finger jemanden bedrohen? Dass die Oberärztin Angst hat, glaube ich gerne - wie sie so dasteht, mit verschränkten Armen, ihren weißblonden Haaren und ihrer auffälligen Nickelbrille. Der Patient wirkt schon bedrohlich. Was ist da wohl vorgefallen? Wenn mehr Zeit gewesen wäre, hätten mich die Kollegen der Station drei aufgeklärt, was vorgefallen ist und was für eine Aktion jetzt geplant ist. Aber diese Zeit hatten wir ja nicht, ich bin ja schon mitten ins Geschehen hineingekommen. Der junge Patient hat echt ein lautes Organ:
„Soso, Frau Schlaudoktor, Sie haben also Angst vor mir, hä? Dann verstehe ich nicht, warum Sie nicht einfach abhauen, die Chance haben Sie!"
Boah, ey, da hat der Patient aber auch mal Recht.
„Herr Piersky, Sie machen mir Angst und ich möchte, dass Sie sich jetzt ein bisschen beruhigen und runterkommen."
Dazu macht sie eine nach unten drückende Händebewegung, die wahrscheinlich `runterkommen´ darstellen soll. Bei allem Respekt, diese Art, den Patienten einzugrenzen, ist sehr kontraproduktiv.

„Ach ja, ich soll mich beruhigen?? ICH BIN SCHON GANZ RUHIG!!“ Diesen Satz schreit er ganz laut, dann etwas leiser: „Und Sie machen mir jetzt die Tür auf!“
„Nein, das werde ich nicht machen, Sie sind mit der Polizei gekommen, weil Sie betrunken Passanten angegriffen haben …“ (aha, jetzt weiß ich endlich Bescheid über die Vorgeschichte) „und Sie sind für 24 Stunden bei uns untergebracht. Sie werden sich jetzt beruhigen und benehmen sich mal ein bisschen …“
Und dies war wohl der ultimative Aufruf für den Patienten, zu zeigen, wie sehr er sich beruhigt hat. Er macht noch einen kleinen Schritt nach vorne und dann greifen auch schon zahlreiche Arme der herumstehenden Kollegen nach ihm. Der Patient rudert mit den Armen, oder eigentlich versucht er zu rudern, denn er wird bereits an den Extremitäten festgehalten und `verpackt´. Dazu schreit er laut:
„Ihr Schweine!! Lasst mich sofort los, das dürft ihr nicht machen!! Lasst mich los, das dürft ihr nicht!! Das werdet ihr mir büßen …“
Jetzt wird der Patient getragen, und zwar in Richtung des Bettenaufbereitungsraumes. Dort stehen unsere Fixierbetten. Der Patient ruft und zetert weiter. Ich laufe vor und öffne die Flügeltüren des Bettenraumes. Er wird in den Raum getragen, die Kollegen müssen sich dabei ziemlich anstrengen, weil der Patient sich so wehrt. Schließlich kommen sie mit dem zappelnden Patienten im Bettenraum an. Jetzt müssen sie ihn noch auf das Bett legen und wir müssen ihn gemeinsam festmachen. Dazu `wenden´ sie den Patienten so, dass er mit dem Kopf auf das Kopfteil kommt. Andere Kollegen haben die Bettdecke abgenommen und jetzt wird der Patient vorsichtig auf das Bett gelegt. Das ist schwierig, weil er weiterhin zappelt und laut schreit:
„Lasst mich los! Lasst mich sofort los! Das werdet ihr mir büßen!! Ich schwöre euch, ich mache euch fertig!!“
Als der Patient auf dem Bett liegt, werden seine Extremitäten in den Gurten festgemacht. Auch der Brustgurt wird geschlossen. Nun ist der Patient nicht mehr gefährlich. Er kann noch schreien, spucken und im Bett rütteln. Aber er kann nicht mehr treten, schlagen, hauen, beißen, kneifen, zwicken, … Jetzt gehen auch die Kollegen wie auf Knopfdruck weg. Nur noch einige wenige Kol-

legen bleiben da. Die Oberärztin ist schon lange weg, wie ich feststelle. Der Patient schreit weiter.
Eine Fixierung ist jedes Mal eine heikle Angelegenheit, überhaupt nicht schön. Wir Pflegenden könnten gerne darauf verzichten. Aber Aggressionen kommen bei vielen psychischen Störungen vor. Dann ist es gut, wenn man den Patienten erreichen kann und ihm zu verstehen gibt, dass man ihn versteht. Das klappt aber nicht immer. Manche Patienten sind zu krank, um das zu verstehen. Oder, wie in diesem Fall, zu betrunken.
Manchmal werden auch Kollegen bei Übergriffen oder Fixierungen verletzt. Wir hatten Verletzungen körperlicher und psychischer Art. Da ist es extrem wichtig, dass wir uns aufeinander verlassen können. Dazu gehört auch, dass man nur fixiert, wenn es wirklich notwendig ist. Ob man mit geschickter Kommunikation bei dem jungen Mann etwas hätte erreichen können, weiß ich nicht. Ich weiß nur, dass die Kommunikation, so wie das ganze passiert ist, nicht gerade zur Deeskalation beigetragen hat. Das stimmt mich schon ein bisschen traurig.
Zum Glück ist niemand verletzt worden. Jetzt kann sich der Adrenalin-Spiegel wieder langsam normalisieren. Das braucht schon einen kleinen Moment. Wir sind schließlich auch keine Maschinen. Gemächlich gehe ich auf meine Station zurück. Dort mache ich einen kleinen `Boxenstopp´ im Dienstzimmer und scherze mit meiner anderen Chefin Larissa. Sie steht gramgebeugt am Dienstplan und macht ein sehr sorgenvolles Gesicht.
„Na, was haste denn? Hast du nicht genügend Leute, um diesen dummen Plan zu füllen?"
„Nee", antwortet sie etwas verzögert, „irgendwie nicht. Ach, am besten ist, ich gehe jetzt nach Hause, und ihr würfelt den Plan selber aus."
„Sehr gute Idee!"
„Ach, ich weiß auch nicht, wie ich das mit dem Dienstplan machen soll …", stöhnt Chefin Larissa. „Da muss ich nachher Nicole fragen, ob sie am Wochenende einspringen kann. Sonst kann ich nur Peter aus dem Nachtdienst holen und an seiner Stelle einen Studenten reinsetzen."

Ich denke: Bitte nicht! Mit einem Studenten im Nachtdienst ist einem definitiv nicht geholfen. Der kann nur rumsitzen. Wenn man Glück hat, macht er mal was auf Ansage (die Küche aufräumen, irgendwo putzen, einen Patienten begleiten), wenn man Pech hat, spricht er auch hierzu zu wenig deutsch. Es gibt einige wenige gute Studentinnen und Studenten. Um die reißen sich alle Stationen. Und die sind natürlich auch meistens ausgebucht. Ungerecht ist das Leben. Larissa kratzt sich am Kopf:
„Laut Obrigkeit ist unser Stellenschlüssel ausgefüllt."
Aber wir haben drei schwangere Kollegen, die nicht mehr arbeiten dürfen und uns fehlt eine Kollegin, die in einer umfangreichen Weiterbildungsmaßnahme ist. Soweit also der Unterschied zwischen Theorie und Praxis.
Dann gehe ich zu unserer manischen Patientin Frau Koch, die gerade von Peggy 1:1 betreut wird. Peggy ist schon über zwei Stunden in der Betreuung und ich werde sie abwechseln.
Ich klopfe an der Zimmertür der Patientin an und trete ein. Es ist niemand da, also gehe ich Richtung Raucherraum. Da sehe ich Peggys grünes Positionslicht über der Tür leuchten. Ich gucke kurz in den Raucherraum rein - und stinke für den Rest des Tages nach Rauch! Dieser Raum stinkt so unglaublich, es hängen Nebelschwaden in der Luft, durch die man kaum noch gucken kann. Aber Peggy sitzt da mit Frau Koch und raucht ebenfalls. Ich gebe ihr ein Zeichen, dass ich da bin und warte vor der Tür des Raucherraums. Nach kurzer Zeit kommen Frau Koch und Peggy wieder heraus. Aber auch eine andere Patientin, Frau Huus, kommt aus dem Raum. Der depressiven Patientin geht es mittlerweile wieder gut, aber ihr Gesamtverhalten gefällt uns nicht so richtig. Sie benimmt sich irgendwie komisch abgehoben. Aber in diesem Augenblick scheint sie sehr verärgert zu sein, guckt sich noch mal nach Frau Koch um. Dann bleibt sie stehen und richtet sich an Frau Koch:
„Mensch, du musst dich mal ein bisschen zusammenreißen! Wir sind alle krank hier, das heißt aber nicht, dass du freikreisen kannst!"

Dann geht sie schnellen Schrittes weiter. Manchmal ist es ganz hilfreich, wenn die Patienten sich gegenseitig in ihrem Verhalten korrigieren. Ich wende mich kurz an meine Kollegin Peggy:
„So, jetzt mach Pause. Ich kann bis zum Schluss übernehmen."
„Okay." Meine Kollegin sieht irgendwie genervt aus. „Das ist nicht schlecht. Danke dir, bis nachher dann." Auch sie geht schnellen Schrittes davon, Richtung Dienstzimmer. Nun habe ich die ungeteilte Aufmerksamkeit der Patientin.
„Hallo, Frau Koch! Jetzt bin ich für Sie da."
Sie rollt mit den Augen, was ich nicht so richtig deuten kann, beschreibt mit den Händen einen Kreis und klatscht in die Hände.
„Frau Knick, was für eine Freude! Nun lass mir bitte Badewasser ein."
Dabei lacht sie, als hätte sie den komischsten Witz ihres Lebens gehört. Also nein, diese Maniker sind manchmal selber zum Piepen komisch. Sagte die Patientin gerade: \`Nun lass mir bitte Badewasser ein?´ Das ist doch schon ziemlich frech, ich finde es aber trotzdem irgendwie ultra-lustig. Ich könnte mich ebenfalls kaputtlachen, mir auf die Schenkel klopfen, beiße mir aber von innen auf die Wange. Normalerweise siezt mich die Patientin immer, aber nun geht die Manie wirklich durch mit ihr. Ich werde mich dennoch nicht auf ihr Aktions- oder affektives Niveau begeben und auf ihre ansteckende Fröhlichkeit eingehen.
„Frau, Koch, wir sind doch noch beim \`Sie´. Möchten Sie baden?"
„Ach, Sie Spielverderber, natürlich will ich baden! Ich bade jeden Tag. Und zwar in Stutenmilch. Das bin ich schon dem Universum schuldig! Ich bin nämlich eine Prinzessin, ich beschwöre Pflanzen, wussten Sie das?"
Ich erinnere mich an ihre Aufnahmesituation, da hatte sie Blumentöpfe aus dem Fenster geworfen. Soviel zum Thema \`beschwören´. Da muss ich dann doch kurz schmunzeln.
„Okay, Sie beschwören Pflanzen. Haben Sie eigentlich schon Mittag gegessen?"
„Nein, bis jetzt noch nicht, aber das könnte ich ja jetzt machen."
Also gehe ich mit der Patientin in die Teeküche. Im Kühlschrank steht ihr Mittagessen, sauber abgedeckt. Ich reiche es ihr. Sie nimmt es nicht entgegen.

„Frau Koch, hier, Ihr Essen!"
„Ach, wer will schon diesen Dreck essen, wie sieht denn das aus? Außerdem ist das nicht mein Essen!"
Eine Boulette mit Kartoffeln, Soße und gemischtem Gemüse. Es gibt schlimmeres Essen. Sie zeigt wütend auf den Zettel mit ihrem Namen auf dem Essen.
„Das ist nicht mein Essen!!"
Sie redet sehr laut, schreit fast. Die Augen hat sie bedenklich geweitet. Ich gucke auf das Schild, aber es steht `Fr. Koch´ drauf.
„Das verstehe ich nicht, Frau Koch, da steht doch Ihr Name drauf."
„Da steht `Fr. Koch´. Ich bin aber Frau `Professor, Doktor´ Koch! Mir gehört die Klinik, schon vergessen?"
Da möchte ich nur laut aufstöhnen.
„Frau Koch, Sie könnten dieses Essen einfach essen, wenn Sie möchten. Wenn Sie Hunger haben. Sie sind wie immer eine sehr wichtige Frau!"
Mit letzterem habe ich den Größenwahn der Patientin nicht verstärkt, sie aber trotzdem ernst genommen. Meistens funktioniert das ganz gut. Heute aber nicht. Frau Koch stemmt die Arme in die Hüften:
„Wichtig? Ich bin die Chefin hier. Sie müssen sich schon ein bisschen anstrengen, sonst entlasse ich Sie."
Sie will mich schon wieder entlassen. Ich werde trotzdem nicht `mitspielen´ und ihren Wahn bestärken. Sehen wir mal, was passiert. Also sage ich gar nichts. Schließlich sagt Frau Koch:
„Na gut, ich werde dieses minderwertige Essen hier essen. Ich mach mir nur ein bisschen Ketchup drüber."
Sie nimmt die Flasche Ketchup aus dem Kühlschrank und gibt großzügig Ketchup über ihr Essen. Sie kippt und kippt und kippt … Das ist viel, sehr viel Ketchup.
„Frau Koch, das reicht doch wohl!"
„Ganz ruhig, Brauner, ich darf mir doch wohl ein bisschen Ketchup über mein Essen kippen!"
„Das ist aber ziemlich viel …"
Eigentlich ist es *zu* viel Ketchup. Sowohl über der Boulette als auch über den Kartoffeln mit Soße und dem Gemüse ist eine dicke

Ketchup-Schicht. Das Essen geht für 3 Minuten in die Mikrowelle. Dabei spritzt jede Menge Ketchup in der Röhre. Na dann, guten Appetit. Die Patientin nimmt den Teller und setzt sich an einen Tisch. Ich bringe ihr Besteck mit. Gerade als sie anfangen will zu essen, fällt ihr ein, dass sie noch etwas zu trinken benötigt. Sie steht auf und holt sich ein Glas Wasser und nimmt eine Packung Saft mit. Diese ist noch zu und die Patientin öffnet sie und nimmt sie mit an den Tisch. Dann nimmt sie einen großzügigen Schluck Saft aus der Saftpackung.
„Ach, bitte, Frau Koch! Trinken Sie nicht aus der Packung. Da wollten die anderen auch noch was von nehmen."
Ich hasse es, wenn ich Patienten wie Kinder reglementieren muss. Aber es gehört zu meiner Arbeit, einen `Realitätsbezug´ für die Patientin herzustellen. Und es ist nicht normal, aus einer Packung zu trinken. Jedenfalls nicht, wenn man nicht alleine zu Hause ist. Das muss ich ihr klarmachen. Außerdem muss ich diese Packung Saft mitnehmen in ihr Zimmer, wenn sie es nicht selber macht. Frau Koch fängt an zu essen. Sie hat in letzter Zeit wenig gegessen. Das ist der Manie geschuldet. Wenig schlafen, wenig essen, dafür aber gesteigerter Antrieb, eventuell Fehlhandlungen und ein übersteigertes Selbstwertgefühl ... Keine gute Mischung!
Frau Koch isst aber nur ein paar Bisse. Dann schiebt sie das Essen beleidigt von sich.
„Schmeckt nicht ...", grummelt sie.
Danach geht sie erst einmal rauchen. Da ich als Nichtraucherin sie nicht begleite, habe ich kurz Zeit, den Saft in ihr Zimmer zu bringen. Dort sieht es immer noch recht unordentlich aus, aber meine Kollegin hat Essensreste, Geschirr und Gläser entfernt. Frau Koch setzt sich in die Sitzecke vor dem Dienstzimmer. Ich setze mich dazu. Sie nimmt eine Zeitung und fängt an, in der einliegenden Werbezeitschrift zu blättern. Da wird Kleidung und Wäsche angeboten. Frau Koch blättert sogleich den Teil der Herrenwäsche auf. Da stehen Dressmen in Boxershorts und Slips. Frau Koch blättert genüsslich vor und zurück und lächelt dabei.
„Hm... Der hier sieht nicht schlecht aus. Und der hier ... Nicht schlecht, meine Herren, nicht schlecht! Obwohl, er hat viel mehr

Muskeln obenrum als untenrum. Obwohl es doch untenrum viel wichtiger ist …"
Eine andere Patientin, Frau Yilmaz, läuft an uns vorbei, guckt sich die Szene irritiert an. Sie schaut mich an und nickt mir zu. Oder will sie mich aufmerksam machen, dass sich Frau Koch am Bild von leicht bekleideten Herren erfreut? Jetzt zeigt sie auf das Werbeblatt und nickt mir noch mal zu.
„Frau Yilmaz?"
Frau Yilmaz antwortet halblaut:
„Die guckt nackte Männer."
„Ist eine Werbung für Wäsche", verteidige ich meine betreute Patientin.
Das Verhalten von Frau Koch ist zwar leicht anzüglich, aber es handelt sich nicht um Pornografie, und die Kommentare der Patientin haben bis jetzt noch niemanden verletzt. Also, wir sind zwar ein kirchliches Haus, aber wir wollen doch nicht päpstlicher sein als der Papst!
Frau Yilmaz geht weiter. Nun wird es auch für Frau Koch langweilig. Sie legt die Wäschebroschüre weg.
„Ach, da ist ja nix Vernünftiges drin …"
„Da ist nichts Vernünftiges drin? Was würden Sie denn gerne gucken?"
„Gute Frage …" Die Patientin legt den Kopf schief und denkt nach.
„Vielleicht einen schönen Film über Asien. Über den Buddhismus … Das interessiert mich. Ich bin schon ein paar Mal in Asien gewesen. Ist schon lange her. Aber es hat mich verändert."
Der Blick der Patientin ist noch recht ruhelos, aber sie ist jetzt insgesamt deutlich ruhiger. Sie spricht auch etwas leiser und flüssiger. Ich frage nach:
„Ach, Asien hat Sie sehr beeindruckt, ja?"
„Ja, die Menschen sind so freundlich, arbeiten viel, aber mit so einer Ruhe. Und sie haben immer Zeit für ihre Rituale. Das scheint ihnen Kraft zu geben."
„Wo in Asien sind Sie denn gewesen, wenn ich fragen darf?"
„Ich war in Thailand. Und Vietnam. Das war eine tolle Zeit."

Frau Koch beugt sich ein wenig vor in meine Richtung, guckt mich an und sagt, jetzt wieder deutlich lauter:
„*Die* haben erkannt, was für eine wichtige Person ich bin! Die haben mich angebetet. Die Menschen dort haben mir Früchte und Geschenke gebracht. Aber dann hat mich irgendein Spion verraten und ich wurde nach Deutschland ausgeflogen! Ja-aah! Das war am 28. Februar 2007 um 16.40 Uhr, da wurde ich von einem Abgeordneten der deutschen Botschaft und einem extra eingeflogenen deutschen Arzt abgeführt und zurückgebracht nach Deutschistan, wie eine Gefangene, obwohl von meinen drei Monaten Visum erst zwei Monte verbraucht waren. Wie eine Gefangene, ohne meine Zustimmung!"
Frau Koch ist sehr aufgebracht. Aber sie berichtet thematisch zusammenhängend.
„Das war ganz schlimm für Sie. Das hat Sie verletzt, richtig?"
„Oh ja, das war demütigend! Ich wäre *manisch* geworden, so ein Quatsch!" Das Wort `manisch´ hat sie fast ausgespuckt. „War ich aber nicht. Und selbst wenn!" Man wird ja wohl noch ein bisschen Spaß haben dürfen. Ich habe in den Pflanzen in Vietnam Verbündete gefunden. Na gut, ich habe wohl ein paar Unkräuter in einem Tempel ausgepflanzt, aber nur, um sie mitzunehmen. Denn hier", Frau Koch macht eine ausladende Geste, „können wir hier ja auch ein wenig Verbindung in den Kosmos gebrauchen. Und ganz ehrlich: Dasselbe würde ich heute auch tun!"
Das glaube ich gerne; schließlich ist Frau Koch jetzt ja auch manisch. Das sieht sie aber anders.
„Was hat Ihnen denn noch an Asien gefallen? Das Wetter, die Landschaft?"
Vielleicht kann ich Frau Koch doch noch beruhigen. Wieder überlegt sie kurz.
„Genau, die Landschaft ist wirklich traumhaft. Ganz wunderbar. Berge mit Palmen, Bananenhaine, riesige Blumen, Lotosblüten, überall duftet es und sirrt … Außerdem kann ich das Wetter dort gut leiden. Es ist schwülheiß, aber man braucht wenig Kleidung, nur ein einfaches Kleid und Flip-Flops, das reicht. Ich habe da auch einen Weisen kennengelernt, einen alten, heiligen Mann, der sonst mit keinem Touristen spricht. Er hat mit mir ein Ritual

durchgeführt und dabei viel gesagt über mich. Der hat mich richtig erkannt! Und das, ohne mich zu kennen, Wahnsinn!!"
„Da fühlen Sie sich also irgendwie erkannt?"
„Erkannt, ich weiß nicht. Ja, vielleicht, so ein bisschen. Kommen Sie, ich zeige Ihnen ein Bild."
Ich folge der Patientin in ihr Zimmer. Sie macht dort erst einmal überall Licht an, obwohl es nicht notwendig ist, in meinen Augen. Ich bin weiß Gott kein militanter Umweltschützer, aber solche unnützen Energieverschwendungen, Licht anmachen oder Geräte unnütz einschalten, sind mir einfach ein Greul. So werde ich es vorsichtig versuchen:
„Frau Koch, benötigen Sie wirklich so viel Licht?"
Da fällt mir wieder ein, dass die Patientin ja ohne Brille nicht so gut gucken kann. Und jedes Mal in der Manie wird sie irgendwie ihre Brille verbummeln.
„Also Frau Knick, ich bin immer noch `Frau Doktor, Professor´ Koch! Und deshalb brauche ich auch das Licht!", sagt sie - wieder gereizt.
Wegen des Lichts werde ich mich bestimmt nicht mit ihr anlegen. Da gibt es andere Sachen, die wichtiger sind. Im Prinzip ist es mit der Krankenpflege genau wie in einer Partnerschaft: Bei nicht so wichtigen Problemen kann man ruhig die Meinung des anderen gelten lassen, bei wichtigen Punkten muss man aber seine Meinung behalten und durchsetzen. Das nenne ich Philosophie!
Die Patientin wuselt im Zimmer herum und schichtet ihre Stapel voller Unordnung neu um.
„Frau Koch, suchen Sie noch das Bild, das Sie mir zeigen wollten?"
„... Jaja, irgendwo hier muss es sein."
Schließlich findet sie es. Das hätte ich schon fast nicht mehr erwartet. Sie hält es mir hin, und es zeigt die Patientin in deutlich jüngeren Jahren, braun gebrannt und schwitzend, mit einem älteren Einheimischen vor tropischer Kulisse. Die Patientin sieht entspannt aus. Irgendwie glücklich. Wie der Einheimische sich wohl gefühlt hat, kann man nicht ergründen. Er trägt eine Sonnenbrille und steht stocksteif da.

„Das war am 17. Januar. Und noch nicht mal einen Monat später haben die mich rausgeschmissen, die Spione!!"
Plötzlich springt die Patientin auf und geht auf Toilette. Ich höre wilde Verdauungsgeräusche, die ich eigentlich gar nicht hören wollte. Gefolgt von Geräuschen, die Kleidung macht, die auf die Erde fällt. Ich klopfe an, gucke vorsichtig um die Ecke.
„Alles in Ordnung, Frau Koch? Benötigen Sie etwas?"
„Diese Drecks-Medizin hat mir Durchfall gemacht! Hier ist alles dreckig, igittigitt, ist das ekelig!"
Das finde ich auch, selbst wenn ich bis jetzt nur den Geruch wahrnehme.
„Wollen Sie vielleicht schnell duschen? Das geht am einfachsten. Ich hole eine Tüte für Ihre Schmutzsachen."
Aber Frau Koch hat sich schon ausgezogen. Und sie duscht sich freigiebig ab, wobei ich aufpassen muss, damit ich nicht gleich einen Strahl Wasser abbekomme. Ich betätige die Zimmerklingel. Es dauert nicht lange und meine Kollegin Peggy kommt an.
„Was ist denn hier los? Brauchst du was?"
„Frau Koch hat so ein kleines bisschen spontanen Durchfall. Ja, sei doch bitte so nett und hole mir eine Wäschetüte, die du dann gleich mit dem Namen `Koch´ beschriften kannst. Danke!"
Schon ist meine Kollegin unterwegs und bringt mir kurze Zeit später die Tüte. Die verschmutzte Kleidung der Patientin ist ziemlich pitschenass. Ich sammle sie ein und tue sie in die Tüte. Die Tüte lasse ich durch unsere zufällig gerade auf dem Flur vorbeilaufende Stationshilfe in die Entsorgung bringen. Puh! Das war ja eine kleine Aktion der ekligen Art. Die Patientin trocknet sich mit einem Handtuch ab, da sehe ich auch schon weitere bräunliche Flecken auf dem Handtuch. Das Handtuch muss ich also auch noch irgendwie in die Wäsche bekommen. Ich ziehe mir wieder ein paar Handschuhe an und dann bringe ich Handtücher ganz schnell in den Wäscheraum, als die Patientin sich anzieht. Der Wäscheraum ist gerade nebenan. Ich will und darf die Patientin ja nicht so lange alleine lassen. Sie hat ja immer noch die 1:1-Betreuung. Also, schnell … Nun habe ich es aber wirklich geschafft! Patientin und Wäsche sind sauber.

„Und jetzt muss ich etwas Fernsehen gucken gehen", sagt die Patientin und steht auf. Ich stöhne einmal kurz und folge ihr in den Fernsehraum. Eigentlich sollen Patienten um diese Tageszeit nicht Fernsehen gucken, weil da noch Therapien laufen und diese auch wahrgenommen werden sollen. Aber wenn Frau Koch eine Zeit lang Fernsehen guckt, wäre das wunderschön für uns alle. Also werde ich nichts sagen. Ich mache die Lichter aus, als ich aus dem Zimmer gehe. Im Vorübergehen in Richtung Fernsehraum mache ich einen Schlenker ins Dienstzimmer und nehme den Medikamentendispenser von Frau Koch mit. Sie hat nämlich noch nicht ihre Mittagsmedikamente eingenommen. Außerdem nehme ich einen Pappbecher mit Wasser mit.
Im Fernseh-Raum nimmt Frau Koch sogleich die Fernbedienung und zappt durch alle Programme. Sie lässt jedes Programm etwa eine Minute lang stehen, so lange, dass man sich gerade `eingesehen´ hat in das Programm. Dann schaltet sie um und jedes Mal bin ich wie vor den Kopf gestoßen. Aber hier geht es ja nicht um mich. Es ist ja auch sonst kein anderer Patient anwesend. Nach einigen Minuten des Zappens reiche ich Frau Koch einfach den Pappbecher und öffne wie selbstverständlich den Medikamentendispenser, deute an, dass ich die Medikamente gleich in ihre Hand fallen lassen werde.
„Frau Koch, Ihre Mittagsmedikamente, die haben Sie ja noch nicht genommen", sage ich so gelassen wie möglich. Ich bin dabei aber gar nicht so cool, wie ich mich gebe, sondern ich bin angespannt wie ein Flitzebogen, denn die Medikamenteneinnahme ist ein heikles Thema bei Frau Koch! Manchmal nimmt sie ihre Medikamente nur nach langer Diskussion, manchmal aber auch ganz ohne Gegenworte. Und manchmal nimmt sie gar keine Medikamente. Je nach dem lehnt sie diese manchmal ruhig und höflich ab, manchmal zetert und schreit sie aber auch laut, dass sie ihre Medikamente nicht nehmen wolle, das wäre Dreck, sie würde niemals unser `Gift´ einnehmen, usw. Dann rufen wir den Arzt, der dann sein Glück versucht. Manchmal hat er mehr davon als wir, manchmal auch nicht. Jedenfalls ist das Thema `Medikamente´ bei manischen Patienten eigentlich immer ein heißes Eisen. Jetzt bin ich ja mal gespannt.

Frau Koch stöhnt laut auf, guckt mich entnervt an. Sie lässt es zu, dass die Pillen in ihre hohle Hand rollen. Dann guckt sie mich weiter an. Schließlich sagt sie:
„Also gut, Frau Knick, ich werde die Medikamente jetzt einnehmen. Aber es hat gar nichts mit Ihnen zu tun!" Und leiser: „Bilden Sie sich bloß nichts ein …!"
Okay, ich bilde mir nichts ein. Eigentlich ist es mir auch völlig egal, *warum* die Patientin ihre Medikamente einnimmt. Mir ist nur wichtig, *dass* sie sie nimmt. Und das tut sie dann auch, sie haut sich die Medikamente in den Mund, trinkt einen Schluck Wasser nach und reißt dann zum Schlucken den Kopf so heftig nach hinten, dass ich schon Angst habe, sie könnte nach hinten auf die Couch umfallen. Das macht sie aber nicht. Es heißt ja im Volksmund: `Betrunkene und Kinder haben einen Schutzengel.´ Ich würde diesen Satz gerne erweitern um die Gruppe der manischen Patienten.
Frau Koch geht danach noch zweimal rauchen, legt sich kurz hin (auf ihre Matratze vor dem Bettgestell), steht wieder auf, will sich die Haare abschneiden (wovon ich sie gerade noch mit freundlichen Worten abhalten kann), setzt sich in den Tagesraum und macht die Musik dort recht laut an, so dass ich sie reglementieren muss. Ein anstrengender Dienst. Dennoch habe ich das Gefühl, mit der Patientin auszukommen, auch, wenn sie mir einen Moment lang böse ist, ist sie es danach gleich nicht mehr. Frau Koch hält mich so auf Trapp, dass ich gar nicht mehr dazu komme, darüber nachzudenken, was ich denn heute essen oder erst kochen könnte. Das fällt mir dann aber brühend heiß ein, als ich die Patientin um 14.00 Uhr bitte, kurz vor dem Dienstzimmer Platz zu nehmen. Von dort aus kann unsere fleißige Praktikantin sie unter Sichtbetreuung haben. Als ich nun zur Übergabe mit meinen Kollegen im Dienstzimmer zusammentreffe, sehe ich bei Peggy eine riesige Köstlichkeit: ein Riesentopf Vanillepudding! Sie hatte seit dem Frühstück auch keine Gelegenheit, ihre Zwischenmahlzeit eben zwischendurch zu essen. Das tut sie jetzt, und beim Essen zeigt sie uns anderen, dass es wirklich oberlecker schmeckt! Da denke ich: Vielleicht könnte ich auch einfach Milchreis kochen … Oder lieber Grieß? Der ist feiner, sämiger …

Jeder von uns dreien trägt zur Übergabe bei, auch ich. Als ich von meinen Erlebnissen mit Frau Koch berichte (ich sollte ihr ein Bad einlassen, ihr Mittagessen mit viel Ketchup, wie sie von Asien berichtete, dass sie sich in die Hosen gemacht hat und duschen musste, wie umtriebig sie ist, dass sie ihre Medikamente genommen hat, worauf ich mir aber nichts einbilden solle, ...) bekommen wir alle einen ziemlichen Lach-Flash. Jetzt, da die Anspannung zum Feierabend hin weg ist, ist es, als ob plötzlich alle Dämme geöffnet werden. Professionalität adieu, hallo Normalität. Eigentlich sind alle diese Einzelpunkte ziemlich komisch. Und nun, zum Feierabend, lassen wir sie auch komisch sein. Aber unausgesprochen ist da auch sehr viel Respekt und Achtung vor einem Menschen, der so eine schwere Erkrankung erträgt.
Als ich etwas später auf dem Nachhauseweg in der U-Bahn sitze, sehe ich eine ehemalige Patientin von uns. Eine wirklich schwierige, junge, schizophrene Patientin. Sie fährt mit derselben U-Bahn wie ich. Sie redet laut mit sich, schneidet dabei Grimassen. Dann springt sie von ihrem Sitz, hebt Müll auf, der im Abteil liegt. Eine Werbe-Broschüre mit Unterwäsche (Hilfe! Nicht schon wieder!) und ein zerknülltes Taschentuch. Am Taschentuch riecht sie ausgiebig. Dabei strahlt sie über das ganze Gesicht. Ich beobachte meine Mit-Reisenden. Einige achten überhaupt nicht auf die auffällige Frau. Einige haben das auffällige Verhalten der jungen Frau bemerkt und gucken ihr zu. Eine Frau hat die Stirn in Falten gezogen und wischt mit der Hand vor dem Kopf hin und her, zeigt uns anderen sozusagen `verrückt´. Ein älterer Herr spricht über die junge Frau, als ob diese nicht da wäre.
„Die spinnt doch, die Olle ... Soll sich mal auf die Couch legen!"
Nein, denke ich da, auf die Couch legen hilft nicht, Tabletten einnehmen vermutlich schon. Willkommen in der realen Welt ...

Angehörigengruppe

Donnerstag und Spätdienst. Zweimal im Monat bedeutet das für mich: Angehörigengruppe. Die Angehörigengruppe ist eine absolut geniale Erfindung. Äh, meine Erfindung. Na gut, erfunden habe ich sie nicht, aber ich habe die Angehörigengruppe auf unserer Station ins Leben gerufen. Das war schon immer ein Traum von mir und außerdem ist es ein absolutes Must-have für jede psychiatrische Institution, die etwas auf sich hält. Es war nicht so einfach, alle Honoratioren davon zu überzeugen, dass *ich* die Richtige für die Angehörigengruppe bin, denn als Vertreterin der Berufsklasse *Krankenschwester* ist mein Ansehen nicht allzu hoch. Man traut uns nicht viel zu und hält uns allgemein für dämlich, höchstens für die Basis- und Routinearbeiten qualifiziert. Vielen Dank auch! Alleine durch meine Zusatzqualifikation `Fachkrankenschwester für die Psychiatrie´ lässt sich mein berufliches Ansehen aufwerten. Manchmal werde ich auch von Patienten gezielt darauf angesprochen. ‚Ach, Sie sind Fachkrankenschwester für Psychiatrie?´ Ich hatte einmal eine Bezugspatientin, mit der ich partout nicht warm geworden bin. Eine unglaublich extrovertierte, eingebildete Frau mit einem winzig kleinen Ego. Zuerst stellte ich mich als Krankenschwester vor, da guckte sie mich ganz herablassend an. Dann gab ich an, dass ich eine Zusatzausbildung für Psychiatrie gemacht habe, und schon zeigte sich die Patientin beeindruckt. Schade, eigentlich. Titel scheinen hier ziemlich wichtig zu sein. Na gut, ich habe einen.
Durch intensives am-Thema-Kleben und permanentes Nachbohren konnte ich meine Angehörigengruppe ins Leben rufen. Sie ist auch nicht jedes Mal so gefragt, dass es proppenvoll würde. Das will ich mittlerweile auch gar nicht mehr. Denn je mehr Leute kommen, desto weniger kommen die einzelnen Angehörigen zum Reden. Und ich will, dass alle zum Reden kommen. Ich habe schon in den letzten Tagen Werbung für die Angehörigengruppe gemacht. Seit einigen Tagen habe ich Spätdienst und wann immer ich Angehörigen auf der Station begegnet bin, habe ich sie angesprochen und sie ganz direkt und `herzlich!´ zur Angehörigengruppe eingeladen, eine `offene Gruppe´ und sie brauchen sich

nicht anzumelden. Sie kommen einfach hin und dann sind sie da! Jetzt bin ich ja gespannt, was mich dort erwartet. Meine lieben Kollegen müssen in der guten Stunde, die ich weg bin, ohne mich auskommen. Gerade wenn wir schlecht besetzt sind, kann das doof sein. Das bedeutet Stress für meine Kollegen. Eventuell muss dann für die Zeit ein Kollege von einer anderen Station auf *unserer* Station aushelfen, wobei dieser dann auf *seiner* Station fehlt …
Ich bereite also den Raum im Erdgeschoss vor. Es ist eine Grundvoraussetzung, dass die Angehörigengruppe in örtlicher Ferne zur Station stattfindet, damit die anwesenden Angehörigen sich frei fühlen und nicht daran denken müssen, dass ihre kranken Angehörigen jederzeit an der Tür vorbeilaufen oder eventuell lauschen könnten. Ich stelle die Stühle um den Tisch und lege meine mitgebrachten Broschüren ordentlich in Häufchen auf den Tisch. Dann hole ich zwei kleine Krüge Wasser und Gläser. Wasser hilft in vielen Situationen ungemein. Gerade wenn jemand etwas sehr Persönliches gesagt oder geweint hat, tut ein Schluck Wasser gut. Ich dachte früher, eine Kanne Kaffee wäre schön für die Angehörigengruppe. Aber das ist falsch. Wasser ist wichtig.
Da kommen auch schon die ersten Angehörigen. Vorsichtig lugt eine Frau um die Ecke. Ich lade Sie ein:
„Zur Angehörigengruppe? Da sind Sie richtig hier."
Ich strecke ihr meine Hand entgegen:
„Karin Knick, sehr angenehm. Nehmen Sie doch Platz."
Sie schüttelt meine Hand.
„Hoffman, vielen Dank."
Sie ist die Schwester unseres Patienten mit unklarer Diagnose, Herr Hoffmann. Dezent und dennoch deutlich hört man ihren russischen Akzent. Sie ist mit einem langen Mantel bekleidet und akkurat geschminkt. Ich gieße ihr ein Glas Wasser ein, was sie dankend annimmt. Sie guckt sich die Broschüren auf dem Tisch an. Da ist das Problem: Wir wissen gar nicht, was für eine Erkrankung ihr Bruder hat. Jedenfalls keine affektive Psychose. Außerdem stehe ich unter Schweigepflicht und die werde ich auch nicht brechen gegenüber den Angehörigen. Diese Broschüren sind zur Information für Patienten und Angehörige da. Also kann die

Schwester doch ruhig mitnehmen, was sie möchte, auch wenn sie nicht die Erkrankung ihres Bruders beschreiben.
„Das sind Broschüren zum Thema Depression und bipolare Störung. Ich weiß nicht, inwiefern Sie Informationen über diese Erkrankungen haben möchten, aber nehmen Sie doch ruhig was zum Lesen mit!“
Die Angehörige dankt, nimmt eine Broschüre über Depression.
Dann kommt ein Herr herein.
„Müller, guten Abend, ist hier die Angehörigengruppe?“
„Goldrichtig, herzlich willkommen!“
Diesen Mann habe ich noch nicht gesehen. Des Namens wegen nehme ich an, dass es sich um den Ehemann der Patientin Frau Müller handelt. Ich gieße Herrn Müller ein Glas Wasser ein. Es sind noch drei Minuten bis 17.00 Uhr. Solange die Gruppe nicht offiziell eröffnet ist, rede ich nur Smalltalk mit den Angehörigen. Ritualisierte Kommunikation. Solche Sachen wie `Haben Sie gut hergefunden?´, `Was sagen Sie denn zu *diesem* Wetter?´ usw. Eine Minute vor 17.00 Uhr kommen drei Angehörige in den Raum. Ein älteres Ehepaar, ich habe sie gerade gestern eingeladen. Es sind die Eltern von unserem schizophrenen Patienten Herr Tenragal. Die dritte eintretende Person, ein älterer Herr, gehört offensichtlich zu den Eltern von Herrn Tenragal. Ich will gerade die Tür schließen und die Runde eröffnen, da kommt noch eine Dame hereinspaziert. Das ist Frau Hansmann Senior, die Mutter unserer gleichnamigen Borderline-Patientin.
Nachdem alle Angehörigen platziert sind und ein Glas Wasser vor sich haben (außer Frau Hansmann, die hat sich eine Cola mitgebracht), eröffne ich also die Runde:
„Schönen guten Abend, liebe Angehörige! Ich freue mich sehr, dass Sie es hierher zur Angehörigengruppe geschafft haben. Ich stelle mich Ihnen kurz vor: Mein Name ist Karin Knick und ich bin psychiatrische Fachkrankenschwester hier in der Klinik, auf der Station für affektive Störungen. Ich habe die Angehörigengruppe mit einer Kollegin vor einigen Jahren ins Leben gerufen, denn wir sind der Meinung, dass eine Angehörigengruppe unbedingt notwendig ist, denn Sie als Angehörige benötigen auch ein Forum, sich zu äußern und auch, um sich auszutauschen. Deshalb

sind Sie herzlich eingeladen, sich so weit mitzuteilen, wie Sie möchten. Es wäre aber schön, wenn Sie untereinander Diskretion walten lassen, das heißt, dass die Dinge, die hier in diesem Raum gesagt werden, auch hier bleiben. Vielleicht möchten Sie sich auch kurz untereinander vorstellen und gleich berichten, was es für aktuelle Probleme gibt.“
Dies ist der Startschuss für eine wichtige, häufig sehr spannende Gruppenrunde. Ich kann diese Einleitung auswendigund ohne dabei nachzudenken aufsagen, so oft habe ich sie gesagt. Sie ist mir ein liebgewordenes Ritual. Erfahrungsgemäß fängt dann einer der neben mir sitzenden Angehörigen an. So ist es auch heute. Die Schwester von Herrn Hoffmann beginnt:
„Mein Name ist Christina Hoffmann, mein Bruder ist hier zur Behandlung. Nikolaus hatte solche Zustände schon früher. Da war er zwei Wochen in Klinik und dann war er noch zu Hause für einen Monat und dann ging es schon wieder.“
Ich denke, sie muss die ältere Schwester sein. Sie sieht etwas älter aus und spricht auch mit mehr russischem Akzent als ihr Bruder, also mit starkem, rollendem `R´. Demnach war sie schon älter, als sie in Deutschland ankamen.
„Diese Zustände, wirklich sehr, sehr belastend, müssen Sie sich so vorstellen …“ Frau Hoffmann guckt nun in die Runde und öffnet die Hände wie zur Demonstration. Sie scheint jetzt in ihrem Element zu sein. Sie hat die volle Aufmerksamkeit aller Anwesenden. „Er redet entweder gar nicht oder extrem viel und durcheinander, schläft nicht oder steht nachts auf, macht unlogische Dinge und behandelt andere Leute wie Luft! Und das ist wirklich sehr belastend! Ich sage: `Nikolaus, wir sind jetzt bei dir, wo du krank bist, lass uns dir helfen!´ Aber er reagiert nicht richtig. Und jetzt schon wieder. Diesmal viel schlimmer als vorher. Und in diesem Krankenhaus, tschuldigung, muss ich wirklich so sagen, passiert *gar nicht*.“
Die letzten beiden Worte zieht sie extrem in die Länge und zieht dabei auch ihre Hände auseinander. Als erster Beitrag zur Eröffnung der Gruppe war das ja wenig hilfreich. Okay. Ich fasse zusammen:

„Also, Ihr Bruder war schon einmal krank, aber diesmal ist es schlimmer. Und mit der Behandlung sind Sie auch nicht zufrieden."

„Nein, leider nein, muss ich sagen. Ich will nicht schimpfen, die Schwestern haben viel zu tun, aber wenn mein Bruder schlecht geht, muss man Pflege für ihn übernehmen, oder? Aber passiert gar nicht!"

Nun bin ich gleich zu Beginn der Gruppe in eine schwierige Situation gekommen. Sozusagen ein in*ter*personeller Konflikt als Leiter der Angehörigengruppe und als auf Station arbeitende Krankenschwester. Oder in in*tra*personeller Konflikt als Fachkrankenschwester, die auf Station arbeitet *und* die Angehörigengruppe leitet. Wie dem auch sei, ich will auf keinen Fall in die Defensive gedrängt werden. Vielleicht ist seitens der Schwester von Herrn Hoffmann schlechtes Gewissen mit im Spiel. Dann sind die Leute immer besonders vorwürflich. Natürlich muss man genau hinhören, die Kritik kann ja durchaus gerechtfertigt sein. Ist sie hier aber definitiv nicht. Ich weiß das, weil ich Herrn Hoffmann selber mehrmals versorgt habe und auch sehe, dass er auf Station gut versorgt wird.

„Okay, Sie haben also viel Verständnis für die Arbeit der Schwestern, Frau Hoffmann, vielen Dank. Vielleicht machen wir erst einmal weiter, ist Ihnen das recht?"

Dabei gucke ich sie direkt an und schenke ihr mein liebstes Lächeln.

„Aber natürlich ...", sagt sie, nun wesentlich leiser. Sie nimmt kurz Blickkontakt mit dem Mann neben ihr auf. Es ist Herr Müller.

„Ja, mein Name ist Joachim Müller und meine Frau ist hier seit über drei Wochen. Sie leidet an Depressionen und es geht ihr gar nicht gut. Ich mache mir Sorgen und bin auch am Ende meiner Kräfte. Depressionen sind ja angeblich nicht mehr tabu in der Gesellschaft, aber das Bild, das die Gesellschaft davon hat, stimmt ja überhaupt nicht mit der Wahrheit überein. Es ist die Hölle, wirklich. Und ich bin am Ende. Am Anfang dachten wir, wir schaffen das schon. Eva hatte früher schon Depressionen gehabt, bestimmt drei-, viermal. Sie war auch in Behandlung gewesen, einmal auch

stationär in der Burg.“ Die `Burg´ ist eine bekannte psychiatrische Klinik, die im Volksmund nach ihrer Straße benannt ist. „Aber diesmal haut es mich fast vom Stengel. Meine Stimmung ist selber im Keller. Ich denke manchmal, ich drehe durch und kann nicht mehr. Diese ewige miese Stimmung und diese langen Tage ohne Aktivität, das macht mich ganz irre. Eva ist meine Frau und ich liebe sie, aber auch ich gerate an meine Grenzen.“
Es berührt mich, dass er vor so fremden Menschen so offen redet. Und er sieht wirklich erschöpft aus. Da ist es nötig, dass ich gleich ein bisschen `Psychoedukation´ einwerfe und ein bisschen klugscheiße, es passt gerade so gut.
„Da muss ich Ihnen Recht geben, Herr Müller. Ich will jetzt den Beiträgen der anderen Angehörigen nicht vorgreifen, aber man kann schon sagen, dass Depressionen in gewisser Weise *doch* ansteckend sind. Das jedenfalls haben Studien bewiesen. Wer längere Zeit mit depressiven Menschen verbringt, viel mit ihnen spricht, ihre Mimik und Gestik sieht und seinerseits langsamer als gewohnt sprechen muss und weniger Kommunikation als gewohnt bekommt, läuft in Gefahr, seinerseits eine Depression zu entwickeln. Dazu kommen Ängste um den Angehörigen und psychische Anspannung. Das ist ein ernstzunehmendes Thema. Da ist es super, dass Sie hier sind und sich mitteilen. Und ich finde es toll, dass Sie sich hier so offen äußern. Aber auch Sie benötigen Hilfe. Und Sie müssen auch dringend an sich denken.“
„Ja, das weiß ich schon selber, aber es ist schwierig, irgendetwas zu tun, wenn die Frau danebensitzt und gar nichts sagt.“
„Das glaube ich Ihnen auf's Wort. Aber jetzt ist Ihre Frau ja hier in der Klinik. Vielleicht können Sie die eine oder andere Stunde ja auch für sich selber nutzen.“
„Naja, … ich werde es versuchen.“
Damit guckt er seinen Nachbarn an, den Herrn, der mit den Eltern von Herrn Tenragal gekommen ist. Dieser ergreift auch gleich das Wort:
„Ja, hallo alle zusammen, meine Name ist Ousman Tenragal, ich komme aus Marokko und bin Onkel von Patient Tenragal, welche ist hier in Klinik.“

Aha, informativ und kurz, in gutem Tempo. Mit Akzent und grammatikalisch ausbaufähig, aber freundlich und sehr gut verständlich. Offen und mitteilsam. So liebe ich meine Teilnehmer.
„Meine Bruder hier und seine Frau sind Eltern von Patient Tenragal. Und ich muss Sie sagen“, der Angehörige guckt zu Herrn Müller rüber, „auch ich bin mit Nerven fix und fertig! Und Eltern hier von Patient Tenragal sind ebenfalls fix und fertig. So kann nicht weitergehen. Ich sage zu meine Bruder: Komm, wir versuchen zusammen für die Familie, ich helfe, wo ich kann, der Junge muss doch eine Arbeit bekommen. Aber nein, der Junge sitzt zu Hause, raucht Schischa, seine Eltern gehen arbeiten, können nicht mehr. Ich will gerne helfen, wo ich kann. Aber diese Junge macht Familie kaputt!“
Da höre ich doch eine Menge Wut und aufgestauten Ärger. Ich versuche die Wogen zu glätten.
„Vielen Dank, Herr Tenragal. Sie sagen, der Junge mache die Familie kaputt. Und sie haben Recht, man muss aufpassen, damit die Familie heile bleibt. Aber ist es nicht vielleicht die Krankheit Ihres Neffen, die die Familie kaputtmacht?“
„Weiß nicht, was war zuerst da: Die Krankheit oder die Schischa?“
Nun bin ich in der Bedrouille: Ich weiß nicht genau, was er mit `Schischa´ meint. Ich kenne zwar die kunstvoll gefertigten arabischen Wasserpfeifen, die zum Teil auch öffentlich geraucht werden, aber *was* wird da eigentlich geraucht? Auf der anderen Seite weiß ich, dass unser Patient Herr Tenragal gerne mal kifft - was ihm aber auch nicht gut bekommt. Er zeigt dann deutlich psychotisches Verhalten. Jedenfalls will ich die Frage nach der Wasserpfeife stellen, das brauche ich aber gar nicht, weil Frau Hansmann Senior in diesem Moment genau meine Frage stellt:
„Sie meinen, Ihr Neffe raucht ganz viel Schischa. Was raucht er denn eigentlich damit? Ist da Marihuana drin?“
„Ja, ja, natürlich. Kann man rauchen, was man möchte. Aber der Junge raucht immer Marihuana. Und ich habe ihm gesagt: `Moustapha, hör auf mit dem Schischa, ist nicht gut für dich!´ Aber der Junge hört nicht. Das macht mich wahnsinnig!“
Plötzlich hört man ein lautes Schnaufen, der Onkel holt Luft und dann kullern auch schon die ersten Tränen. Wie furchtbar, dieser

alte Mann weint! Sofort redet die Mutter des Patienten auf ihn ein. Leise und auf Arabisch. Keine Ahnung, was sie sagt, aber es klingt beruhigend. Ich stehe auf und hole ein Taschentuch aus der Kiste. So eine Taschentuchkiste ist eine enorm praktische Sache. Die braucht man in jeder Gesprächsgruppe. Wir jedenfalls haben sie schon oft gebraucht. Schließlich sagt der Onkel mit einem Lächeln im Gesicht:
„Meine Schwägerin sagt, ich soll aufhören zu weine, ich bin eine alte, weiche Ei."
Die anderen lächeln auch. Nun meldet sich der Vater des Patienten zu Wort:
„Ja, wirklich, für uns ist nicht leicht. Aber meine Bruder nimmt sich sehr zu Herzen. Ich weiß nicht, was soll ich machen? Die Moustapha rauswerfe? Oder nicht, Hilfe geben? Aber immer, wenn geht ihm besser, fängt wieder an zu kiffen. Das ist furchtbar. In letzte Frühling war schon viel besser. Der Junge war so bisschen geordneter, hat keine Blödsinn gemacht, ist jede Tag aufgestanden, hat kleine Arbeiten in Wohnung übernommen, so einkaufen, paar Malerarbeiten wie bisschen streichen, so. Ich dachte, jetzt wird langsam wieder wie früher. Dann, eine Nachmittag: Trifft sich wieder mit Freunde, kommt zurück in Wohnung und hat ganz rote Augen. Ich sage: `Moustapha, was hast du so rote Augen? Hast du gekifft?´ Da guckt mich der Junge an, ich weiß schon, ist nicht gut gelaufen. Er sagt zu mir: `Vater, bitte töte mich, der Teufel kommt mich holen!´ und da weiß ich schon, hat er wieder gekifft. Ich sage: `Moustapha, diese Kiffen macht deine Leben kaputt!´ Aber er hört nicht."
Jetzt haben Herr Tenragal Senior und Frau Hansmann intensiven Blickkontakt. Diese ergreift das Wort:
„Wissen Sie, das ist genau dasselbe wie bei meiner Tochter."
Jetzt bin ich aber gespannt!
„Nur, dass meine Tochter ein ganz anderes Verhalten zeigt: Sie ritzt sich ständig. Sie kann nicht anders, sie hat die Borderline-Krankheit. Sie muss sich dann selber verletzen, wenn sie Druck hat. Aber das Ritzen tut ihr auch nicht gut. Danach geht's ihr dann noch schlechter als vorher. Und sie ritzt sich manchmal auch

so tief und so schlimm ... Sie sollten mal ihre ganzen Arme sehen! Und die Beine auch!"
Das mit den Beinen war mir neu. Das muss ich mir merken.
„Und das Ritzen hilft ja nicht. Wenn es denn noch helfen würde, aber nein. Sie hat danach ein schlechtes Gewissen. Und wie doll sie sich ritzt, das müssen Sie sich mal reinziehen: Mit einer Rasierklinge schneidet sie so tief, dass man in den Muskel gucken kann!! Das blutet wie irre. Und ihr Blick ist dann so abwesend. Sie guckt dann richtig wie ein Gespenst."
„Das erkennen Sie dann gar nicht als das Ihrer Tochter, richtig?"
„Ja, als ob sie ferngesteuert wäre oder ein Zombie oder weiß der Geier ... Wenn ich sie dabei erwische, was ja nicht mehr oft passiert, weil sie ja nicht mehr bei mir wohnt, kann man sie gar nicht davon abhalten. Dann muss sie wie ein Lemming über die Klippe springen. Ich kann dann gar nicht zu ihr durchdringen. Das ist voll gruselig. Ich nehme sie in den Arm und wiege sie, aber sie interessiert sich für gar nichts. Etwas später kommt sie wieder wie zu sich, dann entschuldigt sie sich und dann geht auch schon das schlechte Gewissen los. Von wegen: `Mami, es tut mir leid!´, `Mami, ich mach's nie wieder!´ und so'n Scheiß. Aber natürlich wird sie es wieder tun. Weil sie es gar nicht ändern will!"
„Oh, Frau Hansmann, Sie haben das Gefühl, Ihre Tochter will ihr Verhalten gar nicht ändern?"
„Na, es sieht ja nicht so aus. Wenn sie sich eine Zeit lang nicht geritzt hat, macht sie es danach um so doller."
Da muss ich aber doch intervenieren – auch, wenn ich nicht für oder gegen jemanden Partei ergreifen will. Aber hier liegt eindeutig ein Missverständnis vor.
„Frau Hansmann, das ist ja eine sehr schwierige Situation, die Sie da schildern. Wie würden Sie denn das Gefühl beschreiben, das Sie in solchen Momenten haben?"
Frau Hansmann ist verwirrt.
„Äh, das Gefühl, das *ich* habe?"
Frau Hansmann ist es wohl nicht gewohnt, dass jemand nach *ihren* Gefühlen fragt.
„Ööh, naja, weiß nicht so genau ..."

Sie schaut schräg nach oben in die Ecke und denkt nach. Es entsteht ein Moment der Ruhe, den ich gut aushalten kann. Frau Hansmann nimmt sich den Moment, um nachzudenken. Ich hoffe nur, niemand anderes fällt ihr ins Wort oder fängt mit einem anderen Thema an. Schließlich guckt sie mich wieder an und sagt:
„Naja, ich bin wütend. Irgendwann kann man das Gesäusel nicht mehr hören! Immer dasselbe! Und dann ändert sich doch nichts! Sie hat ja auch eine Freundin, die Lisa, ein nettes Mädchen. Die versucht auch alles, damit das mit dem Ritzen aufhört. Aber auch auf Lisa hört sie nicht."
Damit bin ich vorerst zufrieden. Immerhin hat Frau Hansmann erkannt oder ausgedrückt, dass sie wütend ist. Das ist ein Anfang. Ich kann natürlich nicht Gedanken lesen, aber ich glaube schon, dass sich unsere Patientin Frau Hansmann ganz dringend eine Änderung ihres eigenen, vertrauten Verhaltensmusters selber wünscht. Und dennoch ist es viel schwieriger, sein Verhalten zu verändern, als man es sich so gemeinhin vorstellt. Letztendlich scheitern aber 99,5 % aller guten Vorsätze. Wer schon einmal versucht hat, sich das Rauchen abzugewöhnen oder abzunehmen (und letzteres habe ich häufig und heftig versucht!), der weiß, wie schwierig das ist. Aber hier ist die Angehörigengruppe. Vielleicht kann ich das mit den eingefahrenen Verhaltensmustern nachher noch einmal aufnehmen. Jetzt muss ich mich erst um die Gefühle der Angehörigen kümmern.
Jetzt meldet sich der Vater von Herrn Tenragal zu Wort:
„Moustapha hat uns letztes Jahr mit dem Messer bedroht. Er stand vor uns, ist vorher durch ganze Wohnung gelaufen, immer mit Messer so in der Hand. Hat das Messer vor sich hergetragen. Dann kommt zu uns in Küche, wir fragen, was machst du mit dem Messer in der Hand? Da sagt er, Teufel hat gesagt, schlechte Menschen muss er mit dem Messer suchen. Dann habe ich ihn angeschrien, und hat er fallen lassen, das Messer. Und dann sagt er: `Nee, nee, Papa, ich mach ja nicht.´ Aber da kriegt man Angst! Da zieht man Kind groß und will alles richtig machen, damit wird er guter Mensch, und dann kifft er ständig."
„Herr Tenragal, Sie machen sich auch ein bisschen Vorwürfe, ob Sie alles richtig gemacht haben bei Ihrem Sohn, ja?"

„Ja, eigentlich so dachten wir schon, haben wir fast alles richtig gemacht. Aber Sorgen macht man doch."
„Und Sie geben dem Kiffen auch eine große Mitschuld. Das stimmt zwar schon, aber nicht nur; ich gebe Ihnen Recht, Kiffen ist gerade für Menschen mit psychischen Krankheiten *gar nicht gut.*" Die letzten Worte betone ich extrem. „Aber das Kiffen alleine hat Ihren Sohn nicht krank gemacht. Es ist bewiesen, dass exzessives Kiffen den Ausbruch einer Schizophrenie um bis zu sechs Jahre beschleunigen kann, aber der eigentliche Grund für das schlimme Verhalten Ihres Sohnes ist seine Krankheit. Und diese Krankheit, die Schizophrenie, geht auch nicht so einfach von alleine weg."
Ich bin mir nicht sicher, wie viel die Familie Tenragal schon über die Schizophrenie weiß.
„Dennoch ist sie gut behandelbar. Aber es gibt da einige Punkte, die einfach wichtig sind: Die Medikamente müssen *regelmäßig* genommen werden. Drogen nehmen und kiffen geht dazu *überhaupt nicht*. Ein regelmäßiges Leben, regelmäßig zum Arzt gehen und vor allem: die Krankheit akzeptieren."
Nun ist es einen Moment still. Ich stelle mir vor, wie es in den Köpfen der Angehörigen rattert. Herr Müller bricht als erster das Schweigen:
„Wie ist es denn mit der Depression? Wie stehen da die Chancen, dass sie behandelt werden kann? Geht die irgendwann wieder weg? Ich habe nämlich auch die Schnauze voll!"
„Ja, Herr Müller, Sie sind ganz schön …"
Mist, Hilfe! Was sage ich denn jetzt bloß? Mir fehlt das richtige Wort …
„äh… mitgenommen von der Depression Ihrer Frau. Grundsätzlich ist die Depression eine Krankheit, die wirklich sehr gut behandelbar ist. Und wir hier in dieser Klinik haben wirklich viel Erfahrung mit der Behandlung der Depression. Es gibt neben der medikamentösen Therapie auch Psychotherapie und andere ergänzende Therapieverfahren. Ich bin da auch sehr zuversichtlich. Den allermeisten Patienten hier konnten wir schon sehr gut helfen. Circa 85 % der erkrankten Patienten erreichen ihr altes Leistungsniveau zu 100 % wieder. Ein Teil der restlichen Patienten

erreichen aber auch bis zu 90 % ihres alten Leistungsniveaus. Nur ein ganz kleiner Teil der Menschen ist `therapierefraktär´, das heißt, dass die Erkrankung mit den gängigen Therapien nicht genügend behandelbar ist. Und da Ihre Frau schon mehrfach Depressionen hatte, konnte sie auch schon behandelt werden. Sie sind im Moment wahrscheinlich total erschöpft und haben keine Geduld, auf die Genesung zu warten. Sie können wahrscheinlich gar nicht gut abschalten und sich ausruhen; Ihre Frau ist aber bei uns sicher. Sie können sich doch wenigstens ein bisschen Zeit für sich nehmen?"

„Stimmt, Frau Knick, ich habe gar keine Geduld. Ich möchte, dass meine Frau sofort gesund wird. Ich reiße mir den Arsch auf, versorge sie von vorne bis hinten, bereite ihr Frühstück, muntere sie auf, gehe mit ihr spazieren, nur für sie. Ich selber brauche das nicht, dieses ewige Herumlatschen in der Natur. In der letzten Woche vor ihrer Krankenhauseinweisung wollten wir mal zusammen einkaufen gehen. Na gut, ich habe sie auch irgendwo gedrängt! Dann sind wir also im Supermarkt, haben alles im Wagen, stehen an der Kasse und mitten beim Anstehen, kurz vor dem Band fängt sie an zu heulen, ja, sie kann nicht mehr, alle Leute würden sie angucken. Ich sage: `Ja, Liebling, wenn du weinst, gucken dich wirklich alle Leute an.´ Sie sagt: `Nein, die Leute gucken mich an, weil ich unwert bin.´ Ich dachte noch, au weia, was für einen Film schiebt die denn jetzt? Und da lässt sie auch schon alles stehen und liegen und geht raus. Ich habe ihr hinterhergerufen, aber sie ist einfach raus. Und ich bin dann auch raus, hinter ihr her. Wir waren fast an der Kasse und fertig, aber ich habe alles stehen und liegen lassen und bin raus. Für mich war das auch furchtbar peinlich. Sie müssen sich das bitte vorstellen: Wir leben praktisch wie Bruder und Schwester nebeneinander her. Oder wie ein hundert Jahre altes Ehepaar. Der Tag ist wirklich nur noch grau. Und ich habe wirklich Stress, weil ich ja `nebenbei´ noch arbeiten gehen muss. Ich habe nicht frei. Ich muss mich um das Geldverdienen kümmern."

„Okay, da haben Sie dann irgendwann keine Energie mehr, Ihre Frau zu bedienen. Ihr Leben ist ziemlich anstrengend."

Das mit der sexuellen Frustration lasse ich vorerst lieber aus. Das ist mir entschieden zu intim in diesem Rahmen.
„Ja, ist es! Und ich will meine Frau wiederhaben! Ich meine, gut in Gesundheit und Krankheit und so weiter ... Aber ich sehe vor lauter Leiden gar nicht mehr meine Frau. Ich sehe nur so eine leidende, vorgealterte Greisin. Tschuldigung, ich bin ungerecht - es hätte jeden treffen können, auch mich. Hat es aber nicht. Ich hatte früher mal eine Partnerin. Ich möchte ihr helfen, aber ich habe das Gefühl, je mehr ich mich um sie kümmere, je mehr ich mache, desto mehr wird sie zu einem verhätschelten Trauer-Objekt!"
Herr Müller ist ja wirklich sehr aufgebracht! Genau hier liegt das Problem: Er nimmt seine Frau jetzt anders wahr. Seine Partnerschaft steht auf dem Spiel. Wenn er es nicht schafft, auch in seiner kranken Frau seine Ehepartnerin zu sehen, kann es sein, dass er sich emotional von ihr abwendet. Auch, wenn er sie weiterhin pflegt und sich um sie kümmert. Und ich finde es wahnsinnig bewundernswert, dass Herr Müller es schafft, so offen über seine Probleme und die Probleme seiner Ehe zu sprechen, denn die hat er. Jetzt wende ich eine Schock-Therapie an:
„Herr Müller, was würden Sie denn eigentlich machen wollen? Ich meine, im Moment ist Ihre Frau noch schwer krank. Aber worauf hätten *Sie* denn eigentlich Lust?"
Herr Müller legt den Zeigefinger in Denker-Pose unter die Nase und atmet vernehmlich. Jetzt bin ich ja gespannt.
„Ich würde gerne ganz normal weitermachen. Sie nicht behandeln, als ob sie aus Zucker wäre. Ihr einfach mal sagen, wenn mich was nervt oder ich was nicht möchte."
„Okay, verstehe. Ein bisschen mehr Realität einziehen lassen?"
„Ja, so in etwa."
„Und was hindert Sie denn eigentlich daran?"
Alter Schwede, das war ganz schön provokant von mir. Deshalb schenke ich ihm ein freundliches Lächeln. Zur Wiedergutmachung, sozusagen.
„Ja, was hindert mich denn daran ...? Ich habe, glaube ich, Angst, dass ich bei meiner Frau was kaputtmache, wenn ich ein bisschen harsch bin.

„Okay, es ist also Fürsorge, dass Sie Ihre Frau bedienen, ihr alles abnehmen und sich total nach ihr richten. Das kann ich gut verstehen. Und dennoch ist es nicht notwendig, dass Sie Ihr ganzes Leben für Ihre kranke Frau umstellen."
Auch ich habe jetzt die volle Aufmerksamkeit aller anwesenden Angehörigen. Deshalb gucke ich in die Runde.
„Wenn jemand schwer krank ist, nimmt man von alleine Rücksicht. Aber irgendwann darf man auch wieder seine eigenen Belange äußern. Sie dürfen Ihrer Frau ruhig sagen, wenn Sie etwas nicht möchten. Wenn Sie nur noch gelegentlich Lust haben auf Spaziergänge in der Natur oder wenn Sie ihr Lamentieren nicht unbegrenzt hören möchten. Und das gilt natürlich für Sie alle: Formulieren Sie Ihre Bedürfnisse. Am besten, so konkret wie möglich. Ihr Angehöriger kann krankheitsbedingt keine Empathie zeigen." Ich weiß nicht, inwiefern allen Angehörigen das Wort \`Empathie´, also Mitgefühl, sich in andere hineinversetzen können, bekannt ist. Ich erkläre es lieber. „Ihre Angehörigen können sich nicht in Ihre Situation hineinversetzen. Deshalb ist es *Ihre* Aufgabe, Ihren kranken Angehörigen zu erklären, wie es Ihnen selber geht und zu formulieren, was *Sie* möchten und was nicht."
Gerade Herr Müller guckt sehr interessiert.
„Ja, aber nicht, dass sie dann völlig zusammenbricht und gar nicht mehr gesund wird."
„Ihre Frau wird auch wieder gesund, wenn Sie ein bisschen an sich denken und Ihre Bedürfnisse klar äußern. Im Gegenteil: Es ist wichtig, dass Sie auch an sich denken und sich ein bisschen pflegen. Damit bringen Sie Ihrer Frau auch ein bisschen Realität zurück."
Herr Müller nickt intensiv, die Lippen zusammengebissen. Ich schaue auf die Uhr. Die Stunde ist vorbei. Wenn ich nicht gleich die Runde auflöse, werden es die Patienten der Selbsthilfegruppe tun, die sich hier in der Klinik angesiedelt haben. Deshalb zwinge ich mich, etwas abrupt, aber ganz pünktlich Schluss zu machen:
„So, nun müssen wir leider zum Ende kommen. Die Zeit ist um und die nächste Gruppe will in den Raum."
Der Onkel von Herrn Tenragal lehnt sich zu mir über den Tisch.
„Vielen Dank, Frau Knick!", sagt er mit offenem Gesichtsausdruck.

„Sehr gerne!“, antworte ich.
Die Angehörigen verabschieden sich und ich sammle meine Hefte und Flyer zusammen. Dann fahre ich mit meinen Sachen mit dem Fahrstuhl zurück auf Station.

Die Dynamik der Selbstverletzungen ...

Das war ja wieder eine tolle Angehörigengruppe! Als ich wieder zurück zur Station komme, frage ich mich, was mich dort wohl erwartet. Es scheint aber ruhig zu sein. Ein paar Patienten zeigen `Kanzelpräsenz´ und sitzen ganz entspannt in den Sesseln vor dem Dienstzimmer. Ich erwische mich bei dem Gedanken, dass es hier richtig gemütlich sein kann. Ich fühle mich ein bisschen zu Hause. Klar, ich verbringe ja auch viel Zeit auf Arbeit! Ich kenne viele Menschen, die in diesem Haus arbeiten oder sonst irgendwie damit zu tun haben. Ich kenne viele Patienten und habe keine großen Schwierigkeiten mit meiner Arbeit. Was jetzt nicht heißen soll, dass sie immer total easy ist. Aber grundsätzlich glaube ich zu wissen, in welche Richtung sich meine Arbeit bewegen sollte. Ich nehme selten etwas mit nach Hause. In letzter Zeit habe ich aber etwas Bauchgrummeln auf Arbeit. Und ich weiß, woran das liegt: an Frau Sanchez. Nicht, dass sie mir etwas getan hätte, im Gegenteil, ich habe nicht viel Kontakt mit ihr. Alle anderen Kollegen kennen die junge Frau besser als ich und da will ich mich ihr auch nicht aufdrängen. Im Rahmen ihrer depressiven Symptomatik kommt sie nicht häufig zu uns Pflegenden. Und mit ihrer Bezugsschwester Nicole, die wirklich sehr intensiv mit ihr arbeitet und sehr engagiert ist, ist sie sehr gut bedient. Nicole war schon bei Fr. Sanchez' ersten Aufenthalt ihre Bezugsschwester.
Und genau in diesem Moment wird mein Bauchgrummeln zu manifesten Bauchschmerzen. Ich sehe nämlich Frau Sanchez im Flur vor dem Tagesraum stehen, ins Nichts gucken und sich die Prothese dabei halten. Ich gehe zu ihr hin.
„Hallo, Frau Sanchez. Sie stehen auf dem Flur und gucken so ... ins Nichts, ist irgendwas passiert?"
Jetzt sehe ich, dass die Patientin weint. Leise läuft eine Träne die Wange hinunter. Ich denke, was bin ich für ein unsensibler Idiot, dass ich das nicht vorher bemerkt habe. Doch mich zu ärgern bringt nichts. Die Patientin guckt mich einmal kurz an, guckt dann wieder ins Nichts.
„Es hat alles keinen Sinn mehr." Pause. „Ohne mein Baby hat alles keinen Sinn mehr."

Mein Magen zwickt ziemlich doll. Was soll man da sagen?? Die Patientin hat Recht. Es hört sich pathetisch an, aber wie soll man das Leid einer Mutter um ihr Kind, das sie nicht haben darf, lindern?
„Sie denken an Ihr Baby“, versuche ich so freundlich wie möglich zu sagen.
Erst mal sagt die Patientin nichts. Dann verzieht sie ihr Gesicht, macht einen lauten Schrei, dass ich mich erschrecke und mich zusammenreißen muss, nicht einen Schritt nach hinten zu machen. Sie sagt laut:
„Jaaaaa!!! Ich denke NUR und STÄNDIG an mein Baby.“
„Sie müssen immer nur an Ihr Baby denken. Sie können an gar nichts anderes denken ...?“
Frau Sanchez sagt gar nichts mehr. Da bin ich auch ratlos. War es falsch, zu spiegeln? Dann mache ich es eben anders:
„Wie alt wäre Ihre Tochter denn jetzt, wenn ich fragen darf?“
Diese Frage habe ich gerade saublöd formuliert, wie mir gerade auffällt. Aber gesagt ist gesagt, man kann es nicht zurücknehmen. Das Baby *ist* jetzt drei Jahre alt, wie ich weiß. Nicht *wäre*. Das Baby lebt und ist mittlerweile kein Baby mehr. Lebt eben nur nicht bei der Patientin. Frau Sanchez atmet schwer, öffnet mehrmals den Mund, um zu antworten. Schließlich sagt sie:
„Drei.“
Gott sei Dank habe ich jetzt wieder einen Plan.
„Drei Jahre ist die Kleine schon alt ...? Das ist ja doll, wie die Zeit vergeht. Da ist sie sicher ein munteres kleines Mädchen, das gerade in der Böckchen-Phase ist.“
Dabei schenke ich Frau Sanchez ein ehrlich gemeintes Lächeln.
„Sie ist ja kein Baby mehr. Das würde sie sicher gar nicht gerne hören, dass sie ein Baby ist.“
„Aber für mich bleibt sie immer mein kleines Baby.“
„Das glaube ich Ihnen gerne. Immerhin lebt das Mädchen ja. Das ist ein Riesenglück. Bitte verstehen Sie mich nicht falsch. Ich kann verstehen, dass Sie ein Riesenloch im Herzen haben, wo Ihre Tochter hingehört ...“
Bei diesen Worten bricht die Patientin in Tränen aus. Toll gemacht, Karin! Das war ja ein Super-Gespräch. Auf der anderen

Seite: Die Patientin hat schon vorher geweint. Und viele Patienten empfinden es als entlastend, wenn Sie mal richtig weinen können. Das können nicht alle Menschen, die depressiv sind. Jetzt hilft nur noch die Commitment-Strategie `schonungslose Kongruenz´:
„Verzeihen Sie, ich wollte Sie doch keinesfalls zum Weinen bringen. Aber ich wollte Ihnen mein Mitgefühl ausdrücken."
Oh ja, das möchte ich. Nicht Mitleid - ich werde nicht mitleiden mit dieser Frau! Aber Mitgefühl möchte ich ihr gerne entgegenbringen. Frau Sanchez guckt mich kurz an, dann wieder zu Boden. Tatsächlich weint sie jetzt weniger. Sie schnieft noch einmal.
„Danke, das ist nett."
Nett??
„Aber es tut sooooo weh!!"
„Das glaube ich Ihnen."
Kurze Pause, kurz wirken lassen. Ich lächele sie an.
„Und Ihre Depression ist auch zum Teil Schuld an diesem Schmerz. Immerhin ist Ihre Depression gut zu behandeln. Und es wird Ihnen wieder besser gehen. Das können Sie jetzt noch nicht glauben. Aber wir haben sehr viel Erfahrung damit. Ich verspreche Ihnen: Es wird Ihnen wieder besser gehen! Bestimmt."
Die letzten Worte habe ich leise und eindringlich gesagt. Frau Sanchez hat mich von unten von der Seite angeschaut. Jetzt fällt mir überhaupt erst auf, was für eine Schönheit Frau Sanchez ist! Ein ebenmäßiges, zartes Gesicht mit wunderschöner Haut und schönen, aber sehr traurigen Augen. Zu meiner Verwunderung nickt Frau Sanchez. Und macht sich etwas größer, richtet sich vor mir auf. Schließlich sieht sie mir kurz in die Augen und sagt:
„Danke!"
Dann geht sie langsam in Richtung ihres Zimmers. Jetzt muss ich aber auch erst einmal tief durchatmen. Das tieftraurige Weinen und der Schmerz der Patientin haben mich berührt. Ich gehe weiter, will gerade ins Dienstzimmer gehen.
Da kommt Frau Hansmann auf mich zu, so als ob sie auf mich gewartet hätte.
„Frau Knick, wenn Sie Zeit haben, können Sie dann meinen Verband neu machen?"

Jetzt muss ich kurz umswitchen, innerlich kurz durchatmen. Okay. Ich erinnere mich an ihre Ritzerei. Seit dieser Ritzattacke vor ein paar Tagen muss ihre Wunde täglich verbunden werden. Die Schnitte waren ziemlich tief und wurden `gestripped´, also mit einem speziellen Wundverband zusammengehalten. Das hat übrigens nicht die Ärztin Dr. Brinkmann gemacht, die sich mit Wundversorgung nicht besonders gut auskennt, sondern meine Kollegin Dilara.
„Kein Problem. Ich spreche gleich mal ab, wann ich frei bin. Moment, ich sage Ihnen gleich Bescheid."
Meine Kollegen Sabine und Katharina sitzen im Dienstzimmer und essen eine Kleinigkeit. Da bekomme ich auch gleich Hunger. Und Appetit ...! Was könnte ich denn nur essen? Was Süßes, Kleines, Feines ...? Oder lieber eine Boulette mit ordentlich viel Senf? Wieso denke ich eigentlich gerade *jetzt* ans Essen? Jedenfalls wirken meine Kolleginnen sehr entspannt mit ihren Schnittchen und Gurken- und Tomatenscheiben. Sie begrüßen mich nett. Ich erzähle kurz von der Angehörigengruppe und von meiner Begegnung mit Frau Sanchez.
„Eben im Flur stand Frau Sanchez und hat herzzerreißend geweint."
Äh, herzzerreißend hat sie eigentlich erst geweint, nachdem ich sie angesprochen habe. Aber dieses Detail lasse ich aus.
„Sie denkt an ihr Baby. Das ist wirklich sehr traurig!"
„Ja, wirklich, ist es", sagt Katharina. „Aber sie hat ihr Baby ja auch im Stich gelassen. Jetzt ist es bei einer Pflegefamilie; ist besser so."
Irgendwie möchte ich mich jetzt nicht weiter mit der Problematik von Frau Sanchez belasten. Meine Magenschmerzen sind nur noch Magengrummeln. Aber das meldet sich zurück. Lieber das Thema wechseln.
„Sagt mal, Frau Hansmann möchte ihren Verband erneuert haben, wann kann ich den denn machen? Gibt's jetzt etwas, was ich in diesem Moment noch dringender machen müsste?"
„Ach, eigentlich kannst du den Verband auch jetzt gleich machen, wenn du willst." Okay, dann also jetzt. Ich nehme Frau Hansmann mit ins Labor, das ja eigentlich für solche Unterfangen wie Verbandswechsel oder ähnliches der richtige Ort ist. Sie folgt mit

leicht gesenktem Kopf. So langsam ich auch den Flur entlanglaufe, Frau Hansmann läuft noch etwas langsamer. Also gebe ich es auf und gehe langsam vor. Im Labor angekommen, setzt sich Frau Hansmann gleich auf die Trage. Ich ziehe mir Handschuhe an und fange an, den Verband aufzuschneiden.
„Wenn irgendwas weh tut, sagen Sie mir Bescheid, Frau Hansmann."
Die Patientin lächelt wissend. Sie ist eine Borderline-Patientin, da gehören Selbstverletzungen häufig zu ihrem Verhaltensmuster, wenn sie mit Stress nicht mehr klarkommt.
„Ich weiß schon", sage ich, „Sie sind hart im Nehmen. Sie dürfen mich trotzdem teilhaben lassen an Ihren Schmerzen."
Wieder lächelt sie wissend und nickt dabei.
„Nehmen Sie es mir nicht übel, Frau Hansmann, aber ich werde es wohl nie verstehen. Sich selber zu verletzen, das kann ich mir partout nicht vorstellen."
Jetzt habe ich etwas sehr Persönliches über mich verraten. Aber ich bin keine Maschine und darf auch mal Gefühle zeigen, finde ich jedenfalls. Der Verband ist ab, aber die Kompresse klebt auf der Wunde. Ich öffne eine Ampulle Kochsalzlösung und träufle die Lösung auf die Wunde, damit die Kompresse abgeht.
„Ich finde es ja selber nicht schön …"
„Frau Hansmann, ich mache Ihnen um Himmels willen keine Vorwürfe!"
Das wäre auch therapeutisch extrem sinnlos. Außerdem nehme ich mir das nicht heraus, über andere Menschen zu urteilen. Jedenfalls in den meisten Fällen.
„Nein, nein, ist schon okay. Ich finde mein Verhalten ja selber blöd. Aber ich kann es eben nicht abstellen."
„Hm, Sie können es nicht abstellen … Was ist denn das Schlimmste daran? Ich habe gelesen und gehört, dass Ritzen doch eigentlich Spannungen abbauen soll und Menschen wieder \`erdet´. Aber letztens haben Sie auch Ihre Bedarfsmedikation benötigt, *nachdem* Sie sich schon verletzt hatten. Das hat mich verwundert."
„Ja, da war die Bedarfsmed eigentlich gegen das schlechte Gewissen."

„Sie haben ein schlechtes Gewissen. Wem gegenüber denn eigentlich, und weshalb?“
„Gute Frage.“ Sie denkt einen Moment lang nach. Ihr Blick schweift dabei im Raum herum.
„In erster Linie meiner Freundin gegenüber. Und auch meiner Wohnbetreuerin gegenüber.“
Frau Hansmann hat angeblich eine Freundin. Ob sie zu dieser tatsächlich eine sexuelle Beziehung hat, ist mir nicht klar und geht mich auch nichts an. Vielleicht geht sie damit einfach dem Gerede aus dem Weg, ob sie in einer Partnerschaft sei. Diese Freundin wohnt mit ihr in einer Wohneinrichtung für chronisch-psychisch Kranke.
„Aha, Sie haben das schlechte Gewissen Ihrer Freundin und der Wohnbetreuerin gegenüber. Haben die denn kein Verständnis dafür?“
„Doch, aber ich will das ja selber nicht. Es ist schwierig. Ich würde schon gerne damit aufhören. Es ist nicht normal. Man ist damit wie ein Freak. Und meine Arme und Beine sehen immer krasser aus. Aber ich mache es trotzdem immer wieder. Wenn es mir gut geht, sage ich mir, ich ritze nie wieder. Und wenn es mir dann schlecht geht, mache ich es trotzdem.“
Irgendwas an dieser Geschichte kann ich gut nachvollziehen. Ich kann aber noch nicht genau erkennen, was. Jetzt ziehe ich sanft an der nassen Kompresse und sie geht von der Wunde ab. Die Wunde sieht immer noch sehr ekelig aus, aber da es nicht mehr blutet, kratzt es mich auch nicht mehr. Ich beginne, sie mit sterilen Kompressen abzutupfen.
„Die Wunde sieht ganz okay aus. Aber das letzte finde ich ja höchst interessant. Das müssen Sie mir bitte genauer erklären. Sie nehmen sich vor aufzuhören und wenn es Ihnen schlecht geht, tun Sie es doch.“
Das hört sich zugleich ziemlich banal und gleichzeitig nach süchtigem Verhalten an, auch wenn die Definition von Sucht der WHO nicht auf das Ritzen passen würde. Diese Definition ist nämlich auf stoffgebundene Süchte zugeschnitten. Grundsätzlich ist demnach Abhängigkeit ein Zustand periodischer oder chronischer Intoxikation, die dem Individuum oder der Gesellschaft

schadet. Dann gibt es noch Indikatoren für Abhängigkeit: eine Gewöhnung an den Suchtstoff, Toleranzentwicklung, notwendige Dosissteigerung (um dasselbe Ergebnis zu erreichen), Entzugssyndrom bei Abstinenz (physisch oder/und psychisch). Beim Ritzen gibt es nicht direkt eine Dosissteigerung, Entzugssyndrom oder Toleranzentwicklung. Aber eine Art süchtiges Verhalten, dass der Patient einfach nicht davon wegkommt, liegt schon vor. `Versklavung an die Droge´. So wird es trocken genannt. Obwohl es ihr schadet. Subjektiv und objektiv. Sie hat ein schlechtes Gewissen gegenüber ihr sehr wichtigen Personen, und Arme und Beine sind schlimm vernarbt und die Narben zum Teil dick und rot.

„Genau. Ich habe mir schon so oft vorgenommen, nicht zu ritzen. Wenn ich das schon einige Zeit geschafft habe, hatte ich danach jedes Mal einen besonders heftigen Rückfall."

„Wie passiert das denn, dass Sie sich ritzen? Kommt das völlig spontan, quasi raptusartig über Sie?"

„Nein, nein, zum Schluss passiert es spontan. Aber es hat einen langen Vorlauf."

„Spontan und doch mit Vorlauf. Das verstehe ich nicht."

„Na, meistens fange ich an, darüber nachzudenken, was ich machen könnte."

„Wie, was Sie machen könnten? Um sich zu verletzen?"

„Genau. Wenn ich Stress habe, dann schießen so einzelne Gedanken ein."

Jetzt bin ich gefesselt und zutiefst fasziniert.

„Also, es schießen Ihnen Gedanken ein, womit Sie sich verletzen könnten."

„Ja, aber nicht nur das. Auch, wo ich es machen könnte, und in welcher Situation. Welche Musik ich dazu höre."

„Aha, Sie hören Musik dazu. Die Musik beeinflusst also zusätzlich Ihre Stimmung?"

„Ja, könnte man sagen."

„Und dann?"

„Ich versuche, diese einschießenden Gedanken abzuwehren. Ich will es ja nicht machen. Aber wenn ich mich diesen Gedanken

besonders lange widersetze, wird die Selbstverletzung meistens auch besonders krass."
„Hm, da haben Sie ja gar keine Möglichkeit, dem zu entkommen?"
Ich bin mir nicht sicher, wie sinnvoll meine Zusammenfassung ist. Aber alles andere hat jedenfalls auch nicht geholfen. Ich wickle einen neuen Verband um die Wunde, auf der jetzt zwei saubere, trockene Kompressen liegen.
„Meistens ist es so: Wenn die Gedanken anfangen zu kreisen, habe ich verloren. Womit und wie ich was mache."
Interessant finde ich, dass die Patientin oft von `was machen´ redet, und selten von `Selbstverletzung´ oder `Ritzen´. Das ist klar eine Bagatellisierung. Sie fährt fort:
„Aber auch wann, in welcher Situation, mit welcher Musik, wem ich es hinterher zeige oder nicht und so weiter …"
Ich fasse für mich zusammen: Die Selbstverletzung der Patientin ist vom Anfang bis zum bitteren Ende durchinszeniert. Nichts ist dem Zufall überlassen. Sie muss dann nur noch alle Punkte `abarbeiten´, alles ist schon geplant und im Kopf hat sie sich längst geritzt. Der Knackpunkt: Die Patientin leidet und steckt ganz sicher in ihrem persönlichen Teufelskreis.
„Das hört sich wirklich sehr schwierig an."
Ich habe angesichts so viel Leids keine Ahnung, was ich ihr sagen kann. Ich muss mich da irgendwie herausmanövrieren.
„Ich hoffe sehr, dass Sie bald etwas finden, das Ihnen hilft. Ich habe ehrlich gesagt gar keine Ahnung, was ich für Sie tun kann."
„Ist schon klar. Darüber zu reden hat mir auch schon geholfen."
Das wiederum freut mich. Und verwundert mich gleichermaßen.
Ich gehe zurück ins Dienstzimmer und denke über das, was ich gehört habe, nach. Ich habe etwas sehr Aufschlussreiches gehört, das mir gleichzeitig unglaublich bekannt vorkommt. Jetzt merke ich wieder: Ich habe Hunger. Was könnte ich denn nur essen? Und: Worauf habe ich eigentlich Appetit? Sollte ich was bestellen, sozusagen zur Feier des Tages? Oder ein Brot mit Käse, Salami und Ketchup als `Pizza-Ersatz´? Sehr entschlossen bin ich nicht. Als ich zurück im Dienstzimmer bin, mache ich mir einen Überblick über die Dinge, die da sind: Wie üblich ein paar Happen

Schokolade von irgendwem, Stulle mit Brot, Kräuterquark, eine Gurke und eine Tüte zwei Jahre altes Müsli von einer Kollegin, die schon lange nicht mehr bei uns arbeitet. Ich schaue mal, was bei den Patienten übrig geblieben ist. Mit dem Essen im Krankenhaus ist es so wie mit dem Falschparken: Es ist überall verboten und alle machen's. Alle, mehr oder weniger. Es soll ja sogar Leute geben, die *nicht* falsch parken. Okay, so gibt es auch Kollegen, die nichts im Krankenhaus essen. Aber das sind sehr wenige. Und es wird ja auch nur das gegessen, was die Patienten übrig lassen. Wie sagte Dilara mal so schön: \`Wir sind ja schließlich ein katholisches Haus. Da ist es wichtig, dass große Mengen an Lebensmitteln weggeschmissen werden!´ Also, ehrlich … Da ich ganz knapp vor dem Verhungern bin, nehme ich mir von dem alten Müsli, das ich mit Milch übergieße und mit den Schoko-Resten auffpeppe. Ich setze mich also wieder zu meinen Kollegen.
„Na", sagt Sabine, „hast du noch was gefunden?"
„Naja, gerade noch so. Ich habe echt Hunger und ihr wollt ja nicht, dass ich schlechte Laune bekomme, oder?"
Auch Katharina kennt meine sprichwörtliche schlechte Laune.
„Um Gottes willen, setz dich bloß hin und iss was!"
Dem gehorche ich dann gerne. Dann gucken sich meine Kolleginnen an, schließlich kommt Sabine zuckersüß an:
„Du-uu-uu, was meinst du denn: Es ist ja im Moment ganz ruhig hier. Ob wir mal …?"
„Ja, ja, geht mal rauchen!"
Und ganz schnell sind sie weg. Ich setze mich hin und schaufle Müsli in mich hinein. Ja, genau so habe ich mir mein Abendbrot vorgestellt. Schmeckt ganz gut, obwohl das Müsli schon etwas pappig ist. Ich esse eine Weile und lese dabei eine Zeitung. Ich bin fast fertig, da kommt eine Patientin. Frau Huus steht an der Tür.
„Frau Knick, darf ich Sie mal kurz sprechen?"
Leider wartet Sie gar nicht auf eine Antwort, auch nicht auf ein \`ja´, sondern sie redet gleich weiter: „Ich finde es ja unmöglich, wie manche Patienten sich hier benehmen. Also, wir sind ja alle krank und brauchen unseren Freiraum. Aber das endet ja wohl da, wo andere Patienten belästigt werden! Diese eine Patientin ist

ja so ekelig, Verzeihung, das darf man ja nicht sagen. Aber es ist so, die nimmt einfach Belag, Wurst und Käse mit der Hand weg."
Ich habe mein Essen jetzt verlassen und gehe zur aufgebrachten Patientin an die Dienstzimmertür.
„Oh, das tut mir aber leid, Frau Huus. War denn keiner meiner Kollegen beim Abendbrot dabei?"
Es gibt die Absprache, dass ein Kollege bei den Mahlzeiten dabei ist, wenn wir manische oder anders auffällige Patienten haben. Und da ich zu dieser Zeit von Station weg in meiner Angehörigengruppe war, hatten meine Kollegen deutlich mehr zu tun.
„Ihre eine Kollegin kam dann gleich dazu, aber da hat sie schon alles angegrapscht."
„Tut mir sehr leid, Frau Huus. Kommen Sie doch das nächste Mal bitte früher, und sagen Sie uns gleich Bescheid."
„Kann man die denn nicht woanders hin bringen? Eigentlich gehört sie doch nicht hierher. Wir brauchen alle unsere Ruhe hier."
Jetzt ist Frau Huus eindeutig zu weit gegangen.
„Also, Frau Huus, das geht jetzt auch nicht. Ich weiß schon, wen Sie meinen, aber die Patientin ist hier goldrichtig auf Station. Bitte kommen Sie zu mir, wenn Sie Probleme haben. Und versuchen Sie bitte trotzdem, etwas Geduld zu haben."
Dieses Verhalten macht mich sauer. Ich habe ja gerne Verständnis. Aber das hier geht zu weit. Auf der anderen Seite ist es ein gutes Zeichen für Frau Huus. Patienten, die mit einer Depression kommen, können ihre Rechte selten einfordern und sich für irgendetwas einsetzen. Ihre aggressiven Impulse werden abgeblockt und nach innen gerichtet, was ihre Depression ausmacht. Wenn es ihnen besser geht, können sie wieder Forderungen stellen und sich an die Grenzen der Mitmenschen herantasten. Im Klartext: Wenn Depressive anfangen herumzumeckern, geht es ihnen besser und man kann sie bald entlassen. Puh, das wäre geklärt.
Ich esse also mein Müsli weiter, obwohl mir über diese Unterbrechung ein bisschen der Spaß am Essen vergangen ist. Da kommen auch schon Sabine und Katharina wieder.
„Na, was wollte denn Frau Huus?", fragt Katharina.
„Sie hat sich über Frau Koch beschwert, weil die so ekelig isst. Da müssen wir ein bisschen mehr auf die Essensbegleitung achten,

glaube ich“, antworte ich. Eigentlich *glaube* ich nicht nur, dass wir uns mehr um die Essensbegleitung kümmern sollten, ich *weiß* es ganz genau. Aber ich will es sanft formulieren. Dennoch, mein versteckter Vorwurf ist auch Sabine nicht entgangen. Aber sie bekennt Farbe:
„Stimmt, da müssen wir mehr drauf achten.“
Als ich fertig bin, will ich einen Blick in den Tagesraum werfen, um eine Bestandaufnahme zu machen. Mittlerweile ist niemand mehr da, außer Herrn Boschem. Er sitzt vor der Musikanlage, hat die Beine auf einen anderen Stuhl gelegt und lauscht der Musik. Es ist eine CD mit Rockmusik.
„Na, Herr Boschem, Sie genießen die Musik?“
„Ja, genau, ein bisschen Power für die Seele.“
„Prima Idee. Ist das Ihre CD?“
„Ja, die habe ich mir vor über zehn Jahren gekauft. Unvorstellbar, dass die ganzen guten, teuren Sachen heute als `Oldies´ gelten. Von wegen `Oldies´! Ich bin doch noch nicht alt!“
Da muss ich auch schmunzeln. Offensichtlich ist Herr Boschem gerade gut drauf.
„Auf keinen Fall sind Sie alt! *Sie* doch nicht! Vielleicht sind Sie *weise*, aber *alt* doch nicht!“, scherze ich mit überzeichneter Entrüstung.
Herr Boschem lächelt.
„Ich denke über Entlassung nach“, sagt er ziemlich unvermittelt.
Das erschreckt mich jetzt doch. Ich halte es für zu früh. Aber vor allem verwundert mich die Art, wie er diese Info so rausgehauen hat. Als ob er ein schlechtes Gewissen hätte und die schlechte Nachricht so schnell wie möglich loswerden will. Komisch. Wir können nur an ihn appellieren, noch zu bleiben, denn wir halten Herrn Boschem noch nicht für so weit, entlassen zu werden. Eine Handhabe, ihn hierzubehalten, haben wir aber auch nicht. Außerdem braucht man ja auch die Kooperation und Compliance des Patienten. Auch sein Behandler Dr. Oetker hat noch nichts von Entlassung gesagt.
„Ach, über Entlassung, jetzt schon? Darf ich fragen: Wie kommen Sie darauf? Ist es nicht ein bisschen früh? Fühlen Sie sich denn schon belastbar genug?“

Das mit dem `belastbar Fühlen´ ist manchmal so ein Aufhänger. Aber Herr Boschem winkt ab.
„Ach, belastbar … So ein kleiner Ausraster kann schließlich jedem mal passieren."
Auch wenn ich nicht der Meinung bin, ich werde ihm jetzt nicht widersprechen.
„Ja, na klar. Und was ist denn eigentlich der Grund dafür, dass Sie sich entlassen möchten?"
Ich fragte absichtlich nach `sich entlassen´, um klarzustellen, dass es sein eigener Wunsch wäre.
„Ach, eigentlich nichts. Aber hier rumzusitzen bringt ja auch nichts. Es ist verlorene Zeit."
„Aha, es ist für Sie irgendwo Zeitverschwendung. Was drückt Sie denn? Hatten Sie darüber ein Gespräch mit Dr. Oetker?"
„Das auch, aber es ist mir klar geworden, als ich in der Depressionsgruppe war. Da war meine Problematik eine ganz andere als die der anderen Patienten. Ich bin und bleibe irgendwie ein Sonderwesen."
Das mit dem `Sonderwesen´ ist Wunschdenken. Natürlich ist jeder Mensch irgendwo ein Unikum, aber nicht so weit, dass man einen Menschen nicht verstehen könnte. Es stimmt schon, dass Herr Boschem nicht so richtig zu den anderen Depressiven passt. Er ist nicht wirklich depressiv. Er hat eine depressive Episode im Rahmen einer narzisstischen Krise. Das ist schon ein wenig komplizierter. Aber alleine ihn an diesem Befund teilhaben zu lassen, würde ihn zutiefst kränken und gefährden. Ich versuch es anders:
„Was verpassen Sie denn gerade jetzt draußen? Wollen Sie sich denn nicht Zeit für sich nehmen?"
Das ist auch häufig ein Joker.
„Ja, klar will ich mir Zeit für mich nehmen. Aber so schlimm war mein Ausraster ja nun auch nicht …"
Hierauf antworte ich lieber nichts. Immerhin hat er sich fast umgebracht. Aber Herr Boschem will sich jetzt nicht mehr mit sich selber beschäftigen und jedes weitere Wort wäre nur Zeitverschwendung.

Anpassungsstörung – bei Angi

Ich bin zu Fuß unterwegs zu meiner Freundin Angelika, als mein Handy klingelt. Wir wohnen nur circa drei Busstationen voneinander entfernt, sehen uns aber trotzdem relativ selten. Solange wir überhaupt noch Kontakt haben, finde ich das okay. Nach meiner Stippvisite bei Angelika werde ich mich dann auf den Weg zum Nachtdienst machen. Jetzt bin ich schon kurz vor dem Ziel, als ich ans Handy gehe. `Angi´ lese ich und bin etwas verunsichert. Ich begrüße sie kurz:
„Hallo, Angi, ich bin gleich da-haa!", flöte ich ins Handy.
Wenn sie jetzt absagen wollte, wäre das echt doof für mich. Ich habe meinen Tag so eingeplant, dass ich abends bei Angelika vorbeischaue und dann direkt zur Arbeit fahre, habe alles andere für diesen Besuch verschoben. Jetzt alle Pläne über den Haufen zu werfen wäre extrem uncool. Für mich jedenfalls. Zuerst ist Ruhe am Telefon. Dann, endlich, Angis vertraute Stimme:
„... Äh, ja okay. Sonst hätte ich gefragt, ob wir unser Treffen auf etwas später verschieben könnten, aber jetzt bist du schon da! Na, dann komm mal!"
Mir kommt ein wenig die Galle hoch, merke ich. Ich denke, wenn sie mich jetzt versetzt, will ich sie erst mal lange Zeit überhaupt nicht mehr sehen. Für mich ist es dann vielleicht vorbei.
„Also, ich bin zwar fast bei dir, aber wenn's dir heute nicht passt, sage das ruhig", sage ich und denke, dann wird sie mich aber so schnell nicht mehr hören oder sehen.
„Nee, nee, ich freue mich ja auf dich! Es ist sehr unordentlich, sonst hätte ich noch ein bisschen aufgeräumt, aber dann darfst du eben nicht so kritisch gucken."
Angelikas Tonfall war richtig lieb. Okay, ich habe ihr verziehen.
„Gut, ich verspreche dir, ich helfe dir nicht beim Aufräumen."
Angelika lacht und ich lege auf.
Als ich ankomme, sitzt Deniz auf der Couch und guckt kaum hoch um mich zu begrüßen. Dafür umarmt mich Angi umso stürmischer.
„Schön, dass wir uns endlich wiedersehen! Dann komm herein, nimm Platz."

Ich sehe mich vorsichtig in ihrer Wohnung um. Ich habe ihre neue Wohnung schon mal gesehen. Damals war sie gerade ganz frisch eingezogen. Überall standen Kartons, und nur in Deniz' Zimmer standen schon ein paar Möbel und seine Spielsachen. Ein paar Möbel mehr stehen heute schon als beim ersten Mal. Ein Kleiderständer im Flur, ein attraktiver Flechtkorb daneben. Aber das Haupt-Flurelement liegt noch auf dem Boden und viele Jacken liegen auf einem Stuhl daneben. Ich gehe ins Wohnzimmer. Die Couch steht schon, auch der Couchtisch, aber in dem Bücherregal steht noch nicht ein einziges Buch. Dafür stehen mehrere Kartons vor dem Bücherregal. Ein Wohnzimmerschrank ist wohl auch nur zur Hälfte fertig, die andere Hälfte lehnt in Form von Einzelbrettern gegen den aufgebauten halben Schrank. Auch daneben stehen Kisten und Kartons. Richtig gemütlich sieht es hier nicht aus. Aber Angis Sohn scheint das nicht zu beeindrucken. Er schaut wie hypnotisiert auf den Fernseher. Mal sehen, ob er mich überhaupt wahrnimmt:
„Hallo, Deniz! Wie geht's dir denn?"
„Gut, und selbst?"
Was für eine ungewöhnliche Formulierung für einen Elfjährigen.
„Ach, ich kann nicht klagen. Was guckst du denn da Schönes im Fernsehen? Sieht nicht aus wie das Sandmännchen!"
In der Glotze hauen sich mehrere kleine animierte Knilche mit Keulen, während ein animiertes Mädchen versucht eine Blume zu retten.
„Haha, sehr lustig! Das ist `Flower's Revenge´, ist echt cool!"
„Aha, `Blumenrache´, hört sich gruselig an. Kannst du denn danach schlafen?"
„Na, danach gehe ich ja noch nicht schlafen!", sagt Deniz fast vorwurfsvoll.
Dann guckt er mich wieder an mit diesen wunderschönen, großen Augen mit unglaublich langen Wimpern. Manches ist aber auch ungerecht verteilt in dieser Welt.
„Also, was willst du trinken, Karin? Kaffee, Tee, einen Latte Macchiato, oder vielleicht lieber ein Glas Wein?"
„Danke, keinen Alkohol, ich gehe ja gleich noch arbeiten."
„Ach ja, das hatte ich schon so gut wie vergessen."

„Gerne einen Cappuccino."
Angi hat so eine schöne Kaffeemaschine mit Pads, da schmeckt der Kaffee extrem lecker. Sie geht also in die Küche, macht sich an der Kaffeemaschine zu schaffen. Ich folge ihr unauffällig. Auch in der Küche sieht's aus wie nach einem terroristischen Übergriff. Überall fliegt Zeugs umher, Gewürzstreuer, Tütensuppen, zwei Pfannen, Porreestangen, ein halb voller Beutel Mandarinen, Marmeladenglas und Honig, Nudeln ... Dabei lacht mich doch in der Küche eine wunderbare Einbauküche an!
„Mensch, Angi, bei dir sieht's ja wirklich doll aus. Warum hast du denn das Zeugs noch nicht weggeräumt? Oder sind die Schränke noch nicht benutzbar?"
„Doch, doch ... aber irgendwie habe ich so eine Sperre. Zum einen weiß ich noch nicht genau, was ich wo einsortieren möchte. Die Töpfe hier rein oder da hinten in den Eckschrank."
Sie zeigt auf Schränke und öffnet sie demonstrativ. Das ist eine tolle Einbauküche, gute Qualität. Die war in der Wohnung schon drinnen, hatte sie mir erzählt.
„Und ob ich die haltbaren Lebensmittel hier oder da verstauen soll. Aber das ist nicht das eigentliche Problem ..."
„Nein, ist es nicht? Du könntest das ja zumindest ausprobieren..."
„Naja, weiß du ... Ich habe irgendwie das Gefühl, wenn ich mich hier einniste, ist mein altes Leben mit Ali endgültig zu Ende."
Ich muss ein bisschen nach Luft schnappen. Jetzt habe ich ja nun gar keine Lust, von Ali zu hören. Im Gegenteil, bis eben fand ich es schön, Angi hier in einem neuen Rahmen, ohne Mann, zu erleben. Sie ist ja trotzdem ein vollwertiger Mensch. Ich habe auch gar keine Lust mehr, empathisch zu sein.
„Du könntest dich doch aber trotzdem ein bisschen einrichten ... alleine schon für Deniz", finde ich. Hugh, ich habe gesprochen.
„Ja, ja, du hast ja Recht. Ich habe auch schon angefangen, ein bisschen mehr einzuräumen. Im tiefsten Innern weiß ich ja, dass ich weitermachen muss. Es ist nur halt schwierig ..."
Angi guckt bedrückt auf den Boden.
„Aber ich habe schon ziemlich viel geschafft, heute Abend."
Mit meinem Cappuccino und ihrem Glas Weißwein setzen wir uns ins Wohnzimmer. Ich kann mich immer schlecht auf ein Ge-

spräch konzentrieren, wenn die Glotze läuft, aber sonst kann man noch nirgends in der Wohnung gemütlich sitzen.
„Angi, ich fürchte, du brauchst professionelle Hilfe."
Damit platze ich heraus, ohne dass ich geplant hätte, es zu sagen. Das denke ich schon eine ganze Weile. Und irgendwie tut es gut, nicht mehr geheim zu halten, was ich denke. Angi guckt zu meiner Verwunderung gar nicht sauer oder empört.
„... Du hast ja Recht. Im Grunde bräuchte ich das vielleicht wirklich ..."
`Bräuchte?, Vielleicht?´ Hallo, geht's noch?
„Habe ich mir auch schon überlegt, wirklich. Aber ich glaube, ich schaffe das so."
„Hast du also auch schon darüber nachgedacht?"
Okay. Ein Teilerfolg.
„Aber ich will's erst mal so versuchen. Ich glaube auch, wenn sich das ein bisschen eingespielt hat mit Ali ..."
„Angi, es geht hier nicht um Ali. Es geht hier um *dich*! Du bist im Moment zu nichts richtig zu gebrauchen. Die Umstände kann man manchmal nicht beeinflussen. So ist es dir ja auch ergangen. Aber irgendwie kommst du aus dieser Trauer-Nummer nicht mehr raus. Und das behindert dich, aktiv dein Leben zu gestalten."
Boah, jetzt habe ich aber den Klugscheißer raushängen lassen, Hobby-Psychologe Frau Knick am Start.
„Es tut mir wirklich sehr leid, dass dich Ali so verletzt hat und dass er eure kleine Familie zerstört hat. Aber es ist nun mal so, wie es ist. Ich will nur, dass du wieder die Oberhand gewinnst. Im Moment hängst du nur der Vergangenheit und Ali nach. Das, was du da hast, hat sogar einen Namen und ist eine manifeste Störung: Du hast eine Anpassungsstörung. Wegen solcher Sachen kommen Menschen zu mir in die Klinik. Ich will ja nicht, dass du zu mir in die Klapse kommst, aber du musst was für dich tun!"
Jetzt ist es raus. Puh! *Ich* jedenfalls fühle mich schon viel besser.
„Karin, ich weiß schon, dass ich zurzeit ziemlich neben mir stehe."

Aha, sie ist also doch ein bisschen wütend. Na, wenn sie auf mich sauer ist, sozusangen stellvertretend, dann ist das nicht sehr zielführend. Aber, schauen wir mal.
„Ich schaffe das schon. Verspreche ich dir."
„Wirklich, meinst du?"
„Versprochen!"
Jetzt sieht sie mich frontal an, setzt ein Lächeln auf:
„Wie fandst du eigentlich den Kinofilm neulich ...?"
Das nenne ich aber einen abrupten Themenwechsel ...
Wir sprechen dann noch eine Weile über unverfänglichere Themen, über den gemeinsamen Grusel-Abend, über Gott und die Welt. Sie erzählt von Deniz. Ich glaube, er meistert die Trennung von seinem Vater im Rahmen dessen, was möglich ist, ganz gut. Schließlich ist es kurz nach 21.00 Uhr und ich muss los. Angelika begleitet mich zur Tür, wir verabschieden uns mit einer herzlichen Umarmung. Dennoch habe ich das Gefühl, dass unsere Freundschaft einen kleinen Knacks abbekommen hat. Vielleicht keinen irreparablen Schaden, aber ich habe auch Zähne gezeigt und dass ich auf ihr Verhalten kritisch gucke und keine Lust habe, mir immer dasselbe anzuhören. Es war nötig, dennoch fehlt mir das Gefühl, etwas gut gemacht zu haben. Auf dem Weg zur Arbeit denke ich darüber nach. Zu einer richtigen Lösung komme ich nicht. Wie soll das nur weitergehen?

Nachtdienst

Als ich auf Station ankomme, schlägt mir gleich eine Welle schlechter, warmer und abgestandener Luft entgegen. Die Luft hier drinnen ist zu jeder Jahreszeit unerträglich!
Da muss ich noch schnell für kleine Krankenschwestern gehen, und als ich mir die Hände waschen will, ist die Seife im Seifenspender alle. Na toll ... Okay, ausnahmsweise nehme ich Händedesinfektionsmittel zum `Händewaschen´. Doch auch hier drücke ich den Hebel vergebens. Auch das Desinfektionsmittel ist alle. Ich habe noch nicht einmal meinen Dienst angetreten und bin schon das erste Mal bedient. Also rein ins Jungsklo - da gibt es noch Seife, und sogar Desinfektionslösung ist vorrätig. Das haben die Putzfrauen dann wohl heute nicht aufgefüllt, denn gestern Mittag war schon extrem wenig Seife im Spender und auch Desinfektionsmittel kam nur nach häufigem Hebeldrücken. Hm, kann schon mal passieren. Trotzdem blöd.
Ich kenne fast alle unserer Stationshilfen und Putzfrauen (und -Männer) einigermaßen und lege Wert darauf, mit allen ein bisschen zu plaudern. Sie leisten eine hervorragende und wichtige Arbeit. Wie sagte Mahatma Gandhi so schön: `Jede Arbeit, die getan werden muss, ist wichtig.´ Dem kann man kaum noch etwas hinzufügen. Ohne sie könnte der Krankenhausbetrieb nicht laufen. Aber dennoch ist das Verhältnis Putzfrauen und Stationshilfen - Krankenschwestern und -Pfleger nicht immer unbeschwert. Auf der anderen Seite sollen wir den Stationshilfen zuarbeiten. Nachts sollen wir die Küche aufräumen und schmutziges Geschirr in den Spüler räumen. Und damit bin ich nicht einverstanden. Ich bin Krankenschwester und keine Putzfrau. Nicht, dass es ein schlechter Beruf wäre. Ich habe in der Vergangenheit auch mal als Produktionsgehilfe am Fließband gearbeitet, und es war völlig okay. Wie gesagt, ich wertschätze die Arbeit der Stationshilfen und Putzfrauen, aber ich bin keine. Ich bin Krankenschwester. Ich wertschätze auch die Arbeit unserer Hausmeister. Aber ich bin auch kein Hausmeister. Es würde keiner auf die Idee kommen, dass wir nachts die Arbeit der Hausmeister übernehmen sollen. Würde ich ja auch nicht machen! Aber wer bitteschön

kommt denn auf die Idee, dass wir nachts die Arbeit der Stationshilfen übernehmen sollen? Ist mir auch egal. In meiner Jobbeschreibung steht nichts von `nachts Geschirr waschen´ und `Küche aufräumen´. Und meine Jobbeschreibung habe ich diesbezüglich sehr aufmerksam durchgelesen! Ich räume noch nicht einmal meine Küche zu Hause auf, geschweige denn auf Arbeit! Es ist nur so, dass mich daran ärgert, dass diese Anordnungen zeigen, welchen Rang und welchen Wert die Pflege hat. Krankenschwestern sind für alles Mögliche gut, was sonst noch so anfällt und sie sollen nachts Stationshilfen spielen. Sorry, ohne mich, kommt nicht in Frage.
Auf dem Weg ins Dienstzimmer kreuzt Frau Huus meinen Weg, aus der Küche kommend, Richtung Patientenzimmer gehend. Die ehemals depressive Patientin ist schon wieder so fit, dass sie viel herummeckert und wenig bei sich selber ist.
„Hallo, guten Abend, Frau Huus! Na, Sie sind noch munter?"
„Hallo, Frau Knick. Ja, jetzt gehe ich langsam ins Bett. Ich habe noch ein paar Lebensmittel von Frau Koch weggeräumt. Die werden ja sonst schlecht."
„Na, das ist zwar sehr fürsorglich von Ihnen, aber das brauchen Sie doch nicht …"
„Diese Frau Koch! Die lässt ja alles liegen, ist ja so was von unordentlich. Furchtbar!"
„Aber Sie brauchen das trotzdem nicht zu tun, Frau Huus!"
„Doch, doch, ich mache das gerne …"
Jetzt hat Frau Huus schon zwei Mal meinen Einwand ignoriert, da muss ich wohl deutlicher werden.
„Sie sind doch auch Patientin hier. Auch, wenn es Ihnen zum Glück schon etwas besser geht. Aber versuchen Sie auch, diese Zeit zu nutzen. Räumen Sie nicht immer den anderen hinterher. Bleiben Sie mehr bei Ihren eigenen Bedürfnissen."
Das ist höflicher als zu sagen `Kümmern Sie sich um Ihren eigenen Kram!´
„Ja, ja, ich weiß. Aber das fällt mir so schwer."
„Eben darum sollten Sie es versuchen. Sie sind Patientin hier. Frau Koch auch, aber es ist nicht Ihr Problem, ihr hinterherzuräumen. Denken Sie daran, dass Depression auch etwas damit zu

tun hat, seine eigenen Bedürfnisse nicht zu bedienen und ständig nach außen orientiert zu sein. Sie können die Zeit hier im Krankenhaus dafür nutzen!"
Frau Huus guckt etwas bedrückt zu Boden.
„Na gut, ich werde es versuchen."
Ich glaube nicht daran, dass sie es versuchen will. Sie wollte wahrscheinlich nur etwas sagen, um mich loszuwerden. Egal.
Nun betrete ich das Dienstzimmer und werde von meinen Kollegen begrüßt. Peter und Dilara sitzen recht entspannt am Tisch und lesen irgendwelche Zeitschriften.
„Hallo, ihr Lieben!"
„Hallo, Karin! Wie geht's dir?"
„Ach, ganz gut. Und euch so? War euer Dienst okay?"
„Ja, es war recht ruhig. War ein angenehmer Dienst."
Da kommt Nicole rein. Mit ihr werde ich drei meiner fünf Nachtdienste haben.
„Halli-hallo Nicole. Wir beide haben also heute Nacht die Ehre …"
„Hallöchen, ich weiß schon. Schön!"
Ich rüste mich noch mit Getränken und einem Stift aus, dann höre ich Peters Übergabe. Es gibt nicht viel wirklich Neues. Peter berichtet über Frau Scholl.
„Es geht ihr nun schon wirklich viel besser und sie freut sich auf ihre Entlassung nächste Woche. Also, Frau Scholl ist richtig gut geworden. Wenn man bedenkt, wie schwer krank sie gekommen ist, mein lieber Schwan! Sie will dann zum Frühjahr hin wieder arbeiten."
„Das Frühjahr ist ja bald, wir haben ja schon Mitte März …"
Peter nickt.
„Frau Sanchez geht es weiterhin sehr schlecht. Sie ist gedrückt, reduziert in Mimik, Gestik und Antrieb. Sie war in Begleitung im Garten und hat nur stumm neben mir gesessen. Auch an Therapien nimmt sie noch nicht teil. War kurz in der Ergotherapie, ist dann schnell rausgerannt. Wirklich schlimm …"
„Ja", stimmt Dilara zu. „Sie ist ganz steif und hat einen enormen Leidensdruck. Da hat sie wohl noch einen weiten Weg vor sich."
Ich nicke. Diese Einschätzung teile ich auch. Peter fährt fort mit seiner Übergabe:

„Frau Koch geht es auch besser. Sie ist tagsüber deutlich ruhiger und hat kaum noch Fehlhandlungen begangen. Kann zwischendurch ganz geordnet reden und sie schläft auch nicht mehr so extrem wenig."
„Na, darum bitte ich doch, wenn ich Nachtdienst habe!"
Die Kollegen lachen kurz. Außerdem hat Frau Koch nun keine 1:1-Betreuung mehr. Die war auch nicht mehr nötig. Wenn Frau Koch aber nachts wach sein sollte, muss sie regelmäßig gesichtet werden, weil sie immer noch ein bisschen Blödsinn macht, äh pardon, Fehlhandlungen begeht. Peter berichtet von Frau Munz:
„Frau Munz war heute bei ihren Kindern zu Hause. Das Tavor ist nun ganz raus und sie sagt, sie hätte ihrem kleinen Kind eine Ohrfeige gehauen, weil es so viel Schmutz in der Wohnung gemacht hätte."
Ich ziehe erschrocken Luft zwischen die Zähne. Kinder schlagen geht ja nun gar nicht! Völlig unmöglich finde ich das! Und das nur, weil die Patientin so ungeduldig ist.
„Oh, das ist ja furchtbar!", findet Nicole.
Ich nicke bejahend. Peter erklärt:
„Es soll wohl nicht so schlimm gewesen sein, aber ich finde, Kindern Ohrfeigen hauen ist immer schlimm …"
Dann gibt es eine neue Patientin.
„Frau Noack", erklärt Peter, „ist gerade 22 Jahre jung und kommt zur Krise. Heute um 19.00 Uhr hat sie bei uns eingecheckt. Sie hatte in letzter Zeit extrem viel Stress im Studium, studiert Atomphysik, und muss einfach kurz `abschalten´. Da hat sie sich ja ein schönes Plätzchen für ausgesucht!"
Zustimmendes Nicken unsererseits.
„Sie hat in der Vorgeschichte kaum Erfahrungen mit Alkohol, außer täglich eine halbe Flasche Wein, und kaum Erfahrungen mit Drogen, außer Marihuana, Kokain und Ecstasy."
Allgemeines Gekichere und Geschmunzel.
„Sie ist hier erst mal entlastet. Na dann, prosit. Frau Huus nervt uns weiter mit ihrer Beschwererei über Frau Koch und andere Patienten."

„Das habe ich auch gerade am eigenen Leib erleben müssen! Hat Frau Kochs Lebensmittel weggeräumt, und ich habe ihr gerade geraten, sich mehr um sich selber zu kümmern."
„Stimmt, Frau Huus ist plötzlich so etepetete geworden, … fürchterlich! Herr Boschem macht uns auch Probleme."
Das verwundert mich nicht so sehr. Bei unserem letzten Treffen wollte er sich entlassen lassen.
„Ach, echt? Was gibt's denn?"
„Ja, der macht jetzt ganz dicht. Bagatellisiert seinen Suizidversuch. Lässt keinen mehr an sich ran."
„Echt? Das ist ja doof. Er war am Anfang eigentlich ziemlich offen. Was ist denn passiert?", will ich wissen.
„Unser Psychopath, äh Psychologe Herr Thomas meint, das wäre normal im Rahmen seines Narzissmus. Damit hast du übrigens genau richtig gelegen, Karin!"
Über meinen Treffer im Quiz der psychiatrischen Erkrankungen freue ich mich doch.
„Jetzt muss er sein Ich vor Verletzung schützen. Und die Schutzmaßnahmen der Narzissten sind nicht immer so geeignet."
Das finde ich ja doof, dass mein Patient sich wieder so verschließt. Aber letztendlich ist es sein Leben. Das muss er schön alleine leben. Und heute habe ich Nachtdienst, da werde ich totsicher kein pflegerisches Gespräch mit ihm führen.
Es geht weiter:
„Bei Herrn Tenragal gibt es auch was Neues: Da waren heute die Eltern auf Station, die Mutter ziemlich aufgebracht, hat hier geweint und sie wollten sofort ein Arztgespräch. Unser Arzt oder Apotheker Dr. Oetker konnte sich auch etwas Zeit für sie nehmen und hat mit ihnen gesprochen. Danach dann haben sie den Patienten mit dazugeholt. Die Eltern können so nicht mehr weitermachen und überlegen, ihren Sohn zu Hause rauszuschmeißen."
Das ist ja ein gewaltiger Schritt. Habe ich sie, ohne es selber zu bemerken, in der Angehörigengruppe dazu angestachelt? Da bekomme ich fast ein schlechtes Gewissen. Ich rekapituliere im Kopf schnell die Angehörigengruppe … Aber da habe ich nichts gesagt, was ich heute nicht auch wieder sagen würde. Ich höre vorerst weiter zu. Peter fährt fort: „Jedenfalls haben sie dann zu viert mit

Herrn Tenragal gesprochen und ihn über diese Überlegungen informiert. Es geht dabei vor allem um seine Kifferei, weil er ja immer krank wird, wenn er gekifft hat. Sie haben ihm also gesagt, wenn er krank ist, kann er bleiben, aber wenn er wieder kifft, kann er in ein Wohnheim für junge psychisch Kranke gehen. Also, ich finde diesen Schritt sehr mutig und kann das total nachvollziehen!"
Jetzt weiß ich schon mal, wie dieser Schritt bewertet wird und bin etwas entspannt.
„Jedenfalls, als die da rauskamen, war Herr Tenragal so ein Häufchen Elend. Und den Rest des Tages war er total ruhig und nachdenklich. Kann man doch irgendwie nachvollziehen …"
Nach der Übergabe machen sich Peter und Dilara schnell vom Acker. Das kann ich auch verstehen, ich mache das auch so, wenn ich mit meiner Übergabe fertig bin. Nach dem Dienst nur *schnell weg hier!* Nun bin ich mit Nicole alleine für 25 Patienten bis morgen früh um 6.45 Uhr zuständig. Wir sind die Profis. Und wir kriegen das hin.
„Na, Nicole, was gibt's Neues bei dir? Hast du ein bisschen vorgeschlafen?"
„Nee, habe ich nicht. Und das wird sich nachher bestimmt böse rächen. Ich war noch unterwegs, die Sonne hatte ja ein bisschen geschienen und ich war noch im Volkspark, habe mich dann abends mit Freunden getroffen und wir haben schön gekocht. Es gab zwar was ganz Einfaches, Spaghetti mit Öl, Käse und Tomaten. Aber es hat so extrem lecker geschmeckt, das glaubst du gar nicht!"
„Doch, doch, das glaube ich dir sofort! Das stelle ich mir gerade so vor, es schmeckt mir schon fast im Mund …"
„Ja, die Gewürze haben einfach hundertprozentig gepasst, die Pasta war optimal, die Tomaten weich, aber nicht verkocht … Es hat einfach alles gestimmt. War superlecker! Und wir haben viel zu viel gegessen."
Das hätte ich in diesem Fall auch.
„Da bin ich ja fast ein bisschen neidisch auf dich."
„Ja, wirklich. Und dabei haben wir gequatscht und gequatscht … und dann war nicht mehr daran zu denken, sich hinzulegen."

„Aber vielleicht glühen die Nudeln ja noch nach, und dann brauchst du gar keinen Schlaf."
Nicole lacht.
„Ja, das wär's! Hast du denn ein bisschen geschlafen?"
„Ja, doch, durchaus ein bisschen!"
Der Schlaf ist bei uns Schichtarbeitern ein heikler Punkt. Wenn ich mal grob schätze, leiden circa ein Drittel aller Kollegen unter leichten bis schweren Schlafproblemen, weil unsere Dienstpläne chaotisch und unregelmäßig sind. Wir können gar keinen regelmäßigen Rhythmus finden, weil unsere Arbeit keinen regelmäßigen Rhythmus zulässt. Früher gab es die Regelung, dass Kollegen ab einem Alter von fünfzig Jahren keine Nachtdienste mehr machen müssen. Das war eine Regelung auf Kulanz-Basis, die heute keinen Bestand mehr hat, weil zunehmend immer mehr junge Kollegen unter dem Schichtdienst leiden und auch keine Nachtdienste machen können. Das Problem ist: Entweder man kommt nicht rein in den Nachtdienst, oder man kommt nicht mehr raus. Will heißen: Entweder, man schläft schlecht tagsüber, während man die Nachtdienste machen muss und hat danach ein Riesen-Schlafdefizit, oder man schläft gut tagsüber, kann aber nach Beendigung der Nachtdienste nicht mehr zu einem normalen Nacht-Schlaf-Verhalten finden. Beides ist blöd. Aber dafür gibt es ja die Nachtdienstvergütung und Schichtzulagen! Das macht am Monatsende so viel Geld aus, dass mir meistens schwindelig wird, wenn ich meine monatliche Gehaltsabrechnung lese … Nee, Scherz beiseite, macht es nicht. Pro geleisteten Nachtdienst gibt es circa zehn Euro Nachtdienstzuschlag. Wow, zehn Euro dafür, dass wir uns ein manifestes Schlafproblem antrainieren und besonders bei uns Frauen das Brustkrebsrisiko signifikant erhöhen, was in Studien eindeutig auf Nachtarbeit zurückgeführt werden konnte. Das liegt am Schlafhormon Melatonin, das entsteht, wenn man müde ist. Melatonin wirkt krebserregend, wenn es im Blutkreislauf flutet und man dabei nicht schläft … Da lohnen sich doch zehn Euro pro Nacht!
Ich kann meistens schlecht tagsüber schlafen. An Nicole gerichtet:
„Du, ich mache mir immer vor dem ersten Nachtdienst nachmittags einen fetten Schlaftee, den billigsten, den du im Supermarkt

kaufen kannst. Davon nehme ich zwei Beutel, lasse sie zehn Minuten ziehen, mache mein Schlafzimmer superdunkel und dann schlafe ich schon so zwei Stündchen. Das tut mir meistens ganz gut, war heute auch so. Irgendwie bin ich da schon ziemlich degeneriert und von meinen ursprünglichen Bedürfnissen abgekoppelt. Ich lese auf dem Dienstplan nur `Nachtdienst´ und werde gleich müde. Oder vielleicht bin ich einfach nur konditioniert."
Wie der Pawlowsche Hund.
„Naja, Hauptsache, du kannst schlafen!", meint Nicole.
Da wird unser Pläuschchen von einer Patientin unterbrochen. Frau Scholl steht an der Tür, in Schlafanzug und Bademantel. Ohne Wimperntusche sieht sie richtig blass aus. In der Hand hat sie ein Glas Wasser. Das deutet auf Medikamenteneinnahme hin. Ich stehe auf und gehe zu ihr an die Dienstzimmertür.
„Guten Abend, Frau Scholl. Na, Sie können noch nicht schlafen?"
„Nein, kann ich nicht. Mir geht's ehrlich gesagt gar nicht so gut. Ich bräuchte bitte meinen Bedarf."
Den kann sie später immer noch haben. Jetzt will ich erst verstehen, was los ist.
„Ach, ich hatte gerade gehört, dass es Ihnen jetzt ja wirklich schon besser geht, und die Entlassung steht ja auch bald bevor ..."
„Na, die Entlassung wird erst noch geplant."
„Ach so. Sie möchten jetzt Ihren Bedarf haben, weil es Ihnen so schlecht geht?"
„Ja, insgesamt geht es mir ja schon viel besser. Wenn ich so bedenke, wie ich kam. Gott sei Dank hat damals meine niedergelassene Ärztin darauf bestanden, dass ich mit meiner Einweisung hier vorstellig werde. Ich hätte sonst nicht gewusst, was ich hätte machen sollen. So eine Depression ist wirklich furchtbar. Die wünsche ich nicht meinem schlimmsten Feind."
„Das glaube ich Ihnen! Man hat Ihnen auch angesehen, dass Sie leiden. Es war nicht zu übersehen."
„Diese furchtbare Stimmung kann man sich gar nicht vorstellen. Diese ewige Grautönung. Keine Freude! Keine Entspannung. Immer nur angespannt sein und nichts hat mehr Freude gemacht. Und die Gedanken sind so fremd. Man steht wirklich neben sich. Und selbst der schönste Kaffeeklatsch mit meiner besten Freundin

war im besten Fall völlig überflüssig. Nachts kann man nicht schlafen. Man hat keinen Appetit und isst trotzdem. Ich habe acht Kilo zugenommen, weil ich etwas schmecken wollte! Es hat aber nichts geschmeckt. Und das schlimmste daran: Diese ewige innere Unruhe. Ich war immer angespannt, auf dem Sprung, hätte zappeln und schreien können. Diese Unruhe war echt das mit Abstand schlimmste!"
„Frau Scholl, zum Glück geht es Ihnen schon besser. Aber was ist denn jetzt passiert?"
„Ich liege in meinem Bett und habe Gedankenkreisen. Ob ich das schaffen werde nach meiner Entlassung. Ich will ja auch wieder arbeiten gehen. Und ob die Erkrankung dann endgültig besiegt ist oder nur eine Pause macht und wiederkommt. Und ob ich mein altes Leben zurückhaben werde ...?"
„Frau Scholl, Sie machen sich Gedanken über Ihre Erkrankung und über Ihre Zukunft. Das kann ich gut verstehen. Aber das ist doch normal, wenn Sie mal schauen, was Ihnen gerade gelungen ist: Ihnen ist es gelungen, nach einer schweren Depression wieder gesund zu werden, oder, na gut, sagen wir: Sie sind auf dem Weg, wieder ganz gesund zu werden. Das ist eine Superleistung! Da sind Zweifel und Ängste normal und gehören auch irgendwie dazu. Wäre ja schlimm, wenn man sich gar nicht hinterfragt. Jetzt können Sie nicht schlafen, weil Sie über Ihre Zukunft nachdenken, aber zum anderen auch, weil Sie genug geschlafen haben. Bitte sehen Sie Ihre Zweifel als normal an. Sie können gerne ihren Bedarf haben, aber ich würde Ihnen erst einen Beruhigungstee anbieten, rein pflanzlich, und der wirkt wirklich sehr gut. Wir haben sehr gute Erfahrungen damit."
Boah, das war ja ein tolles Verkaufsgespräch. Oder \`positive Umstimmungsarbeit´, wie es offiziell heißt. Das Argument \`rein pflanzlich´ zieht häufig. Ich weiß selber nicht, was denn daran so wichtig ist? Vielleicht, weil die Patienten dann das Gefühl haben, keine Medizin zu nehmen. Frau Scholl denkt einen Moment nach. Das sieht man an ihrem Blick, der zur Seite geht.
„Hm, ... Beruhigungstee ..."
„Wenn Sie darauf bestehen, gebe ich Ihnen auch Ihren Bedarf, der steht Ihnen ja zu. Aber Sie können ja einen Tee nehmen und sich

eine halbe Stunde überlegen, ob Sie den Bedarf doch noch nehmen wollen, den können Sie dann danach immer noch haben. Jederzeit."

Meiner Meinung nach sind ein Nachdenken über die Zukunft und berechtigte Selbstzweifel keine Indikation für Bedarfsmed. Wenn sie darauf besteht, gebe ich sie ihr. Aber es gibt noch einen weiteren Pluspunkt: Die Bedarfsmedikamente muss ich haargenau mit Mengenangabe, Uhrzeit und meiner Unterschrift in der Krankenkurve eintragen. Den Schlaftee nicht, da genügt ein kurzer Eintrag im Pflegebericht. Das sind doch zwei sehr schlagende Argumente! Ich bin schnell und großzügig bei Bedarfsmedikamenten, wenn ich die Indikation sehe. Schätze ich die Situation anders ein, werde ich ein wenig knauserig, sozusagen `knick-rig´. Jetzt schenke ich noch Frau Scholl mein breitestes Lächeln und schaue ihr tief in die Augen und … bingo!

„Okay, wenn Sie so auf den Tee schwören, dann werde ich auch ein Tässchen probieren!"

„Na klar, sehr gerne!"

Und schon gehe ich los und bereite ihr eine Tasse Super-Schlaftee. Nachdem die Patientin mit Beruhigungs-Schlaftee versorgt ist, setze ich mich wieder kurz zu meiner Kollegin. Sie fragt:

„Sag mal, Karin, wie machen wir das heute?"

Bedeutet: Wer von uns beiden stellt die Medikamente, oder liebevoll `Medis´ genannt, und wer macht die restliche Arbeit, Kurven durchsehen, eventuell neue Kurven schreiben, Termine raussuchen, Labor vorbereiten, usw.

„Ja, also mir ist es völlig Latte - du hast die Qual der Wahl."

„Also, wenn es dir nichts ausmacht, würde ich weiter Medis machen."

Nicole hat schon zwei Nachtdienste gehabt. Und in den vorangegangen Nächten hat sie bereits Medikamente gestellt. Wenn man darin gut eingearbeitet ist, geht das Stellen meistens recht schnell und man ist sicher.

„Okay, kein Problem. Du machst weiter die Medis, ich mache den Rest. Dann mache ich auch den ersten Rundgang."

„Gut, gut, ich mache dann den Durchgang danach."

Die nächtlichen Rundgänge sind recht unbeliebt. Zum einen ist es viel Laufarbeit auf unserer ellenlangen Station, die man aber im besten Fall nur alle zwei Stunden bewältigen muss, oder noch weniger, wenn man sich mit den Durchgängen abwechselt. Und dann sind wir hier in der Psychiatrie. Man weiß nie, was einem begegnet. Verglichen mit meinen Kollegen auf anderen Stationen und anderen Krankenhäusern, die ich ihm Rahmen meiner Fachweiterbildung kennengelernt habe, bin ich eine der wenigen glücklichen Krankenschwestern, die noch keinen Suizidenten gefunden haben. Ich mache mir nichts vor, das ist reines Glück. Aber ich hätte nichts dagegen, wenn es weiterhin so bleibt.
Also laufe ich los und öffne ganz leise die erste Patiententür. Frau Sanchez steht an ihrem Kleiderschrank. Über ihre Prothese hat sie einige Kleidungsstücke gelegt. Jetzt trägt sie diese auf ihr Bett, legt die Kleidung vorsichtig ab, damit diese nicht knittert. Frau Sanchez guckt mich an und ich fühle mich ertappt.
„Oh, Frau Sanchez, 'n Abend, Sie schlafen ja noch gar nicht?"
„Nein."
„Sie legen Ihre Kleidung zusammen."
Frau Sanchez breitet ein weites Baumwoll-Shirt vorsichtig aus. Dazu hält sie es mit ihrer Prothese fest. Damit kann sie nämlich eine muskelinduzierte Greif-Bewegung machen. Mit ihrer verbliebenen Hand streicht sie die Falten aus dem Shirt. Dann legt sie das Kleidungsstück mühselig zusammen. Das dauert recht lange, denn die Greif- und Öffnen-Bewegungen ihrer Prothese dauern jedes Mal einen Moment. Schließlich ist sie fertig und dreht das Shirt für den letzten Kniff zurück auf den Rücken.
„Ja. Die Kleidung wurde hier im Hause gewaschen. Wenn ich sie zusammenfalte und unter etwas Schweres lege, sind morgen vielleicht die Falten raus."
Es hat locker einige Minuten gedauert, ein einziges Shirt zusammenzulegen. Ihr Leben mit einem Arm und einer Prothese muss sehr, sehr anstrengend sein ... Aber vielleicht sollte ich eher sagen: Ihr Leben mit einer Prothese muss anstrengend sein im Vergleich zu einem Leben mit zwei gesunden Händen. Obwohl ... Es ist ja alles nur eine Frage der Gewöhnung. Und der Einstellung. Im Geiste stelle ich mir einen achtarmigen Gott vor, der mir von

oben zuschaut und mich bemitleidet mit meinen beiden armseligen Ärmchen und Beinchen. Aber nein, das war irgendwie anders; Gott wurde nach dem Abbild von Adam und Eva geschaffen - oder so ähnlich. Ich habe beim Pflicht-Religionsunterricht der katholischen Kirche hier im Hause nicht so genau aufgepasst. Ist auch egal. Karin, zurückbeamen in die Realität, bitte! Ich atme einmal durch.
„Okay, dann viel Erfolg noch! Eine gute Nacht wünsche ich Ihnen! Ich werde Ihren Schlaf bewachen und gelegentlich nach Ihnen gucken. Wenn irgendwas ist, kommen Sie einfach jederzeit."
„Danke."
Ich mache die Tür langsam zu und gehe weiter. Frau Yilmaz und Frau Hansmann. Beide scheinen zu schlafen. Ich schließe die Tür, so leise ich kann, und gehe weiter. Das nächste Zimmer: Frau Müller und Frau Munz. Frau Müller scheint zu schlafen. Sie hat sich auf die Seite gedreht und zeigt mir den Hosenboden ihres Schlafanzuges, zum Glück nicht noch mehr. Ihre Zimmernachbarin Frau Munz sitzt im Bett und hat einen Laptop aufgeklappt. Der Lichtschein lässt ihr Gesicht gespenstisch aufleuchten. Das sieht irgendwie ein bisschen gruselig aus. Ich denke gleich: Hoffentlich schwebt sie jetzt nicht zur Decke! Na gut, vielleicht habe ich in letzter Zeit zu viele Gruselfilme geguckt. Sie tippt irgendetwas in ihren Laptop ein, dann sieht sie zu mir herüber. Ich komme mir vor wie ein Einbrecher, weil ich nicht angeklopft habe. Aber nachts klopfe ich nicht an. Ich will meine Patienten ja nicht wecken, sondern nur gucken, ob sie schlafen und ob alles okay ist. Jetzt sage ich leise:
„Guten Abend, Sie schlafen ja noch gar nicht!"
„Nee, ich muss noch ein bisschen meine Gedanken ordnen. Ich mache aber gleich das Licht aus."
„Ja, kein Problem. Dann gute Nacht."
Kann ich mir gut vorstellen, dass sich Frau Munz ihre Gedanken macht. Sie hat doch heute eines ihrer Kinder geschlagen. Aber jetzt weiter im Text oder in diesem Fall über Station. Ins Zimmer von Frau Scholl gehe ich nicht. Wenn sie gerade am Einschlafen ist, kann sie dies extrem stören. Nächstes Zimmer. Herr Boschem schläft, Herr Tenragal ebenfalls. Er liegt in Tageskleidung, mit

Jeans und Sweatshirt auf dem Bett. Und dabei riecht er recht unangenehm. Im Einzelzimmer gegenüber schläft Herr Hoffmann ruhig und selig. Ich sehe ein unbekleidetes Bein auf der Bettdecke, und auch sonst scheint Herr Hoffmann erstaunlich wenig Schlafanzug zu tragen. Ich hoffe, ich bekomme nicht noch mehr zu sehen. Im nächsten Zimmer `wohnen´ Frau Muhle und Frau Huus. Frau Muhle liegt scheinbar schlafend im Bett. Im Bad höre ich die Toilettenspülung und ich schleiche mich aus dem Zimmer, bevor mich Frau Huus zu sehen bekommt. Frau Koch finde ich am Tisch sitzend vor. Sie liest irgendetwas und blättert in auf dem Tisch verstreuten Papieren. Auch hier bekomme ich sofort ein schlechtes Gewissen, weil ich nicht angeklopft habe – was aber für einen Nachtdurchgang, wie gesagt, völlig richtig ist. Frau Koch guckt aber sehr freundlich und ich begrüße Sie gleich:
„Ach, guten Abend, Frau Koch. Ich dachte ja, Sie schlafen schon!"
„'n Abend, Frau Knick, machen Sie Ihren ersten Durchgang? Ich will auch gleich schlafen gehen, aber vorher noch meinen ganzen Papierkram einmal durchsehen."
„Na, dann viel Erfolg. Und wenn wir uns nicht mehr sehen: Schlafen Sie gut!"
„Danke, Ihnen auch eine ruhige Nacht."
Frau Koch scheint schon wieder fast gesund zu sein. Im Moment jedenfalls wird ihr Verhalten als fast ganz adäquat, also angemessen, beschrieben. Auch hat sie die letzten drei Nächte schon deutlich mehr geschlafen als in den ruhelosen ersten Nächten, als sie zu uns kam. Schlaf ist immer sehr förderlich für manische Patienten. Ich gehe weiter, komme ins Zimmer von Frau Noack. Ich bin ganz leise, drücke ganz vorsichtig die Klinke, und als ich Tür einen Spalt weit öffne, höre ich auch schon Frau Noack erschrocken Luft holen und rufen:
„Hallo, wer ist denn da bitte!?"
„Nicht erschrecken, Frau Noack! Ich bin vom Pflegedienst und mache meinen ersten Durchgang. Alles okay bei Ihnen?"
Normalerweise stelle ich mich beim Erstkontakt immer mit Namen vor, aber Frau Noack hat sich sehr erschreckt, und da wird sie mein Name nicht so sehr interessieren. Sie legt auch gleich los:

„Das finde ich aber nicht gut, dass Sie hier reinkommen ohne anzuklopfen. Solche Überfälle mag ich gar nicht. Habe ich denn jetzt wenigstens meine Ruhe vor Ihnen?"
Oh, die Patientin hat sich gerade richtig beliebt gemacht bei mir.
„Tut mir leid, Frau Noack, dass ich Sie erschreckt habe. Das wollte ich nicht. Aber ich bin verpflichtet, regelmäßig nach Ihnen zu sehen. Und nachts klopfe ich nicht an, weil ich Sie ja nicht wecken will. Aber das nächste Mal schlafen Sie hoffentlich schon, dann merken Sie gar nichts."
„Bei mir müssen Sie nicht noch mal reinkommen."
Pustekuchen, Schätzchen! Denkst *du* vielleicht, da ist aber die Rechnung ohne den Wirt gemacht, denke *ich*.
„Tut mir leid, Frau Noack, ich muss nach allen Patienten, auch nach Ihnen, gucken. Ich bin dann ganz leise, versprochen."
„Dann muss ich wohl ein Glas auf die Klinke stellen. Ich will nicht im Schlaf überrascht werden."
„Aber das scheppert dann ganz laut, würde ich Ihnen nicht empfehlen. Bitte machen Sie das nicht."
Ich mache hier die Regeln, denke ich. Ich werde meinen Job bestimmt nicht gefährden, weil so eine junge Frau meint, sie könne mir sagen, wie ich arbeiten soll. Im Moment kann ich die Patientin noch nicht einschätzen. Da muss ich ihr wohl das Standardprozedere angedeihen lassen: ungefähr alle zwei Stunden sichten. Weiter diskutieren bringt wohl auch nichts, ich gehe hinaus und mache die Tür leise zu.
Als ich fertig bin mit den Patientenzimmern, sehe ich noch die Funktionsräume durch. Im Labor ist noch genügend Material vorhanden. Kanülen für die Blutabnahme, Tupfer, Pflaster, Stauschlauch, der Abwurfbehälter ist noch nicht voll, auch wenn die Nadeln nicht sorgsam eingeworfen sind. Zwei Nadeln gucken noch zur Hälfte heraus. Das finde ich blöd, weil Verletzungen mit gebrauchten Injektionsnadeln gefährlich, sogar tödlich sein können und eigentlich völlig überflüssig sind. Ich fasse die Nadeln aber nicht an, sondern lasse es stehen. Die Entsorgung von Kanülen und anderen spitzen Gegenständen obliegt demjenigen, der sie benutzt hat.

Überhaupt liegt jede Menge Müll auf dem Blutabnahmetisch. Leere Papierhüllen von Einwegspritzen und mehrere Stauschläuche liegen auf dem Tisch umher. Unmöglich, wie man so viel Unordnung hinterlassen kann. Mir wäre es peinlich, in diesem Durcheinander Patienten Blut abzunehmen. Ich verstehe nicht, wie unsere Ärzte Paula (Dr. Brinkmann) und Horst (Dr. Oetker) so nachlässig sein können. *Ich* werde hier bestimmt nicht aufräumen. Sollen sie ihren Müll schön alleine wegwerfen. Der Mülleimer steht direkt daneben! Das sagt ja was über ihre Sozialisation aus. Meine Aufgabe ist es, regelmäßig Material für die Blutabnahmen bereitzustellen. Und das mache ich.
Weiter, die Ergotherapie ist abgeschlossen, ebenso der Materialraum. Der Fernsehraum ist leer, aber die Plasma-Glotze läuft. Ich mache den Fernseher und das Licht aus und schließe den Raum ab. Der Tagesraum ist offen, es steht alles mögliche Geschirr herum, halb volle Gläser und jede Menge Getränkepacks sind offen. Hier sieht es doll aus. Frau Huus hat hier jedenfalls nicht aufgeräumt, nur ein, zwei Sachen in den Kühlschrank gestellt. Überarbeitet hat sie sich dabei nicht und macht trotzdem einen Riesen-Aufriss um ihre Aktion. Das sagt ja auch einiges über sie aus. *Ich* jedenfalls werde hier auch nicht die Küche aufräumen und putzen. Pech gehabt.
Es ist 23.38 Uhr, als ich wieder bei Nicole bin. Ich berichte Nicole, was ich unterwegs erlebt habe.
„Ich habe Frau Sanchez eine Weile lang nebenbei beobachtet. Irgendwie hat sie es ja schon schwer."
„Aber sie hat doch dieses Leben gewählt."
„Was? Finde ich nicht, Nicole. Sie wollte *gar nicht* mehr leben, als sie sich vor die U-Bahn warf."
„Stimmt schon, aber sie hat dabei irgendwelche Komplikationen in Kauf genommen."
„Wenn sie gewusst hätte, wie alles so kommt …"
„Tja… Aber letztendlich ist das auch eine Chance für sie: Ihr schweres Leben annehmen. Das ist ja eine unheimliche Herausforderung!"
„Das stimmt, sicher. Es ist alles offen. Sie ist gerade mal 23 und kann noch ein Kind bekommen, wenn sie wieder gesund ist. Auch

mit einem Arm kann man ein Kind haben, eventuell sogar eine Arbeit finden, die Spaß macht ... Eine Perspektive kann sie haben."
„Stimmt, Karin. Wer weiß ..."
Und ich bin müde, was ja auch normal ist. Oder, andersherum: Alles andere wäre nicht normal. Ich habe aber noch sieben Stunden Dienst vor mir. Wir machen uns noch eine Tasse Tee, und dann begeben wir uns auf `Gefechtsstation´, d. h. an unsere Arbeitsplätze. Nicole setzt sich mit dem Kurvenwagen in den hinteren Dienstraum. Dort sind die Medikamentenschränke. Dann fängt sie an, die Medikamente der Patienten für den nächsten Tag zu stellen.
Ich nehme mir die Hälfte der Patientenkurven und setze mich in die `Kanzel´. Dann melde ich mich am PC an, das dauert ziemlich lange, dann rufe ich die Datei `Termine´ auf und blättere durch jede einzelne Kurve. Da alle Medikamente von den Patienten eingenommen wurden, kann ich die Tabletteneinnahme bei allen Patienten abkürzeln. Also nehme ich mir die erste Kurve. Die von Frau Koch. Ich schlage sie auf und kürzel ihre Medikamente ab: morgens 600 mg Valproinsäure, 900 mg Lithium retard, 1 mg Tavor und Risperidon 1 mg, außerdem 20 mg Pantoprazol zum Magenschutz. Mittags gab es noch einmal 600 mg und zur Nacht 1.800 mg Valproinsäure, dazu 900 mg Lithium und noch 1 mg Tavor. Das ist schon eine ganz schöne Menge an Pillen, die jeden Ungeübten sofort und nachhaltig aus den Latschen hauen würde. Aber Frau Koch braucht diese Menge an Pillen, obwohl ich irgendwie das Gefühl habe, dass man die Manie damit doch nicht so richtig behandeln kann. Aber ohne Medikamente würde die Patientin wahrscheinlich auch heute unverändert wie ein Gummiball durch die Gegend hüpfen. Sorry, im übertragenen Sinne. Die gute Frau hat heute alles eingenommen. Außerdem hat sie da noch diverse Bedarfsmedikamente. Und: Das Kurvenblatt ist voll und ich darf ein neues Blatt schreiben. Also nehme ich ein leeres Kurvenblatt aus dem Schubfach und vermerke zuerst die Daten der Patientin, einschließlich des Tages der Aufnahme, Behandler, Größe, Allergien, dann die Medikamente. Zum Schluss marker ich die Wochenenden rot, damit man leichter den Überblick hat.

Dann betrachte ich mein Werk kritisch. Und bin zufrieden damit. Ich habe keinen Fehler gemacht. Die Kopistin hat gute Arbeit geleistet. Als Termin schreibe ich eine Blutentnahme für morgen auf meine morgige To-do-Liste auf. Eine `Spiegelbestimmung´. Einige der gängigen Psychopharmaka haben eine geringe Spanne zwischen dem therapeutischen und toxischen Bereich. Da es im Rahmen einer stationären Neueinstellung mit Medikamenten tatsächlich gelegentlich zu leichten bis mittleren Vergiftungserscheinungen kommt, sind solche Untersuchungen relativ häufig. Ich öffne die digitale Patientenakte, rufe `externes Labor´ auf und klicke `klinisches Labor´ an. Dann suche ich die diversen Parameter `Verlaufslabor´, danach die Spiegel für die Medikamente `Lithium´, `Valproinsäure´, `Risperidon´. Zum Schluss klicke ich auf `Drucken´, und der Labeldrucker spuckt zwei Etiketten aus, die ich dann auf die Entnahmeröhrchen kleben kann. Das ist schon einfacher als früher, als man alle Laboruntersuchungen mit der Hand auf Karten eintragen musste.
Das Bekleben der Röhrchen mache ich später, wenn ich alle Etiketten für morgen fertig ausgedruckt habe.
Ich setze mich einen Moment gerade auf, strecke meinen Rücken und sehe - direkt in das Gesicht von Herrn Tenragal! Fast hätte ich laut aufgeschrien. Hilfe, mein Herz bleibt fast stehen vor Schreck! Ich habe den Patienten nicht aus dem Zimmer kommen hören. Nun steht er auf dem Flur und guckt mir durch die Scheibe des Dienstzimmers direkt ins Gesicht. Mit seinem massigen Gesicht, Dreitagebart und vor allem mit dem starren Blick hat er mir einen gehörigen Schrecken eingejagt. Ich nehme mir sofort vor, in Zukunft weniger Horrorfilme zu gucken. Obwohl ich mich im Allgemeinen bei Blut, Metzeln und Folter wirklich gut entspannen kann. Aber die Filme sind nur Fiktion, hier hat sich ein Mensch nach vorne `gepirscht´, ohne dass ich es bemerkt hätte. Nachdem ich wieder zu Atem gekommen bin, stehe ich auf und gehe zur Tür.
„Mensch, Herr Tenragal, Sie haben mich ja ganz schön erschreckt, ich habe Sie gar nicht kommen hören. Was kann ich für Sie tun?"
Der bullige Mann dreht sich einfach weg und geht in Richtung Raucherraum davon. Aha, dann eben nicht … Also mache ich

meine Routine-Arbeit weiter. Ich nehme Kurve für Kurve, strichele, kürzele, schreibe Termine raus, schreibe für vier Patienten neue Kurvenblätter. Ich gähne. 1.43 Uhr. Ich bin müde. Wie gerne würde ich jetzt in meinem warmen, kuscheligen, wohligen Bettchen liegen! Daran ist aber noch nicht zu denken. Weil ich so müde bin, stehe ich auf und laufe ein paar Schritte. Es gibt da noch ein paar `Nachtdienstrituale´, die ich noch nicht gemacht habe. Als erstes gehe ich in den Bettenaufbereitungsraum und gucke auf die vorbereiteten Fixbetten. Sie sind optimal vorbereitet, Brustgurt, Handgurte, Leiste mit Fußgurten. Ein Bett in der Größe `M´, eines in `L´. Es sind dieselben Betten wie vor einigen Tagen. Auch hier `kürzele´ ich die Kontrolle der Fixbetten mit meinem Zeichen ab. Dann gehe ich zur Dienstzimmertür und lege die Namen für die morgen zum Dienst kommenden Kollegen in den Schaukasten. Dazu muss ich auf den Dienstplan gucken. Der Dienstplan, ein komplexes, diffiziles Konstrukt, auf drei riesige Blätter gepresst, und dazu noch zwei weitere Bögen für Krankenpflegeschüler und Praktikanten. Meine geistige Leistungsfähigkeit ist um diese Uhrzeit nicht mehr die Beste. Ich gucke mehrere Minuten auf den Plan. Striche, Linien und Buchstaben verschwimmen vor meinen Augen zu einem abstrakten Muster. Ich schaue verträumt `wie ein Schwein ins Uhrwerk´, wie eine ehemalige Kollegin mal gesagt hat, ohne irgendwas zu verstehen. Nach circa zwei Minuten stelle ich fest, dass ich gar nicht über den Dienstplan nachdenke, sondern an mein schönes, derzeit verwaistes Bettchen denke. Karin, aufwachen, du wolltest nachgucken, wer morgen alles Dienst hat. Okay, ich reiße mich zusammen und ändere die Namen der morgen arbeitenden Kollegen im Schaukasten.

Als nächstes kontrolliere ich die Temperatur des Medizin-Kühlschranks. Dort werden Medikamente aufbewahrt und die Temperatur muss stimmen. Ich schaue auf das Thermometer: sechs Grad. Aber, damit nicht genug, wir sind in Deutschland, ich muss die Temperatur notieren und mit meinem Kürzel unterschreiben, dass ich die Temperatur *wirklich* kontrolliert habe. Die vollen Temperatur-Check-Listen werden abgeheftet und mindes-

tens ein Jahr lang von unseren Chefinnen aufgehoben. Wir sind schließlich in Deutschland!
Da höre ich die schlurfenden Schritte von Herrn Tenragal. Er war die ganze Zeit im Raucherraum. Er kommt auf mich zu. Ich bleibe einfach auf dem Flur stehen und warte ab. Er kommt tatsächlich zu mir - und spricht mit mir! Und zwar ohne mich zu beleidigen oder zu bedrohen, wow!
„Ich habe Kopfschmerzen. Kann ich mal eine Tablette haben?"
Zwar hat er nicht `bitte´ gesagt, aber in ganzen Sätzen gesprochen. Ich bin gleichermaßen verwundert und beeindruckt.
„Kopfschmerzen,... ich gucke mal nach, was Sie so als Bedarf haben. Kleinen Moment bitte."
Wir sind zwar umfassend ausgebildete Krankenschwestern und -Pfleger, und es gibt viele frei verkäufliche Schmerzmittel, aber hier in diesem Krankenhaus dürfen wir gar keine Medikamente ausgeben, die nicht eindeutig vom Arzt verordnet worden sind. Viele Kolleginnen und Kollegen ärgert das über die Maße. Stimmt schon, wir stehen vor den Patienten häufig dumm da, wenn wir noch nicht mal eine Tablette Aspirin geben dürfen, ohne dass ein Arzt sie verordnet hat. Auf der anderen Seite entbindet es uns von jeglicher Verantwortung. Das wiederum finde ich gar nicht schlecht. Ich hole die Kurve von Herrn Tenragal heraus und schaue auf seine Bedarfsmedikation. Ich dürfte ihm bei `Erregung und Agitiertheit´ 1 - 2,5 mg Tavor geben oder bei Schlafstörungen 20 - 40 mg Pipamperon. Aber hier steht nichts von Kopfschmerzen. Da muss ich wohl den Arzt anrufen. Wir haben rund um die Uhr einen Arzt vor Ort, den `AvD´. Nachts schläft der natürlich auch, wenn er sonst nichts zu tun hat. Es ist 2.17 Uhr. Ich werde den Arzt jetzt wecken. Wegen einer Kopfschmerztablette, vermutlich Paracetamol.
Also wähle ich die Nummer des Dienstarztes. Es klingelt ... einmal ... zweimal ... dreimal ... fünfmal ... siebenmal.
„... Ja, Wollun hier?"
Es ist Dr. Gabi Wollun von der Station drei. Man hört gleich, dass sie geschlafen hat. Jetzt bin ich ambivalent. Auf der einen Seite habe ich naturgemäß rein menschlich irgendwie ein schlechtes Gewissen, sie zu wecken. Auf der anderen Seite sollte ich das aber

nicht haben, da ich ja ohne ärztliche Anordnung keine Medikamente ausgeben darf. Und der Patient hat in einem Krankenhaus definitiv ein Anrecht auf eine Kopfschmerztablette. Also mache ich einen Kompromiss. Ich sage, betont neutral:
„'n Abend, Frau Wollun, Knick hier. Ich muss Sie leider stören. Unser Patient Herr Tenragal hat Kopfschmerzen und leider keinen Bedarf gegen Kopfschmerzen. Was darf ich ihm denn geben?"
Dann entsteht eine Pause. Ich kann mir lebhaft vorstellen, dass Frau Wollun stinksauer auf mich ist. Sie versucht wahrscheinlich gerade, wach zu werden und unterdrückt sozusagen simultan den Impuls, mich anzuschreien, durch den Telefonhörer zu ziehen, zu beleidigen oder extra-verbal physische Maßnahmen an mir zu postulieren (mir eine zu klatschen). Aber ich bin fest entschlossen: Wenn ich jetzt eine blöde Antwort von der Dienstärztin à la `und-deshalb-wecken-Sie-mich-auf,-Sie-Wurm?´ bekomme, werde ich mich zur Wehr setzen. Schließlich habe ich diese blöde Dienstanweisung nicht erlassen. Also los, Schätzchen, mach mich an und ich mach dich fertig! Gib mir Tiernamen und ich zerfetz dich in der Luft ..., denke ich fröhlich. Die Ärztin scheint meine ruhige Entschlossenheit zu spüren. Nach einiger Zeit redet Frau Doktor dann doch mit mir:
„Öhm... Was für Medikamente bekommt der Patient denn? Und was hat er denn überhaupt?"
Also erkläre ich, dass Herr Tenragal schizophren ist und zähle seine Medikamente auf. Schließlich sagt sie:
„Dann geben Sie doch bitte 500 mg Paracetamol."
„Okay, mache ich. Dann vielen Dank und gute Nacht."
Der Patient sitzt vor der Kanzel und ich gebe ihm das Medikament, ein Glas Wasser und meinen Standard-Spruch:
„Wenn's nicht besser wird, kommen Sie bitte noch mal."
Dazu gibt's wenig Blickkontakt, was mir nicht wirklich liegt, was aber bei schizophrenen Menschen und besonders bei Herrn Tenragal angebracht ist, und das war's.
2.30 Uhr. Ich mache mir einen löslichen Kaffee.
„Nicole, kennst du nicht irgendeinen Witz? Ich würde jetzt gerne was Lustiges hören!"
Nicole lacht.

„Nee, du weißt doch, ich kann mir keine Witze merken."
„Dann darfst du mir auch gerne was vorspielen ... oder vortanzen."
Nicole lacht noch mehr.
„Aber vielleicht tanzt du mir was vor. Ich bin ja so müde."
„Ich auch. Noch vier Stunden. Wie furchtbar."
„Ich sag's dir ..."
„Was hast du denn heute vor? Hast du viel vor oder wirst du ein bisschen zur Ruhe kommen?"
Das ist manchmal verstörend. Wenn man nach dem Nachtdienst nach Hause geht, kommt man noch am selben Tag erneut zur Arbeit.
„Ich habe noch nichts vor. Muss viel aufräumen, meine Unterlagen für die Steuer vorbereiten. Mal gucken, wie das Wetter wird. Wenn mich die Sonne nicht zum Rausgehen überredet, werde ich wohl zu Hause bleiben."
Gerade in der dunklen Jahreszeit sieht man ja manchmal tagelang kein Tageslicht, wenn man Nachtdienst hat. Nachts arbeitet man, und wenn man spät nachmittags bis abends wieder aufsteht, ist es schon wieder dunkel. Mit der Zeit kann man sich wie ein Vampir fühlen. Ach, ich wollte ja nicht mehr so viel Horrorfilme gucken. Vielleicht könnte ich lieber was essen.
Aber erst werde ich den nächsten Durchgang machen. Eigentlich wollte den Nicole machen. Aber es ist an der Zeit, nach den Patienten zu sehen. Und ich will Nicole nicht schicken. Also gehe ich selber durch. Vielleicht werde ich dadurch auch etwas wacher.
Frau Sanchez, Frau Yilmaz, Frau Muhle, Frau Munz, Frau Huus, Herr Hoffmann, Herr Boschem,... Es schlafen alle Patienten. Bei Herrn Tenragal gehe ich nicht rein. Den habe ich ja gerade gesehen und wenn er gerade am Einschlafen ist, würde ich ihn gleich wieder aufwecken. Bei Frau Koch habe ich den Eindruck, dass ich sie aufgeweckt habe durch meinen Durchgang. Auch wenn ich ganz leise die Tür auf- und wieder zugemacht habe; das Geräusch und der kurzfristige Lichtschein können Menschen mit leichtem Schlaf aufwecken. Ich mach mich ganz leise vom Acker. Als ich die Türklinke von Zimmer 14 runterdrücke, ertönt fast zeitgleich

ein unglaublich lautes Scheppern, in Sekundenbruchteilen gefolgt von einem Klirren.
Rrrrrrums! Klirrrrr!! Schock, Schwerenot, Hilfe!! Was ist denn das für ein Krach?? Noch dazu in dieser Stille der Nacht, da klingt es ganz besonders laut. Mein Herz rast, ich hole erschrocken Luft und höre aus dem Zimmer auch ein erschrecktes, ersticktes Schreien. Bei Frau Noack ist ein Glas von der Türklinke auf den Boden gefallen. Also hat sie ihre \`Warnung´ doch wahr gemacht und ein Glas auf die Klinke gestellt. Als ich nach einem kurzen Moment diesen Sachverhalt verstanden habe (um diese Uhrzeit geht das mit dem Verstehen nicht mehr so schnell ...) werde ich gleich stinkwütend! So eine Frechheit! Ich hatte die Patientin doch über das Prozedere informiert und dass sie *kein* Glas auf die Klinke stellen sollte, weil ich doch wieder in ihr Zimmer kommen würde. Und jetzt folgt mein Anschiss:
„Frau Noack, ich dachte, ich hätte Sie verständlich genug darauf hingewiesen, dass ich nachts bei Ihnen reinschauen muss!"
Deutlich leiser kommt es aus dem Zimmer gemurmelt:
„... Sie können doch nicht einfach so reinkommen ..."
In Windeseile laufe ich in den Putzmittel-Raum, da haben wir alle möglichen Reinigungsutensilien vorrätig. Als ich um die Ecke biege, sehe ich aus der Ferne Nicole auf dem Flur stehen. Sie hat den Krach offenbar gehört und will wissen, was los ist. Ich winke ihr ab. „Alles okay." Das kann ich ihr nachher erklären.
Ich nehme Handfeger und Müllschippe und gehe zurück in das Zimmer von Frau Noack. Beides lege ich auf die Erde an die Eingangstür. So neutral wie möglich sage ich:
„So, bitteschön, Frau Noack, damit können Sie die Scherben wegfegen. Passen Sie bitte auf, dass Sie sich nicht in die Füße schneiden."
Dann gehe ich raus. Als ich schon fast draußen bin, überfällt mich plötzlich der Schabernack und ich mache die Tür noch einmal auf.
„Übrigens, Frau Noack, die Geschäftsleitung behält sich vor, mutwillig verursachte Sachschäden in Rechnung zu stellen. Gute Nacht!"
Hihihi, dann muss ich mich zusammenreißen, dass ich mich über meinen eigenen Genie-Streich nicht laut kaputtlache. Das finde

ich so komisch, dass ich mir vor Freude fast auf die Schenkel klopfen möchte … Theoretisch ist das möglich, mit der Rechnung für kaputte Sachen. In Extremfällen droht auch die Klinikleitung damit, einem besonders zerstörungswütigen Patienten eine Rechnung über kaputt gemachtes Mobiliar, Lampen oder andere Einrichtungsgegenstände zu schreiben; tatsächlich kann ich mich an keinen einzelnen Fall erinnern, in dem dies tatsächlich passiert ist. Und in diesem Fall von dem Glas auf der Türklinke würde ich vermutlich eher anorektisch werden, als dass die Klinikleitung Rechnungen ausstellt für kaputt gemachte Gläser … Aber diesen Moment des Triumphes genieße ich einfach. Leider habe ich nicht den Gesichtsausdruck von Frau Noack gesehen; es war zu dunkel im Zimmer. Aber jetzt hat sie mich kennengelernt … und sie weiß, dass mit Frau Knick nicht zu spaßen ist!
Im Dienstzimmer angekommen, erkläre ich Nicole erst einmal, was passiert ist. Natürlich lasse ich auch meinen Kommentar zum Thema Rechnung für das Glas nicht aus. Das scheint Nicole sehr zu erfreuen. Sie lacht laut und scheint plötzlich auch wieder viel rosiger und wacher.
„Ehrlich, Karin, das hast du gemacht?? Ich glaub's ja nicht! Wirklich?!!"
„Ganz bestimmt! Ich hätte mich am liebsten schlappgelacht! Und das Gesicht der Patientin erst …"
Tja, wie das wohl ausgesehen haben mag …
Ein Blick auf die Uhr verrät mir, dass gerade nur ein paar Minuten vergangen sind. Es ist 2.43 Uhr … 2.44 Uhr, 2.45 Uhr. Ich könnte mich jetzt in mein schönes, kuscheliges Bettchen legen. Kalt wird mir auch irgendwie.
Nicole verkrümelt sich wieder auf `Gefechtsstation´; sie stellt weiter ihre Medis. Ich will gerade anfangen, das Tablett des Blutzuckermessgerätes mit Material wie Tupfer, Alkohol und Messstreifen aufzufüllen, als das Telefon klingelt.
Telefonklingeln im Nachtdienst ist meistens kein gutes Zeichen. Wenn man ganz großes Glück hat, ist es ein Kollege auf einer anderen Station. Der will dann wissen, wer im Dienst ist und eventuell plaudern kommen oder er sucht einen Rauchpartner. Wenn man nur mittelmäßig Glück hat, sucht ein Kollege einer anderen

Station ein bestimmtes Medikament. Dann muss man aufstehen und nachschauen. Auch blöd.
Wenn man allerdings gar kein Glück hat, ist es der AvD mit einer Aufnahme. Ich schaue also auf das Display, bevor ich ans Telefon gehe, und sehe die Telefonnummer, gefolgt von der Beschreibung \`AvD´. Oh je, ich hole tief Luft. Ich rufe kurz zu Nicole rüber:
„Sieht nach Zugang aus. Ist der AvD!" Und gehe dann ans Telefon.
„Wollun hier, AvD."
Ach nee, denke ich, so viel wusste ich schon vorher.
„Hallo, 'n Abend, Frau Wollun, Knick hier."
„Ich habe gesehen, dass Sie noch drei freie Betten haben und bringe jetzt einen Zugang. Frau Jandke, Jahrgang 1960, stand heute in suizidaler Absicht unbekleidet am Balkon und wollte sich aus dem zweiten Stock stürzen. Sie hatte vorher ihre Tochter angerufen. Die hat sie dann hierhergebracht. Frau Jandke ist entweder so eine späte Borderlinerin oder sie hat eine histrionische Persönlichkeitsstörung ... Ist nicht so richtig klar, aber sie scheint recht schwierig zu sein ... Schauen wir mal."
„Okay, danke, dann bis gleich." Und an Nicole gerichtet:
„Wir kriegen gleich einen Zugang. Mittelalte Frau, stand nackt am Balkon im zweiten Stock und wollte hopsen. Scheint eine Borderlinerin zu sein oder eine mit einer histrionischen Persönlichkeitsstörung. Also, wohin mit ihr? Nicole verlässt ihre \`Gefechtsstation´ nebenan und kommt zu mir. Ich stehe vor unserer Wandtafel mit der Bettenbelegung und gucke gebannt darauf. In welches Zimmer mit ihr?
„Weißt du, in Anbetracht der späten Stunde geben wir ihr doch einfach ein leeres Doppelzimmer. Dann stören wir heute Nacht niemanden mehr und spätestens mit dem nächsten Zugang ist unsere Suizid-Borderlinerin nicht mehr alleine im Zimmer."
„Jo, finde ich auch gut!"
Na dann sind wir uns doch einig. Da hören wir auch schon die Stationstür klappen und mehrere Menschen über den Flur zu uns ins Dienstzimmer kommen. Ich gehe dem AvD und der Patientin entgegen und treffe auf dem Flur - drei Menschen an. Unsere AvD-Ärztin sieht ziemlich müde aus, verständlich. Dann stehen

da zwei Frauen, die beide ein wenig desolat aussehen. Eine Frau hat eine tiefe Solariums-Bräune, eine weiße Jeans-Jacke und ziemlich stark überschminkte Augen, deren Make-up aber etwas derangiert ist, vermutlich durch Weinen. Sie hat weiße Cowboy-Stiefel an und eine Jeans mit Fransen an der Seite. Und sie redet auf die andere Frau ein. Die andere hat nicht so eine ungesunde, braune Gesichtsfarbe, dafür aber krasse rote Flecken im Gesicht. Dazu blonde, aufgetürmte Haare, sie ist etwas größer als die andere Frau, sie trägt eine randlose Brille und dazu ein rotes, gerade geschnittenes T-Shirt-Kleid und einen braunen Seiden-Schal, der auch schon bessere Tage gesehen hat. Sie sieht älter aus als die braungebrannte Frau. Die braune Frau sagt zur bleichen Frau:
„Da wirst du sehen, das wird schon werden. Du musst dich natürlich deinen Problemen stellen. Weißt du, da hilft gar nichts, da muss man einfach gucken, was man ändern kann, denn so geht es nicht weiter …"
Dazu gestikuliert sie wild mit den Armen herum und lässt sich nicht durch unsere Anwesenheit beirren. Jetzt verstehe ich die Situation besser und weiß auch, wer von beiden die Patientin ist: Es ist die blasse Frau mit den hochgetürmten Haaren. Das andere wird dann wohl ihre Tochter sein mit dem sogenannten n-g-k-Syndrom (`nicht-ganz-knusper´). Ich gehe demonstrativ auf die Patientin zu, die mich gar nicht weiter wahrnimmt, weil sie ihrer Tochter zuhört.
„Hallo, Frau Jandke, mein Name ist Knick, ich bin psychiatrische Krankenschwester hier auf Station."
Dazu strecke ich ihr demonstrativ meine Hand entgegen. Die Patientin guckt mich kurz an, schüttelt roboterhaft meine Hand. Ich nicke kurz der AvD-Ärztin zu und diese drückt mir ein paar Unterlagen von der Patientin in die Hand. Die Ärztin berichtet die Vor- und Krankengeschichte der Patientin:
„Frau Jandke hat schon im vorletzten und letzten Jahr einen Suizidversuch unternommen. Im vorletzten Jahr hat sie Tabletten eingenommen und im letzten Jahr …"
Da muss ich doch dazwischengehen, sonst erzählt Frau Wollun die ganze Krankengeschichte auf dem Flur.

„Äh, wollen wir nicht kurz reingehen, Frau Wollun?", frage ich schein-freundlich und strecke meinen Arm einladend in Richtung Dienstzimmer aus. Und tatsächlich, was bei Patienten wirkt, wirkt auch bei der Dienstärztin. Sie folgt mir ins Dienstzimmer und ich mache die Tür zu. Vorher raune ich noch kurz zu Frau Jandke und ihrer redewütigen n-g-k-Tochter:
„Kleinen Moment, die Damen, nehmen Sie Platz, ich bin sofort wieder bei Ihnen!"
Die beiden schenken mir nur ganz kurz Blickkontakt; die Tochter redet weiter und ich habe nicht das Gefühl, hier gebraucht zu werden.
„Also, es gibt bereits mindestens zwei Suizidversuche in der Vergangenheit", sagt die Ärztin, „inwiefern dieser hier rein appellativ war, lässt sich nicht genau sagen. Die Tochter ist von der Mutter angerufen worden, dass diese vom Balkon springen wollte. Als die Tochter dann da war, stand die Mutter nackt auf dem Balkon."
Nicole und ich schütteln den Kopf. Das ist ja wirklich eine verrückte Situation.
„Sie konnte die Mutter dann aber überreden, vom Balkon zu kommen. Dann hat sie sie hierhergebracht. Und hier zeigt sich die Patientin auch recht eigenartig. War bei der Exploration zuerst richtig bockig, so: `Nein, ich will das aber nicht erzählen!´ und dann hat sie erst mal geschmollt und gar nichts gesagt. Als ich ihr dann sagte, dass wir ja hier nicht bei der Polizei sind und ich sie nicht verhöre, sondern dass ich ihr helfen will, ist sie plötzlich aufgesprungen und losgerannt. Da mussten wir sie blitzschnell wieder einfangen."
Frau Wollun lacht, aber es ist ihr anzusehen, dass sie das nicht komisch findet.
„Oh, weh, da hatten Sie ja auch zu tun!"
„Allerdings, es war nicht leicht mit Frau Jandke. Vielleicht hat sie sich etwas beruhigt. Bei der Aufnahme vor einer halben Stunde habe ich ihr 2,5 mg Tavor gegeben. Jetzt wird sie sicher bald ruhiger werden. Ach, vielleicht machen wir noch einen AAT und DST."
Einen Atemalkoholtest zu machen und Drogen im Urin zu bestimmten ist ja keine schlechte Idee. Aber wenn die Patientin Alkohol getrunken hätte, hätte sie gar kein Tavor einnehmen dürfen.

Den Test hätte die Ärztin dann wohl früher machen sollen. Andererseits ist nicht zu ändern, was passiert ist. Und dann wissen wir, woran wir sind.
„Okay, machen wir. Dann tschüss und eine ruhige Rest-Nacht!"
„Danke, kann ich gebrauchen. Ihnen auch, tschüss!", und weg ist die AvD-Ärztin Gabi Wollun.
„So, Nicole, wie wollen wir es machen: Ich gehe zur Patientin und du nimmst sie im System auf?"
Das war fast eine rhetorische Frage. Ich könnte mich auch darauf einlassen, die Rollen zu tauschen, aber es ist mir schon am liebsten, wenn ich selber mit der Patientin rede. Nicole findet meinen Vorschlag ganz okay.
„Ja, kein Problem, können wir so machen. Dann viel Spaß mit der Patientin!"
Im Rausgehen schnappe ich mir eine leere Doku-Mappe und den Alco-Tester und antworte kurz: „Habe ich jetzt schon!"
Dann bin ich im Flur und da sitzt auch meine Patientin Frau Jandke mit ihrer n-g-k-Tochter. Diese redet immer noch auf ihre Mutter ein. Demonstrativ baue ich mich vor ihr auf, rede langsam und deutlich:
„So, Frau Jandke, jetzt bin ich für Sie da. Zu allererst möchte ich Sie bitten, hier hineinzupusten."
Damit zeige ich auf den betriebsbereiten Alco-Tester. Frau Jandke zieht die Stirn kraus und scheint nicht zu verstehen.
„Hier soll ich reinpusten?", fragt sie und zeigt auf das Mundstück des Alco-Testers."
„Ja. Wir möchten wissen, ob Sie eventuell Alkohol getrunken haben und noch Rest-Alkohol im Blut haben."
Frau Jandke fügt sich, nimmt den Alco-Tester in die Hand, dreht und betrachtet ihn von allen Seiten, als wäre es ein Alien-Ei. Jedenfalls ist sie keine erfahrene Trinkerin; die haben meistens Erfahrungen im Umgang mit Alkohol-Testgeräten. Ich mache es ihr mimisch vor. Schließlich pustet sie in das Gerät und nach einer kurzen Zeit gibt das Gerät ein Piepen von sich und zeigt: `0,0 Promille´ an. Wunderbar. Ich fahre fort:
„Bevor ich Sie in Ihr Zimmer begleite: Was für ein Getränk möchten Sie? Wasser? Mit Sprudel oder ohne?"

„Mit Sprudel bitte“, sagt die Patientin. Und dann, zu meiner Überraschung: „Für mich auch mit.“ Die Tochter war zwar nicht unbedingt eingeladen, aber ein Glas Wasser ohne Sprudel spendiere ich ihr trotzdem. Da bin ich großzügig. Ich verschwinde durch die Küche im Tagesraum und komme mit einer Flasche Wasser und zwei Gläsern wieder.
„So, bitteschön, dann kommen Sie mal mit.“
Dazu mache ich wieder meine einladende Geste. Die beiden Frauen folgen mir. Ich mache die Zimmertür auf und zeige auf die beiden leeren Betten, die mit einem Laken abgedeckt sind.
„Sie können sich ein Bett aussuchen, Frau Jandke.“
Frau Jandke reißt die Augen auf, als sie die beiden Betten sieht. Einen Moment zweifle ich an meiner eigenen Wahrnehmung, aber beide Betten sind sauber bezogen und mit einem Laken abgedeckt.
„Oh, nein oh nein oh nein oh nein …“, stammelt Frau Jandke.
Den aufgerissenen Augen nach zu urteilen hatte ich fast befürchtet, sie würde gleich losschreien. Losstammeln finde ich dagegen viel besser.
„Hier liegen doch schon Tote drinnen!“, presst Frau Jandke hervor.

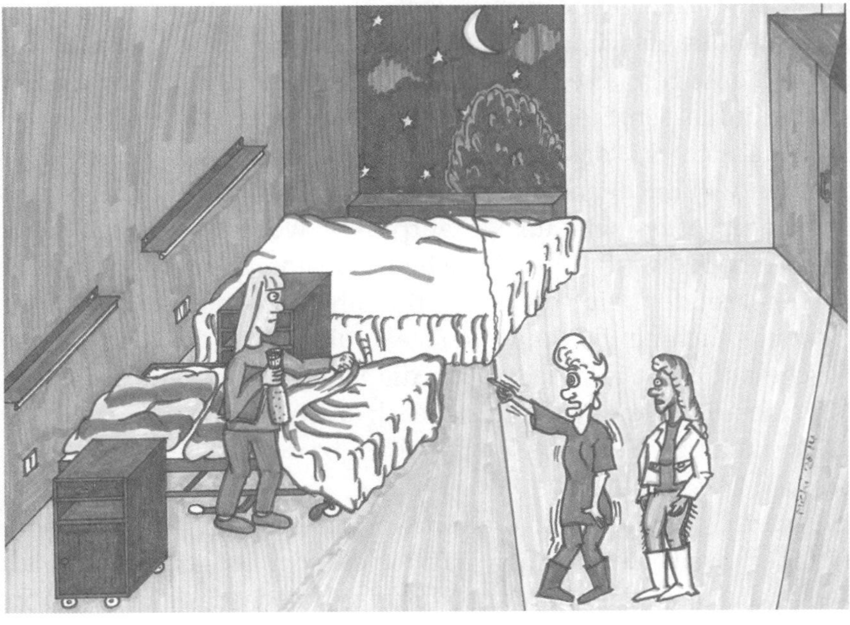

Erschrocken muss nun ich die Augen aufreißen.
„Aber nein, die Betten sind nur mit einem Laken abgedeckt, damit sie bestimmt sauber sind, wenn Sie sich hineinlegen!"
Zur Demonstration ziehe ich vom ersten Bett das Laken ab. Was mir ein bisschen schwerfällt, da meine Hände schon mit Wasser, Gläsern und der Doku-Mappe belegt sind, wobei ich mir letzteres unter den Arm klemme. Der Blick von Frau Jandke folgt mir.
„Aber in dem anderen Bett da ...", sagt sie mit immer noch recht großen Augen.
Ich gehe zum Bett am Fenster und hebe das Laken. Ganz abziehen will ich das nicht.
„Nein, nein, auch hier ist es nur ein Schutz, damit es nicht schmutzig wird ... Sehen Sie!"
„Ich sollte jetzt tot sein, das ist ein Zeichen!"
„Sie halten es für ein Zeichen, dass das Bett mit einem Laken vor Schmutz abgedeckt wurde?", frage ich so neutral wie möglich. Vielleicht kommt sie von selber darauf, wie unsinnig das ist.
„Ich will nicht mehr!", sagt die Patientin plötzlich.
„Ach Mutti, nun hör doch mal auf!!", sagt die Tochter sehr laut und pustet heftig Luft aus. Die Situation droht zu eskalieren. Jetzt muss ich mehr Energie aufbringen.
„Frau Jandke", sage ich sehr betont und schaue der Patientin dabei in die Augen, „Sie sind jetzt bei uns in der Klinik. Wir werden auf Sie aufpassen, Sie sind sicher hier."
Es ist ja nicht so, dass die Patientin vor irgendwas Angst hätte, aber ich will ihr dennoch Sicherheit vermitteln und ihr zu verstehen geben, dass wir auf sie aufpassen werden, sie ergo keine Chance haben wird, irgendwelchen Blödsinn zu machen. Und zu meiner Freude bleibt die Patientin ruhig. Ich merke, dass mein Herz ziemlich heftig klopft. Ich stelle die Gläser und die Wasserflasche auf den Tisch, lege auch die Doku-Mappe auf den Tisch. Mit einer einladenden Geste ziehe ich einen Stuhl zurück:
„Aber nehmen Sie doch erst mal Platz! Ich gieße Ihnen einen Schluck Wasser ein, ja?"
Ich warte gar nicht erst die Antwort ab. Wasser tut manchmal Wunder, weiß ich ja schon aus vielen schwierigen Situationen. Tatsächlich, die Patientin und ihre n-g-k-Tochter setzen sich. Ich

will mich dazusetzen, an die dritte Seite des Tisches. Jetzt brauche ich nur noch einen Stuhl. Ich mache die Badezimmertür auf, in der Hoffnung, dort einen Duschstuhl zu finden. Der würde mir völlig genügen. Aber da ist kein Stuhl.
„Verzeihung, die Damen, ich hole mir nur einen Stuhl aus dem Nebenzimmer und bin gleich wieder bei Ihnen!“, sage ich mit meinem schönsten Lächeln.
Tür zu und schnell ins Labor gehuscht, wo wir einen Dreh-Hocker haben. Das geht superschnell, aber schon vor der Zimmertür der neuen Patientin höre ich ein lauteres Wortgefecht. Als ich die Tür nach kurzem Klopfen aufmache, sehe ich die Tochter gestikulierend vor der Mutter stehen. Sie wedelt dabei mit dem kackbraunen Schal, den vorhin die Mutter umhatte, hin und her.
„… So geht das nicht weiter! Denke doch mal an mich! Ich muss mir ständig nur Sorgen machen, traue mich schon gar nichts mehr …“
„Dann wäre es wohl besser, wenn du dir keine Sorgen mehr machen musst …“
Jetzt muss ich dazwischenhauen. Die Tochter geht mir langsam auf die Nerven, ich werde sie wohl lieber gleich entfernen.
„Wer muss sich keine Sorgen mehr machen? Was ist denn los?“, frage ich streng.
Die Patientin winkt ab.
„Ach, gar nichts …“
Die Tochter sieht das anders:
„Wie denkst du dir das? Ha? Willst dich hier vor meinen Augen mit deinem Schal erwürgen? Was soll denn das?“
So langsam verstehe ich die Situation ansatzweise besser. Vor allen Dingen haben die Frauen ein Problem miteinander. Da muss jetzt wohl die Tochter gehen.
„Ähm, Frau Jandke?“, und an die Tochter gewandt, „ich glaube, ich mache jetzt lieber alleine weiter, damit ein bisschen Ruhe reinkommt. Für Sie war es ja auch ein anstrengender Abend. Sie sollten sich auch etwas beruhigen. Fahren Sie ruhig nach Hause. Lassen Sie sich noch vom Pförtner unsere Telefonnummer geben. Wir kümmern uns um Ihre Mutter. Vielen Dank, dass Sie sich soweit um Ihre Mutter kümmern.“

„Meine Mutter wollte sich gerade *vor* meinen Augen mit ihrem Schal erwürgen. Und jetzt soll *ich* mich beruhigen? Das ist doch wohl nicht Ihr Ernst?“
Wie, jetzt wird die Tochter auch noch frech!? Also, noch mal für Blödies:
„Es ist wichtig, dass Ihre Mutter jetzt ein wenig Ruhe bekommt. Sie hatte vorhin ein Medikament von der Ärztin bekommen. Ich mache noch schnell die administrative Aufnahme, und dann wollen wir nicht den Wirkbeginn der Medikation verpassen. Vielen Dank noch mal!“
Damit begleite ich die Tochter zur Tür. Das scheint sie jetzt aber doch gefressen zu haben. Ich kann direkt zuschauen, wie sie vom \`Turbo-Gang´ in den \`Normalo-Gang´ runterschaltet.
„Na, gut, wenn Sie's sagen!“
Sie schaut den Flur entlang.
„Wo ist denn der Ausgang?“
„Na da hinten, am grünen Schalter. Meine Kollegin macht auf, wenn Sie an der Tür stehen.“
Die Tochter legt den Kopf schief.
„Da hinten, den Gang rechts rein?“
„Nein, dahinter, hinter der zweiten Feuertür ...“
Aber die Tochter macht keine Anstalten, zu gehen. Also gut, dann werde ich sie wohl begleiten müssen.
„Okay, kleinen Moment, ich begleite Sie gleich.“
Dann bin ich wenigstens sicher, dass die Tochter auch wirklich weg ist. Es ist mir nur nicht geheuer, die Patientin alleine sitzenzulassen. Ich drücke die Zimmerklingel. Nicole schaut aus der \`Kanzel´ zu mir her. Mit einer übertriebenen Geste winke ich Nicole her. Sie kommt auch. Klar, dass sie sich wundert.
„Sorry, Nicole. Geht ganz schnell. Ich bringe Frau Jandke Junior gerade zur Tür. Bleibst du ganz kurz bei Frau Jandke Senior?“ Und etwas leiser: „Erklär ich dir hinterher ...“
Nicole ist weiterhin verwirrt, geht aber ins Zimmer zu Frau Jandke. Ich höre noch, wie Nicole zu ihr sagt:
„Na, haben Sie sich ein Bett ausgesucht ...“, dann bin ich auch schon mit der Tochter auf dem Gang.

Jetzt von der Tochter zugetextet zu werden habe ich keine Lust, ich gebe also etwas vor:
„Sie sind sicher in Mitleidenschaft gezogen von der ganzen Geschichte. Da sind Sie übrigens herzlich zur Angehörigengruppe eingeladen. Jeden zweiten und vierten Donnerstag im Monat. Das wird Ihnen gut tun! Es ist eine offene Gruppe. Sie brauchen sich nicht anzumelden, sondern kommen einfach. Sie treffen dort Gleichgesinnte. Und es gibt allgemeine Informationen über Krankheiten und Behandlungen. Ich kann Ihnen gern einen Flyer mitgeben."
Und dabei drücke ich ihr einen fotokopierten Zettel in die Hand. Ich wollte schon vor Jahren, als ich die Angehörigengruppe initiiert habe, einen professionellen Flyer, gedruckt und mit dem Logo unseres Trägers, bekommen. Obwohl ich von oben ein offizielles \`okay´ bekommen habe, habe ich bis heute keine offiziellen Flyer zur Verfügung. Diese fotokopierten Zettel erfüllen ja auch ihren Zweck, beschämend finde ich das aber trotzdem.
Die Tochter nimmt den Zettel, knickt ihn mehrmals (was meistens darauf hindeutet, dass derjenige nicht zur Gruppe erscheinen wird, wie ich aus Erfahrung weiß) und steckt ihn ein.
„Das ist vielleicht mal eine Idee, zur Angehörigengruppe zu kommen. Das mit meiner Mutter, das geht ja schon ewig so. Und manchmal habe ich das Gefühl, sie macht das nur, um es mir schwer zu machen!"
„Ach, wirklich? Sie werden quasi weiterhin von ihrer Mutter \`bestraft´? Ist das so?"
„Aber ja!!", sagt die Tochter vehement. „Seit ich klein bin, ist meine Mutter der Freak, sie hat mich schon in meiner Schulzeit blamiert! Hat mich zur Schule gebracht, obwohl ich schon in der vierten Klasse war! Weil sie sonst \`einsam´ war! Weil sie meine Gesellschaft wollte! Nun stellen Sie sich das mal vor! Und in der Schule angekommen, hat sie dann rumgejammert und geheult, alle anderen Kinder haben mich mitleidig angeguckt oder gleich verarscht … Und diese Selbstmord-Nummer, das wird auch immer heftiger! Und mir kommt es fast so vor, als ob es immer schlimmer wird, je mehr man sich um sie kümmert!"
Da könnte sie aber verdammt Recht haben, denke ich spontan.

„Das ist ein wichtiger Gedanke. Das glaube ich Ihnen gerne, dass Sie da schon einiges durchgemacht haben! Das ist für Sie ja auch nicht einfach.“
Fast tut mir die Tochter leid. Dennoch haben die beiden, Mutter und Tochter, irgendein Problem miteinander. Und ich würde mich jetzt eher wieder mit der Patientin beschäftigen. Ich gehe also zur Tür und mache diese demonstrativ auf.
„Okay, Frau Jandke, dann werde ich wieder zu ihrer Mutter gehen. Machen Sie's gut, erholen Sie sich ein bisschen! Hoffentlich bis zur Angehörigengruppe dann.“
„Ja, vielen Dank, ich werde versuchen, zu kommen.“
Und weg ist die Tochter. Ich gehe schnell zur Patientin, am anderen Ende der Station.
Nicole ist schon mit Frau Jandke ins Gespräch vertieft. Ich sehe, dass sie schon die Papiere ausgefüllt hat, die bei einer Neuaufnahme anfallen: Stammblatt mit den Stammdaten, Einverständniserklärung der Patientin, Wertsachenbogen, Stationsordnung, ... Damit habe ich dann weniger Arbeit. Auf der anderen Seite lernt man einen Patienten vom ersten Moment an kennen, auch beim Ausfüllen der Formalitäten erlebt man manchmal Überraschungen. Egal.
„Danke, Nicole. Bin wieder da. Jetzt kann ich weitermachen, ich habe nur Ihre Tochter nach Hause geschickt, Frau Jandke.“
Nicole guckt mich an und geht wieder Richtung Dienstzimmer.
„Ich bin dann wieder vorne. Wenn was ist, klingel ruhig wieder.“
Sie ist noch ein wenig ratlos, aber vor der Patientin werde ich Nicole nicht verraten, dass ich noch nicht einschätzen kann, ob Frau Jandke akut suizidal ist oder `nur´ agiert.
„So, Frau Jandke, jetzt sagen Sie mir doch bitte mal, was da eben vorgefallen ist. Sie wollten sich vor den Augen Ihrer Tochter strangulieren? Das meinen Sie nicht im Ernst, oder?“
Das war meine Kommunikations-Technik und Commitment-Strategie `schonungslose Kongruenz´, hier kann ich nichts mehr beschönigen. Hier geht nur noch um die harte Wahrheit. Frau Jandke senkt den Kopf. Ihre Schultern beben und sie greift sich an die Nase. Sie weint also. Um diese Uhrzeit bin ich wahrscheinlich

nicht mehr in der Lage, tieftrauriges Weinen angemessen zu begleiten. Ich versuche es trotzdem.
„Jetzt weinen Sie, Frau Jandke. Sie scheinen sehr traurig zu sein."
Frau Jandke nickt. Ich lasse Sie einen Moment gewähren. Ich weiß ehrlich gesagt nicht so genau, was ich sagen soll und lasse ihr den Moment. Nach gefühlten eineinhalb Stunden, also realistisch zwei Minuten, guckt mich Frau Jandke wieder an.
„Ich weiß auch nicht …"
Als nichts weiter folgt, frage ich nach:
„Sie wissen also auch nicht …?"
„Ich weiß auch nicht, wie das ganze passieren konnte. Eigentlich war alles okay. Ich war zu Hause, habe vorher eine gute Sitzung mit meinem Therapeuten gehabt."
Aha, denke ich: Therapeut. Hier ist jemand schon vorher krank gewesen. Besonders, wenn es `gute´ und `schlechte´ Sitzungen gibt.
„Herr Uri-Miller, also mein Therapeut, hat mich auch gelobt, dass ich gute Fortschritte gemacht habe. Und nachmittags sitze ich so zu Hause und kriege einen Anruf von meiner Tochter. Sie sagt mir, dass sie einen neuen Freund hat, dass sich aber zwischen uns nichts ändern wird und so."
Erstes Problem: Einen Borderliner darf man nicht direkt loben. Das provoziert selbstverletzendes Verhalten. Was ist das denn für ein schwachmatischer Therapeut, wenn er eine so labile Patientin wie Frau Jandke lobt? Zweitens: Der Therapeut wird mir mit Namen vorgestellt (Herr Uri-Miller), die Tochter ist aber nur `meine Tochter´. Drittens: Wieso darf sich zwischen Mutter und Tochter nichts ändern, wenn die Tochter einen (neuen) Freund hat? Das deutet ja alles auf eine mindestens sehr labile Person hin. Aber man sollte nicht vorschnell urteilen. Ich sammle zunächst noch Informationen.
„Und was ist dann passiert?", frage ich so neutral wie möglich.
„Ja, ich weiß eigentlich auch nicht! Ich bin dann ganz schön durchgedreht. Ich war so traurig, dass ich …"
„Tschuldigung, darf ich kurz unterbrechen? Was hat Sie denn so traurig gemacht? Dass Ihre Tochter einen Freund hat?"
Frau Jandke nickt und guckt runter. Es ist ihr unangenehm. Man kann ihr durchaus anrechnen, dass sie ehrlich ist.

„Ja,… eigentlich sollte ich mich freuen, wenn meine Tochter einen Freund hat. Oder einen neuen Freund. Aber sie hat mir in letzter Zeit so viel Stabilität gegeben, Hilfe und echte Stütze …"
Ich überlege: `Stabilität´, `Hilfe´ und `Stütze´ sind schon ziemlich ähnlich.
„Da habe ich einfach rot gesehen. Und bin auf den Balkon. Dann habe ich aber doch Schiss bekommen und meine Tochter angerufen."
Schon wieder nur `meine Tochter´.
„Und wieso haben Sie sich dann ausgezogen?"
Frau Jandke sagt nichts. War ja auch unsensibel gefragt von mir. Eigentlich war ich nur neugierig. Na, schön, weiter im Text:
„Also, so weit kann ich das verstehen. Eine Kurzschlussreaktion. Wenn Sie sich die Situation in Ruhe überdenken, kommen Sie vielleicht zu einem anderen Ergebnis. Aber ich muss Sie noch mal fragen: Was war das eben für eine Aktion mit dem Schal?"
Frau Jandke guckt wieder erst mich an, dann nach unten.
„… Naja,… wahrscheinlich wollte ich meine Tochter nur ärgern. Ich habe doch sonst niemanden! Und wenn sie mich verlässt …!?"
„Sie haben Angst, verlassen zu werden?"
„Ja, habe ich."
„Ich weiß jetzt ehrlich gesagt nicht so genau, ob ich mir Sorgen um Sie machen muss, dass Sie sich was antun, bei uns auf Station."
Diese Angst habe ich ehrlich gesagt gar nicht mehr, obwohl ich natürlich auch nicht sicher sein kann. Ich will die Patientin dennoch damit konfrontieren.
„Nein, für heute habe ich die Nase voll. Außerdem werde ich gerade ganz schön müde. Am liebsten würde ich einfach nur schlafen gehen und alles in Ruhe morgen besprechen."
Zur Belohnung für so erwachsene Worte bekommt sie mein schönstes Lächeln.
„Das kann ich gut verstehen. Außerdem beginnt das Medikament zu wirken. Sie sollten jetzt wirklich schlafen gehen. Bitte denken Sie daran: Sie sind sicher hier. Wenn Sie irgendwas brauchen, bitte melden Sie sich und wir werden gelegentlich nach Ihnen gucken kommen. Also dann, gute Nacht."

„Gute Nacht!", sagt Frau Jandke, die sich schon auszieht.
Jetzt aber schnell weg hier, denke ich.
Auf dem Weg zurück zum Dienstzimmer überlege ich, dass es wohl sicherer ist, Frau Jandke öfter zu sichten, solange sie wach ist. Eine übertriebene Fürsorge ist bei Borderline-Patienten kontraindiziert. Man nimmt ihnen die Verantwortung für eigenes Handeln. Und sie verhalten sich dann häufig nur noch viel kränker. Aber aus dem Frust heraus kann sich Frau Jandke schon etwas antun. Also gilt es, einen Mittelweg zu finden. Ich werde den AvD Frau Dr. Wollun informieren und Nicole endlich die ganze Geschichte mit dem Schal erklären.
Das mache ich dann auch. Nicole versteht jetzt alles, und Frau Dr. Wollun ist höchst zufrieden mit meiner Ankündigung, öfters, aber nicht regelmäßig nach der Patientin zu schauen.
Nicole macht direkt im Anschluss den nächsten Durchgang. Es schlafen alle. Auch Frau Noack hat kein weiteres Glas auf die Klinke gestellt.
Im Dienstzimmer sitzt Nicole und hat die Beine auf einen Stuhl hochgelegt.
„Ich bin ja soooo müde …"
Ich nehme mir eine Zeitschrift und blättere gelangweilt durch. Es sind ein paar interessante Themen drin. Allerdings habe ich immer das Problem, dass ich die Promis, über die da berichtet wird, allesamt nicht kenne. Zum Beispiel `Falsches Spiel um Monika Hustenreuter! Trennung drei Wochen nach der Verlobung!´ Da möchte man sich doch empören. Nein, wie furchtbar! Trennung drei Wochen nach der Verlobung! Das ist ja was! Vor allem, wenn ich wüsste, wer zum Henker eigentlich Monika Hustenreuter ist.
Ich blättere weiter und sehe einen recht interessanten Artikel über Taschendiebstahl … und da fällt mir auf, dass ich diese Zeitschrift schon einmal gelesen habe. Irgendwann vor einem Monat oder zwei. Enttäuscht lege ich die Zeitschrift zurück.
Es ist 5.03 Uhr. Endspurt. Ich mache den letzten Durchgang. Alle schlafen, bis auf Frau Koch. 5.16 Uhr, ich fange an, Berichte zu schreiben und Pflegemaßnahmen abzuklicken! Es lebe Deutschland! Dokumentation ist alles! Nicole übernimmt eine Hälfte der Berichte, die andere Hälfte schreibe ich. Bei den meisten Patienten

kann ich den vorgegebenen Satz `Pat. schlief bei allen Durchgängen´ anklicken. Nicole schreibt den Bericht über Herrn Tenragal. Dummerweise ist aber Frau Noack in meiner Hälfte. Was soll ich denn jetzt schreiben? Ich überlege. Also: `Die Pat. war beim ersten Durchgang noch wach und erschrak, als PD (Pflegedienst) in ihr Zimmer kam. Sie äußerte sich ablehnend gegen Kontrolldurchgänge. PD erklärte ihr, dass sie zu ihrer Sicherheit regelmäßig gesichtet werden müsse. Sie kündigte an, ein Glas auf die Türklinke zu stellen. Wurde aufgefordert, dies nicht zu tun. Beim Durchgang um 2.00 Uhr fiel tatsächlich ein Glas von der Türklinke auf die Erde. Die Pat. wurde erneut aufgefordert, keine Gläser auf die Türklinke zu stellen und sie wurde über mögliche Gesundheitsgefahren informiert. Danach schlief die Pat. weiter.´ Freundlich - sachlich - nichtssagend.
Den Aufnahmebericht von Frau Jandke schreibe sowieso ich, weil ich mehr von ihr erlebt habe. Da habe ich einiges zu tun. Die Aufnahmeanamnese muss ich auch eintragen.
6.01 Uhr. Noch eine halbe Stunde, dann Übergabe und Feierabend. Nicole kocht Kaffee für die Kollegen des Frühdienstes. Ich will eine Flasche mit Sprudelwasser vom Wasserspender im Tagesraum befüllen, da läuft mir Herr Boschem über den Weg. Er ist schon fix und fertig angezogen.
„Oh, guten Morgen, Herr Boschem! Schon so früh auf?"
„Morgen, Schwester. Sind die Zeitungen schon da?"
„Äh, Zeitungen, nein, noch nicht."
„Dann würde ich kurz runtergehen, die Zeitungen holen", sagt er, dreht sich um und geht in Richtung Fahrstuhl, ohne meine Antwort abzuwarten. Herr Boschem ist irgendwie komisch, so kurz angebunden, auch abweisend. Jetzt geht mir ein Licht auf: Er hat mir nicht in die Augen geguckt. Und er hat mich nicht mit meinem Namen angesprochen. Den kennt er aber hundertprozentig! Es ist nur so, dass er mich `depersonalisiert´. Ich bin nicht mehr `Frau Knick´, sondern nur noch eine x-beliebige `Schwester´. Ich gehe zurück an die Rufanlage und öffne mit dem Zahlencode die Tür, als er dort angekommen ist. Der Patient geht raus, ohne sich zu mir umzudrehen. Hm. Komischer Typ. Irgendwie Morbus Sockenschuss. Ich hole mein Wasser, und zurück im Dienstzimmer

stelle ich Gläser und Tassen auf den Tisch. Herr Boschem klingelt, ich lasse ihn rein auf Station. Er legt die Zeitungen auf den Tisch vor dem Dienstzimmer und setzt sich in die Sitzecke.
Ich drucke Bettenpläne für die Dienstübergabe aus, da kommt unsere Küchen-Svetlana ins Dienstzimmer.
„Morgen, ihr Nachteulen! Ach, ihr seht aber irgendwie müde aus. Habt ihr nicht gut geschlafen?"
„Guten Morgen, nee, wir wurden leider durch äußere Umstände am Schlafen gehindert. Ist es kalt draußen?"
„Ach, geht so. So wie gestern. Die Küche sieht ja aus! Also, diese Patienten ..."
Diesen Kommentar brauche ich jetzt gerade nicht! Nicole ist zu mir gekommen und ihr scheint es ähnlich zu gehen. Sie sagt:
„Also wirklich, diese Patienten sind manchmal echt ätzend!"
Sie lacht, ich stimme ein.
„Wir haben diese Nacht viel Spaß gehabt, viele Videos geguckt, Musik gehört und sonst einen echt entspannten Nachtdienst gehabt!"
Sie zwinkert mir zu.
„Ja", versichere ich, „das stimmt!"
Svetlana guckt irritiert und geht wieder in ihre Küche. Ist mir egal.
Der Putzmann kommt.
„Morgen, die Damen!"
„Morgen, Markus! Na, wieder fleißig?"
Markus ist wahrscheinlich einer der bemerkenswertesten Menschen, die an dieser Klinik arbeiten. Ich habe mich mit ihm unterhalten, als er eine seiner seltenen Zigarettenpausen im Garten verbrachte und ich mit einer Patientin im Garten war, die aber ein bisschen Ruhe für sich brauchte. So kamen wir ins Gespräch. Wir sprachen so allgemein über das Arbeiten, und er sagte dann in einer unglaublich ansteckenden Ruhe, dass seine Arbeit ihm Spaß mache und er gerne zur Arbeit gehe. Ich war so bass erstaunt, dass ich außer dem obligatorischen `ja, oh, toll, cool,...´ gar nichts rausbekommen habe. Wer hätte das gedacht?! Einer der Reinigungskräfte ist der glücklichste Mitarbeiter der Klinik, mit sich und der Umwelt im Reinen ...

Er lächelt uns freundlich zu:
„Aber nicht so fleißig wie ihr!"
„Da könntest du Recht haben, wir hatten einen relativ anstrengenden Zugang. Auch sonst war immer was zu tun."
Markus schaut uns zustimmend nickend an.
„Das braucht man doch in der Nacht erst recht nicht. Ihr Armen! Na, dann genießt euren Feierabend gleich!"
Dazu lächelt er richtig süß. Nicole nickt zurück.
„Danke, das ist lieb."
Seine Anteilnahme tut richtig gut. Während Markus das Dienstzimmer wischt, gehen wir nach draußen und setzen uns in die Sitzecke vor der Kanzel. Auf einem der Plätze sitzt Herr Boschem und blättert in der Zeitung. Nicole und ich setzen uns dazu. Herr Boschem weicht mir ja schon seit längerem aus. Als Narzisst hat er vermutlich zu viel von sich preisgegeben und nun muss er sein Ich schützen. Ich will ihn ja auch keinesfalls aus der Reserve locken oder diskreditieren. Einen Narzissten darf man auf keinen Fall kränken. Dann reagiert er mit Aggressionen. Mit Aggressionen gegen sich oder andere. Obwohl, das zweite finde ich noch unangenehmer als das erste. Wie dem auch sei, ich werde ihm weiterhin Kontakt anbieten. Ich versuche es mal locker, nur Smalltalk, um ihm meine Ungefährlichkeit zu demonstrieren.
„Na, Herr Boschem, was stehen denn so für Horror-Nachrichten in der Zeitung?"
Herr Boschem guckt von der Zeitung auf und es sieht so aus, als erwache er aus einem langen, tiefen Traum.
„Äh, ja,... in der Zeitung ... Na bis jetzt nur das Übliche, Mord, Totschlag und Korruption."
Er lächelt dabei.
„Ach, na gut, ich habe schon befürchtet, es steht was Schlimmes in der Zeitung!", scherze ich.
Herr Boschem nickt und spitzt seinen Mund – er hat meinen Scherz verstanden und angenommen. Aber er sagt nichts weiter. Also rede ich weiter.
„Ich habe gehört, Sie gehen bald. Haben Sie denn schon einen Termin anvisiert?"

„Nein, noch nicht direkt. Aber ich werde schon so die nächsten Tage gehen."
„Heute ist Visite mit der Oberärztin, da können Sie das ja besprechen."
„Ach, ja? Dann würde das ja gut passen."
„Geht's Ihnen denn wieder gut? Oder jedenfalls besser?"
Normalerweise führe ich keine Patientengespräche auf dem Flur. Aber es ist niemand sonst da, und wenn ich mit Herrn Boschem einen Termin fürs Bezugspflegegespräch ausmachen würde, würde er vermutlich vorher laut schreiend weglaufen. Kleiner Scherz, jedenfalls würde er das Gespräch wahrscheinlich nicht zulassen, den Termin `vergessen´ oder etwas `Wichtigeres´ zu tun haben, oder ähnliches. Von daher ist es in der Sitzecke auf dem Flur doch eigentlich ganz locker und spontan.
Herr Boschem schweigt einen Moment. Ich denke schon, er will auf meine Frage nicht antworten, aber dann sagt er:
„Ja, danke, es geht mir besser. So ein kleiner `Ausrutscher´ darf ja jedem mal passieren!"
„Ja klar, deshalb sind wir ja hier. Sie wissen ja jetzt, wo Sie uns finden."
„Ja, vielen Dank."
Für einen Narzissten war das ja schon eine ganze Menge. Ich denke nicht, dass so ein `Ausrutscher´, ein wirklich fast gelungener Selbstmordversuch, `jedem mal´ passieren kann. Da ist wirklich was im Argen, wenn man sich nicht zu helfen weiß, außer, dass man riskiert sein Leben zu beenden. Aber wenn ich das meinem narzisstischen Gegenüber sage, und sei es noch so freundlich verpackt, wird er nur noch mehr dichtmachen und seine Abwehrmechanismen verstärken. So, genug psychologisiert für diese unchristliche Uhrzeit. Mein Körper fühlt sich tonnenschwer an. Wir sitzen noch eine Weile und warten, bis Putzmann Markus mit dem Dienstzimmer fertig ist. Dann gehen wir wieder hinein und warten auf den Frühdienst. Der kommt dann auch endlich, nur vier Minuten vor offizieller Dienstübergabe. Als erste kommt Sarah. Mit ihrer lautstarken Stimme begrüßt sie uns einen Tick zu laut, dann lässt sie sich auf den Stuhl gleiten.
„Na, hattet ihr eine ruhige Nacht?"

„Ach, nicht wirklich. Wir hatten einen etwas anstrengenden Zugang."
„Ach ja? Da bin ich ja froh, dass ich Frühdienst habe …"
Dann kommt Katharina.
„Hallo, Leute, sorry, dass ich es nicht früher geschafft habe, es war wirklich gar kein Parkplatz zu finden. Drei Mal bin ich um den Block gefahren! Dann bin ich rein in die Dortmunder Straße …"
Ich höre an dieser Stelle nicht weiter zu. Ist mir egal, wo Katharina überall einen Parkplatz gesucht hat. Ich falle ihr so ein bisschen ins Wort:
„Ist schon okay, du hast es ja genau auf den Punkt halb sieben geschafft."
Bei der Übergabe muss ich mich stark zusammenreißen. Ich bin so müde, dass ich fast keine vollständigen Sätze mehr bilden kann. Mit eingefügten Nebensätzen wäre ich vollkommen überfordert. Ich verwechsle \`haben´ und \`sein´, breche zweimal im Text ab, weil ich vergessen habe, was ich genau sagen wollte. Oh, Mann … Erfahrungsgemäß ist die erste Nacht die schlimmste. Ich kann nur hoffen, dass es morgen ein bisschen besser ist. Schließlich habe ich alles gesagt, glaube ich jedenfalls. Dann stellt sich bei mir ein Abschlussgefühl ein und ich hole meine Schuhe und Jacke aus der Kammer.
„Tschüss, ihr Lieben! Einen ruhigen Dienst euch!"
„Danke, Karin! Schlaf schön! Gute Nacht!"
„Danke!"
Und zu Nicole sage ich:
„Tschüss, dann einen schönen Feiermorgen! Und bis nachher!"

Freizeitgestaltung

Nach den Nächten bin ich ziemlich erschöpft. Ich habe tatsächlich so schlecht geschlafen, wie ich befürchtet hatte. Nach dem zweiten Nachtdienst habe ich fast gar nicht geschlafen. Gerade dreieinhalb Stunden; abends habe ich mich noch mal hingelegt, aber höchstens eine halbe Stunde geschlafen. Über die fünf Nachtdienste hat sich ein beachtliches Schlafdefizit angesammelt. Nachdem ich heute Vormittag ausschlafen durfte, will ich jetzt etwas \`für mich´ machen.

So heißt es doch immer, man muss etwas \`für sich´ machen. Eigentlich bin ich ja kein Freund von so esoterischem Klamauk, aber ich könnte es auch anders formulieren: Ich habe große Lust, schwimmen zu gehen.

Hier stehe ich jetzt also im Schwimmbad. Mein Badeanzug ist nicht das neueste Modell, aber im Moment interessiere ich mich nur für das Wasser.

Irgendwie habe ich eher das Gefühl, noch halb zu schlafen, aber ich bin sicher, wenn ich im Wasser bin, werde ich aufwachen. Ich habe mich ziemlich kühl abgeduscht und jetzt steige ich langsam über die Treppe in das Becken.

Da kommt ein Bahnenschwimmer an. Mit seiner Bademütze, Sportbrille und aero- oder eher aquadynamischem Badeschlüpfer macht er schon einen supersportlichen, aber auch verbissenen Eindruck. Ich bin schon bis zum Bauch im Wasser, muss jetzt aber den Kampfschwimmer erst mal vorbeiziehen lassen. Okay, das mache ich. Ungerne. Aber, hey, so viel Zeit muss sein.

Ich lasse mich also ins Wasser gleiten. Ein wohliger Schauer durchläuft mich. Aaahhh, wie schön ist das! Ich beginne entspannt zu schwimmen und ordne mich wie auf einer Autobahn ein. Das Wasser wird unter der Oberfläche mit verschiedenen Leuchten angestrahlt. In hellblau, dunkelblau und lilablau. Okay, lilablau sieht irgendwie komisch aus. Unnatürlich. Aber trotzdem sehr schön. Die Grünpflanzen geben dem städtischen Schwimmbad einen exotischen Touch und die malerisch arrangierten Liegen und Sitzgelegenheiten ebenfalls. Aber der Hammer ist ja hier die Aussicht! Die gesamte Seitenfront ist verglast. Ein leichter

Wind weht, die Weide vor dem Fenster bewegt sich leicht. Die Sonne scheint gelegentlich durch, die Wolken sind wunderschön schäfchenartig! Ich schwimme hin und her, freue mich über die schöne Umgebung, die wunderschöne Aussicht und vor allem darüber, dass ich endlich frei habe!
Das Beste am Schwimmen ist, dass man nicht schwitzt. Das kommt mir Sportmuffel besonders entgegen! Man soll etwas zum `Ausspannen´ machen, das soll angeblich immer besonders wichtig sein, muss man immer in jeder Bewerbung aufführen. Hobbys. Da macht sich Sport immer gut.
Bei Bewerbungen denke ich mir gerne was aus. Hinterher fragt sowieso keiner mehr danach. Bei meiner aktuellen Stelle habe ich in meiner Bewerbung Boxen als Sport und Cello spielen als Hobby angegeben. Cello, haha, als ob ich irgendwas mit Cello am Hut hätte! Ich weiß immerhin, wie man das schreibt. T-S-C-H-E-L-L-O-H. Oder so ähnlich. Ich muss unwillkürlich grinsen.
Da zieht eine Kampf-Rentnerin mit drei unglaublich energetischen Zügen und einer Riesen-Bugwelle an mir vorbei. Die macht eindeutig eine bessere Figur als ich. Ich schwimme langsam weiter.
Und Boxen als Sport anzugeben ist immer ganz gut, damit die Leute Respekt vor einem haben. Hat auch geklappt, ich habe die Stelle sofort gekriegt. Okay, das könnte auch daran liegen, dass Krankenschwestern gesucht werden. Ich hätte auch monosynaptisch sein und mit einem Krückstock über Station laufen können …
„Aaaaah, geht's vielleicht mal entweder rechts oder links?"
Das war dann wohl der Bahnenschwimmer. Der will gerade an mir vorbeiziehen, nachdem er mich von diagonal hinten angemeckert hat. Aber nicht mit mir! Reflexartig hole ich tief Luft und will was dazu sagen. Für den Bruchteil eines Augenblicks fällt mir da eine Spiegelung ein, etwa `Aha-ich-schwimme-wohl-im-Weg-das-tut-mir-leid.´ Aber, halt, ich bin nicht auf Arbeit! Der Typ spinnt doch wohl, mich so von der Seite anzupumpen! Kann der nicht einfach normal sagen: `Entschuldigung, würden Sie bitte entweder rechts oder links schwimmen?´ Oder noch einfacher: „Darf ich mal vorbei?" Da muss ich etwas drauf erwidern, sofort!

Und zwar etwas völlig Un-therapeutisches, Freches, Authentisches ... und völlig Un-Devotes.
Innerhalb einer Sekunde bin ich auf hundertachtzig! Was fällt dem denn ein? Dementsprechend `authentisch´ und laut genug, dass es möglichst viele Mitschwimmer mitbekommen, fällt meine Antwort aus:
„Maaaaan, haben Sie Probleme oder was? Können Sie nicht normal mit mir reden? Zum Beispiel `Schwimmen Sie bitte mehr rechts oder links´?"
Und zur Krönung schnalze ich beleidigt mit der Zunge. Der Bahnenschwimmer tut so, als habe er meinen Kommentar nicht gehört. Und - schwupp! - ist er mit einer Tsunami-Bugwelle an mir vorbei. Jetzt zieht auch eine ältere Dame mit Bademütze elegant und wie in Zeitraffer an mir vorbei. Im Delphin. Ach nee, diesen Schwimmstil nennt man, glaube ich, Schmetterling. Ich bin mir nicht sicher, ob es wirklich so eine gute Idee war, schwimmen zu gehen.

Fallvorstellung

Jetzt ist der Sommer endgültig vorüber. Draußen ist es grau in grau, es stürmt und ist ungemütlich. Man braucht schon wieder eine etwas dickere Jacke. Immerhin sind noch fast alle Blätter an den Bäumen. Dieses Jahr ist der Sommer für mich irgendwie ausgefallen, mein Auto hat nämlich seinen Geist aufgegeben und die Reparaturkosten haben mich fast in die Insolvenz getrieben. So häufig brauche ich meine Karre ja nicht. Aber nach Nachtdiensten und am Wochenende, wenn kein Bummelbus mehr fährt, bedeutet ein Auto einfach die Sicherheit, dass man ganz gewiss wieder zu Hause ankommen wird.
Mitten auf der Hauptverkehrsstraße, im dicksten Berufsverkehr hat mein kleines Auto seinen Geist ausgehaucht. War das peinlich! Alter Schwede, alle haben mich angehupt! Als ob ich mit Absicht unvermittelt auf der Straße stehenbleibe! Also musste ich das Auto an den Straßenrand schieben - und denkt mal nicht, dass mir jemand geholfen hätte! - und die Werkstatt anrufen. Die Auto-Fuzzies kamen dann auch nach nur circa einer halben Stunde. Und die waren richtig süß und lieb, hätte ich den schmutzigen Kerlen gar nicht zugetraut. Dann haben sie die Karre abgeschleppt und mit meinem entspannten freien Tag war es dann auch vorbei. Abends haben wir dann telefoniert. Der Blablaring und die Blabla-Kupplung sowie der Ver-blabla-istmus waren völlig im Eimer! Keine Ahnung, ob sie mich über den Tisch gezogen haben. Ich habe keine Ahnung von der Anatomie des Autos. Autofahren kann ich. Besonders gut kann ich geradeaus fahren, jippieh! Jedenfalls konnten sie mein Auto reparieren - aber nur auf Kosten meines eigentlich schon fest eingeplanten Sommer-Urlaubs.
So ein Mist! Ich hatte mich so gefreut. Last-minute bekommt man manchmal richtige Schnäppchen. Und man kann spontan sein, sich irgendwie auch überraschen lassen. Aber mit dieser fetten Autoreparatur-Rechnung war kein Urlaub mehr möglich. Dazu hätte ich einen Kredit aufnehmen müssen. Und den hätte ich von meinem Gehalt nicht zurückzahlen können … Es ist doch wirklich ein Jammer! Da schuftet man und schuftet … und kann zum

Schluss nicht einmal im Jahr in den Urlaub fahren, wenn man gleichzeitig eine Autoreparatur hat. Das war echt deprimierend!
So saß ich also in meinem Sommerurlaub auf meinem Balkon und träumte von Griechenland, Teneriffa oder Kuala Lumpur. Da sind dann drei Wochen sehr schnell vorüber. Als ich wieder arbeiten musste, fing der Sommer in Deutschland erst richtig an. Hochsommer! Mit Temperaturen bis zu 34 ° C über fast zwei Wochen! Und das, wo unsere Klinik doch so schlecht klimatisch eingerichtet ist.
Die Klinik war ursprünglich mit Klimaanlage konzipiert, dann ging dem Investor das Geld aus, mit dem Ergebnis, dass die natürliche Belüftung im Gebäude nicht ausreicht, um ein angenehmes Raumklima zu schaffen. Die Fenster kann man nicht öffnen, nur einen Spalt breit. Klar, bei selbstmordgefährdeten Patienten kann man keine Fenster einbauen, die zum Rausspringen förmlich einladen. So ist die Luft abgestanden, es stinkt, ... einfach ein furchtbares Klima! Man kommt auf Station und eine Wand schlechter Luft schlägt einem entgegen. Das ist das ganze Jahr über so, aber im Sommer ist es mit Temperaturen im Gebäude bis 37 °C kaum auszuhalten! Spätestens nach einer halben Stunde ist man völlig durchgeschwitzt und fängt an zu stinken. Wir haben zwar Ventilatoren, aber das ewige Gebrumme geht einem auch auf den Geist. Und alle Papiere fliegen weg! Also, keine gute Lösung, jedenfalls nicht auf Dauer.
Aber nun ist der Sommer vorbei und wir haben Herbstanfang. So grau wie es draußen aussieht, sieht es auch in mir drinnen aus.
Mittwochmorgen bedeutet `Wiegen und Messen´ (wöchentliches Wiegen und Blutdruck und Puls messen) – eine archaische Maßnahme struktureller Gewalt für die Patienten zur Arbeitsbeschaffung der Pflegenden und zum Haftungsausschluss für Ärzte, damit niemand die Weißkittel anmeckern kann, wenn Patienten zunehmen oder abnehmen oder hohen oder niedrigen Blutdruck haben. Dann können sie die Arme verschränken und sagen: `Ja, warum hat denn die Schwester Sie nicht wöchentlich gewogen und gemessen? *Ich* als ihr behandelnder Arzt konnte das ja *wirklich* nicht wissen!´ Und schon ist der schwarze Peter wieder beim Pflegepersonal. Dann muss der Arzt sich seinen vor ihm sitzen-

den Patienten noch weniger angucken, wenn er mit ihm spricht. Er muss dann nur in die `Kurve´ sehen, um festzustellen, ob der Patient zu- oder abgenommen hat. Und Blutdruckmessen ist sowieso unter seiner Würde. Dafür sind die Schwestern da (und `Brüder´).
Kleiner Witz gefällig? Also: Was ist der Unterschied zwischen einem Weißkittel und einem Schwarzkittel? Schwarzkittel durchwühlen den Schlamm und die Weißkittel … sorry, mir fällt nichts ein, was sich hierauf reimt. Ich bin also dabei, alle Patienten, die schon aufgestanden sind, abzufangen, und auf die Waage zu scheuchen und ihren Blutdruck und Puls zu messen. Was ich an sich ziemlich anachronistisch finde und ich wundere mich, dass nicht noch viel mehr Patienten rebellieren. Gelegentlich sagt mir eine Patientin oder ein Patient, dass er oder sie die Messungen – besonders bei übergewichtigen Menschen das Wiegen – ablehnt. Das kann ich gut verstehen. Aber heute leider nicht. Alle lassen sich auf die Waage führen wie das Lamm zur Schlachtbank. Äh, na gut, der Vergleich stimmt nicht. Ich tue den Patienten nicht weh und gefährde sie nicht, höchstens ihr Selbstwertgefühl und den letzten kleinen Rest ihrer Autonomie auf einer psychiatrischen Station. Hoppla, da fällt mir mein Stift aus der Hand und gleich kullert er auf den Boden. Ich muss mich bücken und ihn aufheben. Das fällt mir ziemlich schwer. Ich muss wohl seit Jahresbeginn so drei, vier Kilo zugenommen haben und fühle mich nicht gerade sportlich. So ein Mist, das ist aber auch schwierig mit dem Gewicht … Irgendwie sind meine Gedanken heute insgesamt ein wenig düster. Ich messe also weiter die Blutdrücke und mache meine `ritualisierte Kommunikation´ mit den Patienten, ohne viel dabei zu denken. `Guten Morgen, Herr/Frau X, wären Sie so nett, einmal auf die Waage zu gehen, und danach würde ich gerne Ihren Blutdruck messen.´ Dabei denke ich fieberhaft darüber nach, wie ich meinen `Witz´ mit den Weiß- und Schwarzkitteln pointieren kann. Schon alleine das Wortspiel mit den `Weißkitteln´ alias Ärzte und `Schwarzkittel´ alias Wildschweine hat Potential. Da ist doch was drin …! Mann, ich habe wirklich Wichtigeres zu tun als diese blöden Blutdrücke. Ich muss *NACHDENKEN!!* Eine Pointe für einen lebenswichtigen Witz finden.

Da kommen Frau Lunes und Herr Richter fast zeitgleich. Na, toll. Erst kommt fast fünf Minuten lang niemand, ich sitze auf dem Flur und warte auf Arbeit, und dann kommen zwei Patienten gleichzeitig. Dahinten im Flur sehe ich auch schon Frau Weiß, unsere Korsakow-Patientin. Morbus Korsakow wird auch als `Alkohol-Demenz´ umschrieben, und das trifft es eigentlich ganz gut. Wobei Korsakow-Patienten meistens sehr stimmungslabil sind, man sie aber eher stimmungsmäßig `umstimmen´ kann als Demenzerkrankte vom Alzheimer-Typ. Und die Korsakow-Patienten erzählen so schöne Geschichten, weil sie immer die Hälfte vergessen und dies nicht zugeben wollen. Dann `konfabulieren´ sie, das heißt, sie spinnen sich den Rest dazu. Und wenn man weiß, dass der Patient gerade gar keine Peilung hat, kann es enorm lustig sein, was er erzählt. Unfreiwillig komisch. Oder in unserem Fall `sie´, es ist ja eine Frau, Frau Weiß. Gestern sagte sie: „Schwester, (Namen kann sie sich natürlich überhaupt nicht merken, aber das ist noch das kleinste Übel!), kommen Sie schnell, in meinem Zimmer ist ein … So ein … So ein Dings da … Ach, Mädel, nun tun Sie doch nicht so, als ob Sie mich nicht verstehen, oder spreche ich chinesisch??" `Mädel´ hat in der Tat lange niemand mehr zu mir gesagt. In ihrem Zimmer war gar nichts. Jedenfalls nichts Ungewöhnliches. Vielleicht hat sie die Überreste ihrer Alkoholhalluzinose gesehen, eine optische Halluzination? Oder etwas gesucht? Keiner weiß es.

Also, freudig fordere ich Frau Lunes und Herrn Richter auf, bei mir Platz zu nehmen und sich vermessen zu lassen. Frau Weiß fange ich auch gleich ab. Ich begrüße sie freudig wie meine alte Lieblings-Tante, dann ist sie meistens ganz gut drauf:

„Hallo, Frau Weiß, schön Sie zu sehen! Sieht ja aus, als hätten Sie gut geschlafen! Na, dann darf ich Sie einladen, hier Platz zu nehmen, ich kümmere mich gleich um Sie!"

Und dabei wedele ich mit den Armen und mache einladende Gesten, wie um sie zu hofieren. Es klappt. Frau Weiß grinst, sagt verknautscht:

„Guten Morgen, Kindchen …" und lässt sich auf einen Stuhl fallen.

Als Frau Lunes, Herr Richter und Frau Weiß `vermessen´ sind, kommen Frau Meier und Frau Hansmann zum Messen. Frau Meier ist eine Alkoholikerin. Sie hat in der Klinik schon mehrere Aufenthalte zur `Entgiftung´ gehabt und war auch eine Zeit lang abstinent vom Alkohol. Nun hat sie aber schon seit mehreren Wochen wieder ordentlich gesoffen, Verzeihung, Alkohol getrunken und ist wieder zur Entgiftung hier. Da die Station für Abhängigkeitserkrankungen jetzt schon mit zwei Betten überbelegt ist, kommt sie diesmal auf unsere Station. Sie wird zweistündlich nach Score überwacht, das heißt, dass ihre Blutdruck- und Pulswerte alle zwei Stunden überprüft sowie ihr psychovegetativer Zustand beobachtet werden, um bei Entzugssymptomen eine Bedarfsmedikation zu geben. Und weil wir sowieso alle zwei Stunden ihren Blutdruck messen, brauche ich in diesem Moment nur ihr Gewicht.

„Morgen, Frau Meier! Wären Sie so nett, kommen Sie einmal auf die Waage?"

Frau Meier ist so nett.

„Wie haben Sie denn geschlafen? Ging's einigermaßen?"

„Wie soll man denn schlafen, wenn man alle zwei Stunden geweckt wird?"

Dabei lächelt die Patientin zwar freundlich, ich finde das trotzdem sehr frech. Schließlich ist sie ja freiwillig zur Entgiftung zu uns gekommen, als `Notfall´. Also, worin bei ihr der Notfall liegen soll, einfach nur, weil sie gesoffen hat und plötzlich ein schlechtes Gewissen bekommen hat, sehe ich nicht.

Als adipöser oder stark übergewichtiger Mensch bekommt man vom Arzt, wenn man denn zu einem hingeht, mehrfach den guten Ratschlag, abzunehmen. `Sie sollten dringend abnehmen!´, hört man dann. In einer orthopädischen Reha-Maßnahme hatte ich immerhin auf eigenen Wunsch eine 45-minütige Einzel-Diätberatung. Das war's. Ich habe schon versucht, meine Ernährung zu verändern. Aber manchmal habe ich noch herbe Rückfälle in alte Ernährungsgewohnheiten. Während meine alkoholabhängige Patientin sofort als `Notfall´ stationär zur `Entgiftung´ aufgenommen wird, würde man mich vermutlich nur auslachen, wenn ich mich nach einem Fressanfall beim Arzt oder in einem

Krankenhaus vorstellen würde. Wie hat es mal ein Vertretungsarzt passend für mich zusammengefasst? „Frau Knick, Sie müssen einfach weniger essen!"
Wieso darf man so etwas ungestraft zu einem übergewichtigen Menschen sagen, aber niemand würde zu einem alkoholabhängigen Menschen sagen: „Herr/Frau X, Sie dürfen einfach nicht mehr so viel trinken!" Alkoholiker kriegen eine stationäre Aufnahme, Gruppentherapie und einmal Weichspülen umsonst. Ach, was ist das Leben doch ungerecht …
Jetzt kommt Frau Sanchez. Unglaublich, wie sie sich gemacht hat! Sie ist immer noch sehr schlank, hat aber etwas zugenommen und vor allem ist ihre Körperhaltung eine ganz andere als noch vor sechs Wochen. Sie geht aufrecht, sie hat sogar den Gang und die Haltung einer Königin. Ihre Prothese hält sie nur noch gelegentlich fest, schaut mit diesen unglaublichen, großen Augen wach und offen.
„Guten Morgen, Frau Sanchez! Kommen Sie bitte einmal zum Wiegen und Blutdruck messen zu mir?"
Sie kommt.
„Guten Morgen. Au weia, die Waage ist immer so unhöflich zu mir … Ich habe ja so zugenommen!"
„Stimmt, Sie haben etwas zugenommen. Aber Sie sehen toll aus!"
So etwas darf ich ruhig sagen, sage ich übrigens relativ häufig.
„Ja, danke … Das liegt an den Antidepressiva."
Frau Sanchez geht auf die Waage und diese zeigt sagenhafte 59,4 kg an! Auch ihr Blutdruck ist mustergültig.
„Ihr Gewicht ist doch völlig okay, finde ich", sage ich versöhnlich.
„Doch, doch, finde ich auch. Und so gut, wie es mir jetzt geht, werde ich meine Antidepressiva bestimmt nicht noch mal absetzen! Dann muss ich wohl mit ein paar Kilos mehr leben."
„Das ist doch eine super Einstellung."
So etwas sagen Patienten relativ häufig. Ich hoffe, Frau Sanchez hält sich daran.
Danach kommt gleich Frau Hansmann. Unsere Borderline-Patientin ist zum … x-ten Mal bei uns auf Station. Ich habe es heute früh in der Übergabe gehört. Sie hat sich wieder geritzt, und diesmal so schwer, dass sie sich vermutlich eine Sehne verletzt hat

und mit bleibenden Lähmungen rechnen muss. Jetzt trägt sie am Arm eine Gips-Schiene und blickt konsequent zu Boden.
„Hallo, Frau Hansmann!"
Am liebsten würde ich hinzufügen `Schön Sie zu sehen!´ Aber das mache ich nicht, denn es wäre therapeutisch völlig sinnlos. Leise sagt sie:
„Morgen, Frau Knick."
„Jessus, Sie haben da ja eine Riesen-Schiene. Konnten Sie denn damit überhaupt schlafen?"
Jetzt guckt sie mich doch vorsichtig an.
„Nicht besonders gut, ehrlich gesagt."
„Das glaube ich Ihnen gerne! Haben Sie denn Schmerzen?"
„Ein bisschen, es geht schon."
Ich kann Frau Hansmann einfach gut leiden. Und seit dem sie mir ihre Gedanken und Mechanismen um die Selbstverletzung erläutert hat, habe ich das Gefühl, sie noch besser zu verstehen. *Ich habe das Gefühl,* sie besser zu verstehen. Ob es sich so verhält, wie ich glaube, weiß ich nicht.
„Heute ist wieder unser Wiegen-und-Messen-Tag, Sie wissen schon. Aber mit der Schiene zu messen hat ja irgendwie keinen Sinn … Oder was meinen Sie?"
Das war eine Steilvorlage, die Messung abzulehnen. Aber Frau Hansmann greift nicht zu.
„Kein Problem", sagt sie und geht, nein trampelt auf die Waage.
„Aha, 73,5 kg … Wie viel ziehen wir denn jetzt für die Schiene ab?"
Aber Frau Hansmann zuckt nur mit den Schultern. Auf der einen Seite will ich sie nicht mit meiner guten Laune überrollen, auf der anderen Seite will ich nicht in ihrem `Blues´ mitschwingen.
„Sie können mich gar nicht angucken, Frau Hansmann, oder? Sie wirken sehr bedrückt."
„Ja, ich habe Mist gebaut."
„Sie haben `Mist´ gebaut?"
Frau Hansmann guckt mich immer noch nicht an, aber ich sehe von der Seite, dass sich ihre Augen mit Tränen füllen.
„Seitdem ich hier entlassen wurde, habe ich vier Monate nicht geritzt. Vier Monate!! Aber dann wurde der Druck immer größer

und größer … Meine Freundin sagt, sie hat die Nase voll von meinen Eskapaden. Was soll ich nur tun, wenn sie mich verlässt?? Außerdem habe ich so tief geschnitten, dass ich meine Hand vielleicht nie wieder richtig benutzen kann!"
Jetzt heult sie einmal laut auf, unterdrückt aber gleich danach weitere Schluchzer. Das macht mich ja nun auch betroffen.
„Ich bin ein Freak. Ich bin ein Freak. Ichbineinfreakichbineinfreakichbineinfreakichbin…"
„Stopp!", unterbreche ich die jammernde Patientin laut. „Sie sind verzweifelt. Und traurig, richtig? Aber ein Freak sind Sie nicht."
„Jedes Mal, wenn ich wieder hier im Krankenhaus bin, bin ich ein bisschen kränker und kaputter als beim Mal davor. Wie soll denn das weitergehen?"
„Hm, Sie machen sich Gedanken um Ihre Zukunft. Wie soll denn das weitergehen? Gute Frage, Frau Hansmann. Was meinen Sie?"
Aber Frau Hansmann zuckt nur mit den Schultern. Sie antwortet nicht.
„Ich weiß natürlich auch nicht, wie es weitergeht. Aber ich sage mal so, wenn Sie eine andere Krankheit hätten, sagen wir mal Multiple Sklerose oder ALS …"
„Was für'n Ding?"
„Dieser chronische Muskelschwund, wo man zum Schluss im Rollstuhl sitzt und beatmet wird. Wenn man so etwas hat, kommt man wirklich jedes Mal kränker ins Krankenhaus. Sie fügen sich selber Verletzungen zu, das stimmt. Aber letztendlich bestimmen doch Sie selber, was gesund an Ihnen ist und was `krank´, oder?"
Ich weiß jetzt nicht, wie sinnvoll das war, was ich gesagt habe. Etwas anderes konnte ich jetzt aber nicht bringen. Frau Hansmann guckt mich zum ersten Mal lange an.
„Ich habe so lange nicht geritzt, und dann war es so geil, mich zu ritzen, fast wie beim ersten Mal! Es war so ein befreiendes Gefühl … Alle Probleme waren für einen kurzen, klitzekleinen Moment wie weggeblasen. Vielleicht nur für fünf, zehn Sekunden oder so. Aber, nein, Gott, es war so geil …"
Ihre Augen haben einen Moment lang geleuchtet, jetzt guckt Frau Hansmann wieder zum Boden.

„Es hat Ihnen einen richtigen `Kick´ gebracht. Sie beschreiben das fast genau wie Drogenabhängige einen `Flash´ beschreiben. Es war total geil ... Und jetzt sitzen Sie hier. Hier bei Frau Knick, die jetzt ihren Blutdruck messen will, nachdem Sie nun schon auf der Waage waren ...“
Ich setze dazu ein Grinsen auf. Wenn ich jetzt noch mehr Bedeutungsschwangeres höre, muss ich wahrscheinlich auch heulen. Und das will ich nicht. Frau Hansmann lächelt kurz zurück, dann reicht sie mir ihren Arm und lässt ihren Blutdruck messen.
Das ist aber auch böse. Wenn Frau Hansmann lange nicht geritzt hat, ritzt sie das nächste Mal besonders heftig. Wenn ich eine Woche lang Diät gemacht habe, ist mein Fressanfall in der darauffolgenden Woche besonders schlimm. Darf ich diese Analogie überhaupt ziehen? Wie wäre es denn, wenn ich mir jede Woche einmal `erlaube´, etwas völlig Undiätetisches zu essen, egal ob fette Pizza oder Schokotorte. Habe ich dann trotzdem Fressattacken? Nehme ich dann trotzdem weiter zu? Oder kann ich mein Gewicht halten?
Und wenn Frau Hansmann sich `erlaubt´, zum Beispiel jeden Freitagabend zwei sehr kleine oder einen mittelkleinen Schnitt irgendwo in die Haut zu ritzen? Würde ihr das helfen, nicht mehr die Kontrolle zu verlieren und sich so stark zu verletzen? Das ist doch wohl eine gute Frage! Was wäre dann ...?
Dann kommen weitere Patienten. Herr Frank, er leidet an einer schweren Depression mit Wahn, und Frau Klement. Ich messe die Blutdrücke und Pulse der Patienten und schreibe auf eine Liste, was sie wiegen. Ich bin gerade mit Pulszählen beschäftigt, da geht unser neuer Stationsarzt, Dr. Best, hinter mir vorbei. Er sagt nichts. Kein „Hallo!“ oder „Guten Morgen!“ oder nur „...Tag...“, geschweige denn „Guten Morgen, Karin!“ Ich sage auch nichts. Wir begrüßen uns also beide nicht und das verbindet uns schon mal. Meine Mama hat mir beigebracht, der Hereinkommende grüßt zuerst. Oder der Jüngere grüßt zuerst. Das wäre dann der Doktor. Der sieht aus wie 15, muss aber nach einem abgeschlossenen Medizinstudium mindestens schon 28 sein. Aber vielleicht sieht er sich als ranghöher. Nach dem Motto `Ich Tarzan – du Jane´. Ich empfinde mich aber nicht als untergeordnet (`Ich Jane –

Du Tarzan!!´). Bei den Patienten ist es etwas anders, die grüße ich alle zuerst, egal, wo und wann ich sie treffe. Ich bin ja ein höflicher Mensch. Aber nicht um jeden Preis. Plötzlich schallt ein lauter Knall: Bamm! Eine Tür wurde geknallt, obwohl sie doch eine Klinke hat. Daran merke ich, dass Dr. Best in seinem Arztzimmer angekommen ist. Er benutzt nämlich nie eine Türklinke. Die findet er wahrscheinlich anachronistisch. Ich finde sein Verhalten pubertär. Er ist nicht mehr im Studentenwohnheim. Aber sagen würde ich ihm das nie.
Danach muss ich noch alle Werte in ihre Kurven übertragen. Dabei hilft mir Anne, die Praktikantin. Die ist wirklich klasse! Wir hatten ja schon viele Praktikantinnen, Zivis und nun BufDis, von denen die meisten ganz in Ordnung waren. Aber Anne ist was Besonderes! Anne ist mit ihren 19 Jahren schon so reif, abgeklärt, umsichtig und fleißig! Sie überblickt auch komplexe Situationen mit einem Blick und hat eine unglaubliche Kombinationsgabe. Einfach unglaublich. Außerdem strahlt sie eine Selbstzufriedenheit und Selbstsicherheit aus, da fühlt man sich ganz wohl. Nicht aufgesetzt-arrogant, sondern ganz integer, natürlich. Sie besitzt eine hohe sogenannte `soziale Intelligenz´. Sie sieht also, wie ich mit dem Gewichts-Zettel an den Kurvenwagen gehe, nimmt ihn mir aus der Hand und sagt:
„Warte, Karin, ich sage dir die Werte an. Zu zweit geht es einfacher."
Boah, unglaublich! So sind die Werte dann relativ schnell eingetragen.
Da geht Frau Dr. Sommer an uns vorbei. Sie ist jetzt circa ein Vierteljahr bei uns. Soweit scheint sie ganz nett zu sein. Sie ist schon so Mitte dreißig und eine der älteren `Assis´, also Assistenzärzte. Sicher wird sie uns bald verlassen; wie alle Ärzte wird auch sie nur so lange hier sein, bis sie sich zum Facharzt für die Psychiatrie qualifiziert hat. Dann suchen die Ärzte entweder eine Stelle als Oberarzt oder machen ihre eigene Praxis auf. Und die nächsten Assistenz-Ärzte können `nachwachsen´.
„Guten Morgen!"
„Morgen, Frau Dr. Sommer!"

Mit Frau Doktor Sommer siezen wir uns, das finde ich aber okay. Auch sie geht zuerst in ihr Arztzimmer, zieht ihren Kittel an. Sie aber kennt schon die Vorzüge der Klinkenbenutzung, im Gegensatz zu ihrem jungen Kollegen.

Außer mir sind nur meine beiden Chefinnen da, Larissa und Steffi. Ich suche im Geist immer noch einen Reim auf den Weißkittel-Schwarzkittel-Witz. Der Schwarzkittel wühlt im Schlamm und Weißkittel schlampt beim Wühlen? Nicht lustig. Nachdenken!! Streng dich an, Karin! Oder vielleicht, erst mal was essen.

„Na, liebe Chefinnen, wollen wir nicht frühstücken?"

„Ach, wir müssen ja erst zur Morgenrunde runter. Danach. Aber iss ruhig schon was, Karin."

Okay, das werde ich auch machen. Ich stelle mir einen Teller hin, nehme mir meine Wasserflasche und mein Fresspaket aus dem Kühlschrank. Gott sei Dank ist ja Anne da. Sie wird mir den Rücken freihalten, wenn ich esse. Sie ist ja erst vor einer halben Stunde gekommen und frühstückt später. Sie setzt sich zu mir, schräg gegenüber. Also fange ich an, mein Stullenpaket zu öffnen. Hmm, lecker Salami-Brot. Aber zuerst mache ich mir einen Apfel auf. Ich mampfe und mümmle also mein Frühstück. Zwei Mal muss ich aufstehen, um Medikamente auszuteilen. Anne würde mir das bestimmt abnehmen. Ich finde aber, da ich die Fachkraft bin und sie die Praktikantin, ist es nur fair, wenn ich die Medis verteile. Also stehe ich schnell auf, damit keine Zweifel an meiner Arbeitswilligkeit entstehen. Dann esse ich weiter.

„Na, Karin, du bist ja so still. Ist irgendwas?"

„Nein, nein. Stimmt schon, ich bin heute ziemlich müde und auch etwas düster drauf. Hat aber nichts mit dir zu tun. Und bei dir so?"

„Och, allet tutti! Ich habe nämlich bald Urlaub! Und da fahre ich mit meiner Freundin nach Madrid!"

„Das hört sich ja toll an."

„Ja, ist es auch. Ich mache dieses Jahr nämlich was ganz Besonderes …"

Anne erzählt mir von ihrer Freundin, die früher in Madrid Au-Pair-Mädchen war und daher jede Menge `Connections´ in der spanischen Hauptstadt hat. Das ist schon interessant. Aber heute

schaffe ich es nicht, mich ganz auf ihre Thematik einzulassen. Ich will ja auch nicht unhöflich sein. Anne ist eine Gute und hat meine Aufmerksamkeit verdient, aber eigentlich würde ich lieber die Zeitung durchblättern. Nebenbei schiele ich also ein wenig auf die Zeitung, die auf dem Tisch liegt. Ich nehme sie schließlich in die Hand und nicke noch zu Annes Ausführungen. Ganz bin ich nicht bei der Sache. Ich lese einige Überschriften laut vor. Da hat Anne dann hoffentlich nicht das Gefühl, ich interessiere mich nicht für ihre Urlaubsplanung. Ich habe mit der lokalen Seite der Tageszeitung begonnen. „`Ehestreit eskaliert. Ehemann greift Frau mit Messer an´ steht da. Mannomann, die haben auch zu viel Zeit, was? Oder hier, hör mal: `Wieder ein verwahrlostes Kind aus einer Messi-Wohnung geholt´ ... Hmmmm... `Der Tierschutzverein, der von Nachbarn gerufen wurde, hat einen völlig verdreckten und abgemagerten Labrador-Mischlingshund in Gewahrsam genommen. Dabei entdecke der Mitarbeiter der Tierschutzbehörde ein offensichtlich vernachlässigtes Kleinkind. Der Messi-Haushalt ist bis dahin noch nicht bei den Behörden aufgefallen. Das Jugendamt wurde sofort hinzugezogen und das Kind der Kindernothilfe übergeben.´ Na toll, da kommt erst der Tierschutzverein und dann, danaaaaach, nach langer Zeit, das Jugendamt. Tiere werden zuerst gerettet."
Anne verdreht die Augen.
„Nein, das darf ja nicht wahr sein! Ist das furchtbar!"
„Oder hier: `Toter in Wohnung gefunden – Nachbarn gaben Geruchsbelästigung an.´ Das muss ja auch blöd sein! Da sitzt du in deiner Butze, du willst lecker essen und von oben stinkt Frau Meier oder Herr Müller runter ... Ekelig!!"
Anne schüttelt sich demonstrativ.
„Iiiih, das ist wirklich furchtbar. Und dann krieg den Gestank mal wieder raus aus deiner Bude, von der des Toten mal ganz zu schweigen. Da muss man doch grundreinigen und alles renovieren. Viel Spaß ..."
Meine Aufmerksamkeit ist gefesselt.
„Oh, hör mal, Anne: `Bei dem Toten handelt es sich um den 52jährigen Thomas B., einen Selbständigen und derzeit Harzt-IV-Empfänger, der sich schon vor über zwei Wochen suizidiert ha-

ben soll. Mehrere leere Blister mit Tabletten lagen neben seinem Bett sowie ein Glas. Endgültige Klarheit über die Todesursache wird erst die Obduktion ergeben.´ Aha! Wenn das mal nicht unser alter Kunde Herr – Wie hieß er noch mal? – Herr Boschem ist! Das würde doch passen!"
Anne schnippst mit den Fingern.
„Stimmt! Das könnte passen. Aber es kann natürlich auch irgendjemand anderes sein."
„Ja, natürlich. Es *könnte* unser ehemaliger Patient gewesen sein. Muss es aber nicht. Vermutlich werden wir es nie erfahren. Weißt du noch, wie alt unser Patient war? In der Zeitung steht 52, ungefähr würde es passen. Ganz genau erinnere ich mich nicht. Und der Vorname: Hieß unser Patient `Thomas´ mit Vornamen?" Ich überlege. „Ich habe ja wirklich viel mit ihm geredet, aber an seinen Vornamen kann ich mich nicht erinnern. Naja, ist auch irgendwie egal. Wenn es nicht Herr Boschem ist, dann ist es irgendein anderer armer Irrer, der sein Lebenslicht ausgeknipst hat."
Anne scheint plötzlich sehr interessiert.
„Ich habe mal gelesen, wenn man einmal einen Selbstmordversuch gemacht hat, ist die Wahrscheinlichkeit, tatsächlich durch Selbstmord zu sterben, sehr groß. Stimmt das?"
Ich überlege einen Moment.
„Ganz so platt kann man das nicht sagen. Ich habe jetzt auch keine Statistik zum Zitieren parat. Aber grundsätzlich erhöht ein bereits vorgenommener Selbstmordversuch in der Vergangenheit die Wahrscheinlichkeit, in der Zukunft erneut einen Selbstmordversuch zu unternehmen, enorm. Und auch Angehörige, Kinder, gute Freunde, Verwandte von Suizidenten haben ein höheres Risiko, einen Selbstmordversuch zu unternehmen und tatsächlich auch ein höheres Risiko, durch einen Suizid zu versterben."
Anne reißt die Augen auf.
„Ehrlich? Warum das? Das wusste ich nicht!"
„Weil der Suizid dann in den Fokus rückt, sozusagen als ultimativer Problemlöser, wenn alles andere nicht geklappt hat. Das ist schon doof. Du musst mal ein bisschen in den Akten unserer Patienten stöbern, in der Sozioanamnese. Da steht die Familien- und

Vorgeschichte des Patienten drin. Erschreckend viele unserer Patienten haben irgendwelche Verwandten, die sich schon früher, in der Kindheit unserer Patienten, suizidiert haben. Das haben die sich gemerkt. Und wenn es den Menschen schlecht geht, können sie immer noch den `Notausgang´ wählen. Oder sie haben regelrecht Angst davor, es genauso zu machen, wie ihre Verwandten es getan haben und kommen her, um sich von uns vor ihnen selber schützen zu lassen."

„Das ist ja dann eigentlich ziemlich schlau."

„Stimmt, das ist gar nicht doof, wenn wir den Menschen helfen können, sich andere Lösungswege zu suchen als den Selbstmord – okay, finde ich gut!"

Da kommen unsere beiden Chefinnen wieder herein. Nach der Morgenübergabe im Konferenzraum haben sie noch gut eine bis zwei Zigaretten im Garten geraucht. Nun kommen sie entspannt herein. „Na, Karin", sagt unsere eine Chefin, „bist du wieder am Klugscheißen?", und grinst dabei übers ganze Gesicht.

Ich sehe, wie sich Annes Gesichtszüge verdunkeln.

„Nee, nee, nee, das war voll interessant! Guckt mal, wir haben hier vielleicht Herrn Boschem wiedergefunden!"

Sie hält den Chefinnen die Zeitung hin. Steffi nimmt die Zeitung Anne aus der Hand und liest, nachdem sie den Artikel gesucht und gefunden hat.

„...Aha, Selbstmord mit Tabletten. Wer soll das sein? Herr Boschem ist das, sagt ihr?"

Das muss ich doch ein wenig klarstellen:

„Nein, nein, sicher wissen tun wir es nicht. Ich sagte nur, es *könnte* unser narzisstischer Selbstmörder Herr Boschem sein. Erinnert Ihr euch? Der komische Typ, der sich dann schnell entlassen hat, als es für ihn unangenehm wurde, als er was ändern sollte in seinem Leben?"

Nun sind auch die beiden Chefinnen gefesselt.

„Stimmt, du hast Recht! Das könnte er sein."

Ich füge hinzu:

„Er könnte es sein. Oder aber auch nicht. Ehrlich gesagt, ich bin zwar auf die Idee gekommen. Soooo wichtig finde ich es aber

auch nicht. Schließlich hat sich hier irgendjemand, ein Mensch eben, suizidiert."
„So gesehen ...", sagt meine andere Chefin und zuckt mit den Schultern. Dann begibt sie sich wieder an ihren Schreibtisch.
Der Rest des Vormittags vergeht mit Routine. Ruhig und nett. Ausarbeitungen von ärztlichen Anordnungen, die man zum nicht unerheblichen Teil nicht lesen kann, versorgen von Patienten und `Gewährleisten von Sicherheit´, wie man so schön sagt, Scoremessen bei Frau Meier. Sie hat im Ergebnis meiner Untersuchung sieben `Gummipunkte´, das heißt, sie zeigt sich entzügig vom Alkohol und erhält deshalb ihre Bedarfsmedikation Distraneurin. Frau Weiß benötigt eine neue Windel, weil sie die alte nass gepullert hat. Noch ein paar kleine Handreichungen, dann ist es zwölf Uhr. Weil ich heute in die Fallvorstellung gehen will, fange ich jetzt schon an, Pflegeberichte zu schreiben und die Pflegedurchführung im PC `abzuklicken´.
Um dreizehn Uhr beginnt die Fallvorstellung. Jede Woche wird ein Patient in der Fallvorstellung vorgestellt. Die Fallvorstellung ist für alle Interessierten offen, Ärzte, Pflegepersonal, Therapeuten. Theoretisch könnten auch Stationshilfen und Reinigungspersonal kommen, aber die haben meistens keine Zeit - und kein Interesse? Jede Woche ist ein anderer Arzt einer anderen Station `dran´, einen besonders interessanten, schwierigen oder lehrreichen Patienten vorzustellen. Dazu gibt es zu Beginn eine lange Vorstellung, Aufnahmezustand, Biographie und Sozioanamnese, dann seine weitere Entwicklung auf Station. Danach wird der Patient in das Plenum eingeladen. Das ist häufig recht anstrengend oder belastend für den Patienten, vor einer großen Anzahl von Menschen über seine intimen Gedanken und Gefühle zu reden. Er wird hierzu von unserer Oberärztin befragt. Die macht das meistens recht einfühlsam. Heute wird unser Patient Herr Tenragal vorgestellt. Der ist jetzt schon fast ein dreiviertel Jahr auf Station, und nachdem es am Anfang sehr schwierig war, geht es ihm langsam ganz gut. Bald wird er entlassen, und zwar in ein Übergangswohnheim.

Anne sieht mich mit flehentlichem Blick an. Sie zieht die Stirn kraus, streckt mir ihre Hände entgegen, geht auf die Knie und jammert mit gequälter Stimme:
„Oh, du weise und große Krankenschwester-Masterin, würrdest du mich unwissende und unwürrdige Würrmelin Anne bittäbittäääääää mitnehmen in die grroße, grroßartige Fallvorstellung, damit mein Gehirrn mit Weisheit gefüllt werrde??"
Dann kann sie sich nicht mehr halten und lacht lauthals. Ich lache auch, und zwar mindestens genauso laut. Diese Bitte war doch mal höflich vorgetragen.
„Ach Anne, wenn du mich so fragst, von mir aus!"
Anne faltet ihre Hände und zieht die Stirn erneut in Falten.
„Danke, danke, danke, grroße Masterrin, wo ist Rrocksaum, ich will küssen …"
Schon wieder äfft sie diesen R-rollenden russischen Akzent nach.
„Ja, ja, ist ja gut, genug gedankt!"
Lachend verlassen wir die Station, nachdem wir uns bei den Chefinnen abgemeldet haben. Das gibt noch eine kleine Verirrung, denn eigentlich sollte Anne den Patienten mit nach unten begleiten und im richtigen Moment, sozusagen `auf Knopfdruck´, vorführen. Das macht jetzt unsere Chefin Steffi. Danke, Chefin!
Unten füllt sich der Konferenzsaal mit Mitarbeitern der Klinik, zum Teil in wehenden, blütenweißen, langen Kitteln, außerdem mit Pflegepersonal mit oder ohne kurze Kittel, Psychologen, Therapeuten und anderen Würdenträgern. Es wird genickt und begrüßt. Allgemeines „Hallo!", „Du auch hier?", „Wie geht's?" oder „Lange nicht gesehen!" Man könnte sagen, man erkennt am Grad der allgemeinen Begrüßung durch andere den gesellschaftlichen Status. Mein Status ist schon ziemlich hoch. Da hinten sehe ich Nadine, mit der habe ich früher zusammen gearbeitet. Da ist Joe von der Tagesklinik. Die Kunst-Therapeutin, eine charismatische Person. Ich nehme ein Bad in der Menge und freue mich; ich komme mir fast vor wie eine Schülerin in der Aula bei der Theater-Aufführung der neuen siebenten Klassen.
Anne setzt sich neben mich. Noch sind ja genügend freie Plätze da. Wir sitzen schön hinten, dann muss man nicht aufstehen für nachrückende Honoratioren. Schließlich kommt die Oberärztin

mit ihren schlohweißen Haaren und der Nickelbrille herein und eröffnet sofort die Fallvorstellung:
„Schönen guten Tag allen Anwesenden, wir wollen jetzt auch keine Zeit mehr verschwenden und gleich mit der Fallvorstellung beginnen. Wir hören heute eine Fallvorstellung von Herrn Dr. Best. Der stellt uns seinen schizophrenen Patienten Herrn Tenragal vor. Bitteschön!"
Hierauf ergreift Dr. Best das Wort:
„Ja, heute geht es um Herrn Tenragal. Der ist am 2. Januar zu uns gekommen. Erst mal zur Sozioanamnese: Herr Tenragal kommt aus Marokko, ist 1992 dort geboren nach normaler Schwangerschaft und unkomplizierter Geburt, und als er drei Jahre alt war ist er mit seinen Eltern nach Deutschland gekommen. Der Vater ist Schlossermeister, die Mutter war Erzieherin, hat in Deutschland aber keine Arbeit gefunden. Oder keine gesucht, weiß ich nicht. Die Familienanamnese ist leer. Hier in Deutschland …"
„Hat der Patient denn keine Geschwister?"
Die Zwischenfrage kommt von Frau Dr. Wollun. Die traut sich ja was. Sie hat ja Recht, es ist eigenartig, dass eine marokkanische Familie nur ein Kind hat. Die meisten nordafrikanischen Familien haben sicher mehr Kinder. Aber so unverfroren alle Aufmerksamkeit auf sich zu ziehen ist schon mutig! Dr. Best muss ein bisschen überlegen. Er hält den Kopf schief und legt den Zeigefinger an den Mund. Dabei guckt er nach schräg oben. Die klassische Denkerpose. Schließlich sagt er:
„Berechtigter Einwand! Nee, unser Patient Herr Tenragal ist ein Einzelkind. Warum auch immer.
An Marokko hat er keine Erinnerung mehr. Hier ist er dann regelrecht eingeschult worden. Er hat die Grundschule mit einer guten Realschulempfehlung verlassen und an einer Gesamtschule den Hauptschulabschluss gemacht. Da lässt sich schon mal darüber spekulieren, ob da vielleicht schon die Prodromalphase begonnen hat."
Die Prodromalphase ist die bis zu mehreren Monaten, in sehr seltenen Fällen auch bis zu zwei Jahren andauernde Zeit vor dem Ausbruch einer schizophrenen Psychose, in der sich die Patienten bereits eigenartig und verändert fühlen, anders benehmen und

skurril und persönlichkeitsverändert wirken. Auch ist häufig der Schlaf schon verändert, es zeigen sich Aggressivität, Müdigkeit oder Lustlosigkeit. Wenn die Schizophrenie erst einmal ausgebrochen ist, kann man hinterher die Prodromalphase meist ganz klar erkennen. Auch ist dies die Zeit, wo viele Freundschaften wegbrechen, lebensverändernde Wege beschritten werden und Leistungsbrüche passieren. Das könnte bei Herrn Tenragal auch so vorgefallen sein. Mit einer Realschulempfehlung nur knapp den Hauptschulabschluss zu schaffen, das ist schon auffällig.
„Der Patient lebt noch bei seinen Eltern und hat dann längere Zeit erst mal gar nichts gemacht. Offiziell hat er einen Ausbildungsplatz gesucht, aber mit einem Hauptschulabschluss ist das ja nicht so einfach. Er wollte Metallarbeiter werden, Werkzeugmechaniker oder Feinmechaniker oder so etwas. Er hat wohl wirklich einige Bewerbungen geschrieben, aber nur selten Vorstellungsgespräche gehabt. In dieser Zeit ist er auch der Mutter das erste Mal als krankhaft aufgefallen. Er habe lange auf der Couch gesessen und auf den Fernseher gestarrt, der aber aus war. Er war gar nicht ansprechbar oder hat aggressiv reagiert, wenn die Mutter ihn dann doch angesprochen hat. Dann wiederum ist er nächtelang weggewesen und hat niemandem erzählt, wo er war. Da war er ja schon volljährig, knapp, aber immerhin. Aber es wäre wohl nicht normal für eine marokkanische Familie, dass der erwachsene Sohn tage- oder nächtelang weggeht, ohne zu erklären, wohin er geht.
In dieser Zeit hat Herr Tenragal auch angefangen, THC zu konsumieren. Der Patient zeigte sich dann mit den üblichen Erscheinungsbildern des Cannabis-Konsums aber zusätzlich vermehrt aggressiv und psychotisch. Er habe mehrmals gesagt: `Vater, bringe mich um, der Teufel will mich holen!´ Mehrfach habe er wohl auch richtige Wutausbrüche gehabt und sei wegen Kleinigkeiten völlig unvorbereitet total ausgerastet. Auch habe er seine Mutter beleidigt, was in der marokkanischen Kultur ein Unding sei. Und das kam dann wohl so häufig und unvermittelt, dass die Eltern richtig Angst bekommen haben vor ihrem Sohn.
Der Schlaf sei ganz unregelmäßig geworden; manchmal schlief er nächtelang gar nicht und saß am Couchtisch, starrte vor sich hin.

Dann wiederum habe er an manchen Tagen bis zu 17 Stunden geschlafen. Auch konnte man nicht mehr normal mit Herrn Tenragal reden. Es habe Vorbeireden und Mutismus gegeben."
Mutismus ist Schweigen bei Menschen, die eigentlich reden können.
„Einmal sei er auch mit einem langen Küchenmesser durch die Wohnung gelaufen, das habe er einfach so vor sich hin getragen, da habe die Mutter wohl richtig Todesangst bekommen und der Vater hat ihn dann ganz mutig angesprochen."
Soweit kenne ich die Geschichte ungefähr. Trotzdem zeichnet Dr. Best ein anschauliches Bild des Patienten. Anne guckt gebannt nach vorne. Es ist ganz still im Saal, nur Dr. Best redet.
„Die Mutter hat dann eines Tages den Hausarzt gerufen, weil sie immer mehr Angst vor ihrem eigenen Sohn bekam. Der Hausarzt ist dann auch nach Hause gekommen, weil der Patient nicht in die hausärztliche Praxis gehen wollte. Der hat dann die Situation richtig eingeschätzt und ihn mit der Feuerwehr und unter Anwendung von Psych KG herbringen lassen.
Ja. Also bei uns ist er hier am 2. Januar angekommen. Bei Aufnahme war er in völlig psychotisch, die Orientierung ließ sich nicht überprüfen. Er zeigte sich agitiert und ängstlich bis panisch. Er wirkte unglaublich angespannt, zeigte deutlich Akathisie." (Das heißt Sitzunruhe; die Unfähigkeit still zu sitzen, mit Trippeln und ständigen Beinbewegungen.) „Er redete überwiegend unverständliches Zeug, stieß auch gelegentlich Beleidigungen und Drohungen aus.
Herr Tenragal konnte sich auf gar kein Gespräch einlassen, seine Kognition war deutlich herabgesetzt, genauer gesagt waren Konzentration und Aufnahmefähigkeit fast gar nicht vorhanden. Auch wirkte er abgelenkt, hörte nicht zu, lächelte parathym." (der angenommenen Stimmung entgegengesetztes Verhalten zeigend)
„Er zeigte Verfolgungswahn, redete viel undeutliches Zeug vom Teufel, der hinter ihm her sei. Auch hat er mehrfach mit imaginären Stimmen gesprochen. Später hat er ja auch akustische Halluzinationen zugegeben. Meistens habe er eine Stimme gehört, die manchmal dem Teufel gehöre. Die gebe ihm dann Befehle, schlimme Sachen zu tun, zum Beispiel Leute zu schlagen oder

anzugreifen. Meistens sei er dieser Stimme aber nicht gefolgt. Dann wiederum habe eine ihm unbekannte Stimme völlig unsinnige Sachen gesagt und ihn einfach nur gestört. Auch habe sie laut und schrecklich falsch gesungen oder gerülpst und Ähnliches."
Anwesende gucken sich an, ziehen lange Gesichter. Auch Anne guckt mich an. Sie flüstert:
„… Muss furchtbar sein!"
„Oh ja!!!", flüstere ich zurück.
„Ob er Ich-Störungen hatte, kann man nicht so genau sagen. Manchmal scheint er mit dem Teufel quasi zu verschmelzen, ganz sicher bin ich mir nicht.
Der Patient wollte zuerst nicht bleiben, Medikamente wollte er auch nicht einnehmen. Schließlich hat er uns ein Tavor abgenommen und damit konnte er erst mal ein bisschen schlafen.
Am nächsten Tag ist er dann nach Psych KG untergebracht worden, für sechs Wochen. Das war natürlich entspannend für uns. Der Patient war, wie erwartet, damit nicht einverstanden."
Hier und da wird geschmunzelt. Für den Patienten bedeutet es quasi Knast. Freiheit ist ein hohes Gut in Deutschland, damit wird nicht gespielt. Auch kann man als Betroffener Einspruch gegen eine Unterbringung einlegen. Dann muss das Amtsgericht die Unterbringung noch einmal überprüfen.
Dr. Best fährt fort:
„Am nächsten Morgen musste der Patient dann fixiert werden. Er wollte die Station verlassen und hat sich nicht beruhigen lassen. Dabei ist er handgreiflich geworden, hat eine Schwester geschubst …"
Furchtbar! Sind wir alle Brüder und Schwestern hier, oder was? Ich hasse diese Berufsbezeichnung. Im Übrigen hat diese `eine Schwester´ auch einen Namen: Es war Sabine, die er geschubst hat. Die war schon ziemlich beeindruckt von seiner blitzartigen, superkräftigen körperlichen Attacke, die sie gar nicht erwartet hatte. Das war nicht ungefährlich!
„Da er sich vehement gewehrt hat und auch in der Fixierung nicht ruhiger wurde, haben wir ihn gleich mit Haldol und Diazepam mediziert." Haldol ist ein altes und sehr wirksames Medikament,

das in den 50er Jahren gegen Schizophrenie, mehr oder weniger zufällig, entwickelt wurde. Es wirkt immer noch sehr zuverlässig, auch wenn es neuere Medikamente gibt. Wegen seiner Nebenwirkungen und möglichen Spätfolgen wird es nur noch selten gegeben; vor allem aber in Krisensituationen, da man es gut spritzen kann. Und es ist eines der wenigen Medikamente, das man auch einem alkoholisierten Patienten geben kann. Und Diazepam ist das altbekannte Beruhigungsmittel. Zusammen ergeben die beiden Medikamente eine gängige Zwangsmedikation.
„Am 7. Januar konnte mein Kollege, der ihn damals behandelt hat, den Patienten erstmals wirklich explorieren. Er sprach vom Teufel, der hinter ihm her wäre. Dabei war dieses Verhältnis zum Teufel etwas verwirrend. Manchmal erhielt er Befehle vom Teufel, dann sollte er bestimmte Dinge tun. Dann wiederum schien er selber dieser Teufel zu sein, was also auf eine Ich-Störung hindeutet. Manchmal konnte er dem Teufel aber auch selber Befehle geben …"
Joe schräg neben mir raunt:
„… So ist das mit meinem Chef auch …", woraufhin die Leute in seiner Umgebung amüsiert kichern.
Die Oberärztin hat den Witz nicht gehört und guckt verunsichert in die Runde. Dr. Best fährt fort:
„Ja. Also Herr Tenragal war sehr schwer zu führen, zeigte immer wieder Aggressionen gegen Pflegepersonal …"
Joe scheint in Fahrt gekommen zu sein. Jetzt flüstert er, ebenso leise:
„Na er wird ja auch lange keinen Arzt gesehen haben, da muss er wohl auf das Pflegepersonal zurückgreifen …"
Allgemeines Zustimmen, Nicken und Murmeln. Da ist schon was dran. Wir, die Pflegenden, haben den Patienten ständig um uns. Ärzte beschäftigen sich nur kurz mit den akut kranken Patienten. Wenn sie so wahnhaft, psychotisch oder/und halluzinierend sind, kann man ja schließlich auch nicht mit ihnen reden, so die gängige Erklärung hierfür.
„Auch war seine Fäkal-Sprache wirklich sehr auffällig. Viele akute Patienten reden ja bekanntlich in Fäkalsprache, aber Herr Tenragal hat es wirklich sehr exzessiv betrieben. Mir persönlich war

nie so recht klar, ob es damit irgendeine Bewandtnis hatte, oder ob es einfach … sein normaler Slang war. Jedenfalls haben wir den Patienten mit Risperdal und Ergenyl behandelt, da wurde er insgesamt ruhiger und besser. Allerdings blieben Wahn und Halluzinationen bestehen."

Risperdal ist ein neues Neuroleptikum, wirkt also gegen die Symptome der Schizophrenie wie Wahn, Halluzinationen, Ich-Störung. Ergenyl kommt aus der Epilepsie-Behandlung, wird bei schizophrenen Patienten eingesetzt, um sie `runter zu modulieren´.

„Leider hat der Patient immer wieder THC konsumiert. Einmal hat die Pflege ihn erwischt; die sind der Rauchfahne gefolgt, die war wohl ziemlich heftig …"

Allgemeines Gekicher. Die Vorstellung, wie schnüffelnde Krankenschwestern und -Pfleger einer Duft-Spur folgen, ist schon lustig.

„Und mindestens zweimal hat er THC von einem Besucher bekommen. Danach hat er Besuchsverbot bekommen. Herr Tenragal ist unter THC jedes Mal dekompensiert. Er wurde wieder vermehrt wahnhaft, zeigte zweimal auch eine akute Panikattacke, bei der er sich auch massiv aggressiv zeigte.

Dann gab es eine Wendung in der Geschichte: Nach circa drei Monaten Behandlung haben die Eltern plötzlich beschlossen, den Sohn nicht mehr bei sich aufzunehmen. Eigentlich ging es dabei um das Kiffen, das sie nicht mehr tolerieren wollten. Da er praktisch nicht mehr mit dem Kiffen aufgehört hatte, schon vor seiner Erkrankung, sahen die Eltern das scheinbar sehr realistisch. Jedenfalls zeigte sich der Patient nach diesem angedrohten elterlichen Rauswurf gleich sehr geordnet, ruhig und nachdenklich. Dass er nicht mehr bei den Eltern leben sollte, schien ihn zu treffen. Er war wirklich wie vom Donner getroffen.

Leider hielt es nicht sehr lange an. Bereits vier Wochen später wurde er bei einer Routine-Testung wieder THC positiv erwischt. Mittlerweile war die Unterbringung ausgelaufen und Herr Tenragal war immerhin freiwillig in Behandlung. Nach dem Testergebnis gab es eine Woche keinen Ausgang ohne Begleitung. Und ohne THC wurde er auch wieder geordneter.

Im Juni haben wir dann mit Olanzapin angefangen, das haben wir relativ schnell bis auf 25 mg täglich hochdosiert und damit wahrscheinlich auch den Durchbruch erreicht."
Olanzapin ist ebenfalls ein neues Neuroleptikum.
„Jetzt geht es Herrn Tenragal wieder ziemlich gut. Er kann wieder Gespräche aktiv gestalten und Kontakte knüpfen, seine Kognition ist ausreichend und der Wahn ist nur noch gering oder ganz weg. Seine Halluzinationen hat er zwar noch, wie er sagt, aber die Stimme sei leise geworden und nicht mehr so wichtig für ihn. Und er wird in zwei Wochen ins Übergangswohnheim in der Gartenstraße ziehen."
Das Übergangswohnheim ist eine Einrichtung für chronisch psychisch Kranke, bei denen perspektivisch später wieder eine eigene Wohnform angestrebt wird, die aber im Moment zu krank sind, um alleine zu wohnen. Und da seine Familie ihn nicht bei sich aufnehmen will, bot sich diese Möglichkeit an. Man kann zwar nach einem ersten Ausbrauch einer Schizophrenie nicht von einer chronischen Erkrankung sprechen, aber es schien die beste Perspektive für den Patienten zu sein, der ja noch nie alleine gelebt hat und sicher große soziale Defizite hat. Man könnte auch sagen, er lebte bis jetzt im Hotel Mama und muss nun lernen, alleine mit dem Leben fertig zu werden.
„Aber eigentlich können wir ihn ja jetzt selber fragen."
Dr. Best lehnt sich demonstrativ zurück; sein Berichts-Teil ist jetzt vorüber. Jetzt kann man den Patienten hereinbitten und befragen. Wie auf Knopfdruck springt unsere Chefin Steffi auf, die ganz nahe an der Eingangstür sitzt. Ich habe ehrlich gesagt gar keinen Gedanken mehr an sie verschwendet, sie auch gar nicht hereinkommen und Platz nehmen sehen. Sie geht hinaus und im Raum wird kurz geraschelt, Sitzpositionen werden korrigiert, es wird gehüstelt wie in der Pause in der Oper zwischen zwei Akten. Dann kommt sie mit dem Patienten im Schlepptau in den Saal. Sie lässt ihn vorgehen und weist ihm einen Stuhl zu.
„So, Herr Tenragal, hier können Sie Platz nehmen."
Der massige Mann lässt sich auf den Stuhl fallen.
„Danke."
„Kein Problem."

Nun übernimmt die Oberärztin. Das ist so Usus. Die Fallvorstellung nimmt der jeweils behandelnde Arzt vor, aber die Exploration macht einer der Oberärzte.
„Ja, Herr Tenragal, erst mal vielen Dank, dass Sie gekommen sind. Schauen Sie sich ruhig ein wenig um im Saal. Sie sehen hier viele Menschen, die sich für Sie interessieren und die Ihnen auch nichts Böses wollen."
Für viele Patienten ist es schon schwierig, vor so vielen Menschen zu reden. Auch Herr Tenragal guckt sich benommen um. Dann nickt er. Die Oberärztin fährt fort:
„Sie können versichert sein, dass alle Menschen in diesem Raum auch in diesem Krankenhaus arbeiten. Niemand wird außerhalb des Krankenhauses ein Wörtchen über Ihre Geschichte erzählen. Da können Sie sich sicher sein."
Dazu zeigt sie ihr freundlichstes Lächeln. So hübsch habe ich sie noch nie lächeln sehen. Aber auch irgendwie falsch. Wie eine Schlange, die sich über die eingeringelte Maus freut ... Na gut, fressen will sie den Patienten ja wohl nicht. Das `Schaffen von Sicherheitsgefühl´ gehört zur Exploration dazu.
„Also, wie geht es Ihnen denn inzwischen? Wie geht es Ihnen heute?"
Herr Tenragal nickt.
„Danke, heute geht's mir ganz gut."
„Können Sie sich noch erinnern, wie Sie zu uns gekommen sind? Das ist ja nun schon eine ganze Weile her, fast ein dreiviertel Jahr. Können Sie sich erinnern? Wie beschreiben Sie diesen Zustand aus heutiger Sicht?"
„Ja, damals war ich sehr krank. Ich habe Stimme gehört, Stimme vom Teufel. Auch habe ich manchmal gedacht, ich bin selber der Teufel. Ich könnte bestimmen, was in der Welt passiert. Und wenn ich mich nicht beherrsche, geht die Welt unter."
Herr Tenragal schaut nach unten.
„Ich weiß natürlich, dass das Quatsch ist. Aber damals habe ich das so gefühlt. Es war so. Ich hatte unglaublich Macht."
„Wann hat denn das angefangen? Als Sie noch in der Schule waren oder später?"
Der Patient zieht die Stirn kraus.

„Hm… Weiß nicht mehr so genau. In der Schule hatte ich viel Stress, so mit dem Lernen und dem vielen Stoff. Da hatte ich wenig Zeit für anderes."
„Aber Sie sind doch mit einer Realschulempfehlung gekommen. Was ist denn da eigentlich schiefgelaufen, dass Sie es …" Die Oberärztin drückt die Handfläche zur Erde, als wolle sie etwas nach unten drücken. „… dass Sie es doch leider nur zum Hauptschulabschluss geschafft haben?"
„Weiß nicht so genau. Ich habe mich verändert. Und habe auch gelegentlich gekifft, das hat mir Ruhe gegeben."
Man kann genau sehen, wie bei der Oberärztin die Schlaumeier-Birne aufleuchtet.
„Ach, Sie haben sich verändert? Wie denn?"
„Ja, ich weiß nicht. Habe plötzlich die Welt mit anderen Augen gesehen. Habe in die Wolken geguckt und konnte plötzlich fast bis ins Weltall gucken und ich musste mich plötzlich nicht mehr überall zusammenreißen. Ich habe mich getraut, zu sagen und zu machen, was ich denke."
Auch wir anderen haben ein ziemlich fettes Aha-Erlebnis: Herr Tenragal berichtet gerade sozusagen in hervorragender Qualität über die Prodromalphase der Schizophrenie. So etwas hört man nur selten. Es ist wirklich extrem interessant. Alle Anwesenden halten den Mund und hängen an den Lippen des Patienten.
„Ach, Sie hatten nicht mehr so eine Barriere zwischen dem Wollen und dem Tun …"
„Äh, wie meinen Sie das?"
Die Oberärztin hat zu kompliziert gesprochen. Da hilft nur aktives Zuhören. Aber das können nicht viele Ärzte.
„Na, Sie sagten doch gerade, dass sie tun und reden konnten, was Ihnen gerade einfiel. Wie war das denn?"
„Ja, ich erinnere mich, dass es mir ganz gut tat. Ich war nicht mehr so gebremst. Aber meine Freunde haben mich ziemlich wie einen Freak betrachtet. Die haben nicht verstanden, was in mir vor sich geht."
Das glaube ich gerne!
„Auch hatte ich das Gefühl, dass ich alles viel besser und viel schneller verstehe als alle anderen. Deshalb habe ich auch nicht

mehr für Arbeiten in der Schule gelernt. Ich hatte das Gefühl, ich würde die Arbeit schon schaffen, wenn ich erst mal die Aufgabe lese. Ich hatte dann auch meistens geniale Ideen. Aber ich habe trotzdem lauter Fünfen geschrieben."
Bei den letzten Worten hat der Patient leicht geschnaubt und zu Boden gesehen. Es ist ihm peinlich. Jetzt schaut er der Oberärztin wieder in die Augen.
„Ich hatte einmal Lust, meinen Deutschlehrer zu schubsen. Da habe ich dann doch lange mit mir gekämpft, ob ich das mache. Habe ich schließlich doch gemacht. Und mich dann gleich bei ihm entschuldigt, als ob mir das aus Versehen passiert wäre. Ich habe aber so laut dabei gelacht, dass er mir nicht geglaubt hat. Da gab es mächtig Ärger. Ich musste dann ganz viel reden, es gab ein Treffen zu dritt mit dem Rektor. Und schließlich haben sie doch nichts meinen Eltern erzählt. Da habe ich dann doch kurz zwischendurch Angst bekommen ... Aber sonst, also damals habe ich mich eigentlich ganz gut gefühlt. Aber vielleicht bin ich da schon krank geworden."
Betretenes Schweigen im Saal.
„Und wie viel und wie häufig haben Sie eigentlich gekifft?"
Schlaue Frage, das Ganze könnte immer noch rein drogeninduziert, das heißt durch Drogen ausgelöst, sein.
„Am Anfang nur gelegentlich ..."
„Jede Woche?"
„Nein, am Anfang vielleicht alle zwei Monate. Dann häufiger, weil es mir gefallen hat. Und die Typen aus der Nachbarklasse waren cool. Wir haben meistens zusammen gekifft. Zu der Zeit, als ich vom Realschulabschluss ausgeschlossen wurde und meinen Hauptschulabschluss machen sollte, habe ich zuerst jede Woche gekifft. Dann vielleicht zwei Mal die Woche. Ich hatte ja nicht so viel Geld. Nur Taschengeld. Geklaut habe ich nichts."
Zwei Mal die Woche. Also wahrscheinlich eher nicht drogeninduziert.
„Und wann ging das dann mit dem Teufel los?"
„Da war ich schon zu Hause. Nach dem Hauptschulabschluss. Ich habe mich beworben als Werkzeug- und Feinmechaniker-Lehrling. War sehr schwierig. Die wollten mich nicht."

„Und da haben Sie zum ersten Mal die Stimme des Teufels gehört? Oder sich als Teufel gefühlt?", bohrt die Oberärztin weiter. Es herrscht weiter konzentriertes Schweigen. Wir alle im Saal haben so etwas schon einmal gehört (bis auf Anne; bei ihr ist es wahrscheinlich das erste Mal, dass sie einen Menschen über seine schizophrene Störung reden hört). Aber es ist immer wieder enorm interessant und auch irgendwie großmütig, wenn ein Mensch einen anderen an seinen Gedanken und seiner Wahrnehmung teilhaben lässt. Es ist ein Blick ins Innerste eines Menschen. Ein Einblick in eine Welt, die wir niemals wirklich verstehen werden.

„Zuerst war die Stimme leise. Ich habe gedacht, es wären meine Gedanken. Ich saß zu Hause auf dem Sofa und dachte, es wären meine Gedanken. Da bin ich plötzlich erschrocken und habe laut geschrien, als mir klar wurde: Ich höre eine Stimme, wo niemand ist!! Gott sei Dank war aber gerade niemand zu Hause. Ich habe dann schnell die Musik angemacht und laut gedreht, damit unsere Nachbarn denken, ich höre nur laut Musik. Es war furchtbar!! Jetzt wusste ich: Ich bin verrückt. Komplett verrückt. Ich höre Stimmen. Wo niemand wirklich sein kann, in meinem Kopf."

„War das die Stimme des Teufels, die Sie gehört haben?"

„Nein, weiß nicht … Zu Anfang nicht. Es war eine Stimme, die einfach nur geredet hat …"

„Was hat diese Stimme denn so gesagt?"

Herr Tenragal guckt die Oberärztin irgendwie genervt an. Sieht so aus, als fühlt er sich bedrängt. Aber er berichtet weiter:

„Ach, einfach nur dummes Zeug."

„Was denn zum Beispiel? Wir wollen Sie wirklich nicht nerven, Herr Tenragal, aber wir können es uns absolut nicht vorstellen."

Dazu lächelt sie wieder so zuckersüß. Falsche Schlange, denke ich …

„Naja, so sinnloses Zeug eben. Wie: `Zebrastreifen, Zebrastreifen, Kissenbezug, Gebetssteinhut. Alle meine Freunde sind Eulen, huhu!!´ Ach, ich kann das nicht sagen! Völlig sinnloses Zeug, am Anfang. Es hat mich wütend gemacht, ständig so sinnloses Zeug zu hören!"

Herr Tenragal ist jetzt lauter geworden. Das glaubt man ihm sofort, dass er über diese Stimmen wütend geworden ist.
„Aber irgendwann habe ich dann deutlich eine andere Stimme gehört. Es war die Stimme des Teufels."
„Was hat Ihnen diese Stimme des Teufels denn gesagt?"
„Die gab mir meistens klare Befehle, die ich aber nicht befolgen wollte."
„Sie wollten nicht machen, was der Teufel zu Ihnen sagte? Warum nicht?"
Ungünstig formuliert, Frau Oberärztin, denke ich. \`Warum nicht?´ ist nicht geeignet für eine partnerschaftliche Kommunikation.
„Der Teufel hat mir meistens schwierige Aufgaben gegeben. Zum Beispiel: \`Beschimpf den alten Mann als Hure!´, \`Guck der Frau auf den Busen!´ oder sag zu dem Mann: \`Na, du Bulldogge!´ Solche blöden Sachen eben. Oder dass ich Leute beleidigen soll. Oder sie schlagen oder wenigstens schubsen. Und immer schmutzige Wörter benutzen."
„Das hat der Teufel von Ihnen verlangt?"
Herr Tenragal hält den Kopf mit beiden Händen, hat die Ellenbeugen auf dem Tisch und er starrt scheinbar auf die Tischplatte. Er ist wahrscheinlich kurz davor, in Tränen auszubrechen.
„Ja, außer, wenn ich gekifft habe. Dann war ich meistens so müde und so anders drauf, dass ich die Stimmen nicht so gehört habe."
Im Saale herrscht weiterhin betretenes Schweigen. Was für eine arme Menschenseele! Wie furchtbar muss das denn sein!
„Ich dachte: Ich versuche mal, ich mache, was der Teufel gesagt hat, vielleicht ist die Stimme dann still! Und dann habe ich gemacht und manchmal hat es auch geklappt. Dann war die Stimme weg für ein, zwei Tage. Und das war toll! Dann habe ich mich gut gefühlt. Aber zu gut: Das war auch nicht normal. Und dann hat der Teufel zu mir gesprochen, ich bin jetzt der Teufel und ich soll mir selber überlegen, was ich tun kann. Da habe ich Angst bekommen, vor mir selber und vor meiner Macht! Aber es war auch ein gutes Gefühl, irgendwie."
Das glaube ich ihm gerne. Teufel zu sein muss viel Macht bedeuten. Gott sei Dank hat der Patient nicht genügend auf die Stimme

des Teufels gehört. Er hätte wirklich Schlimmes anrichten und sein Leben damit zerstören können.
Unvermittelt steht Herr Tenragal auf und fragt:
„Darf ich gehen?"
Das überrascht alle Anwesenden. Aber man gut nachvollziehen, dass er jetzt sehr angestrengt und aufgewühlt ist. Er hat gerade sein Innerstes vor vielen neugierigen Menschen preisgegeben. Auch die Oberärztin ist überrascht. Reflexhaft antwortet sie:
„Ja, natürlich!"
Und während der Patient zur Tür geht oder fast schon rennt, ruft sie ihm noch hinterher:
„Und vielen Dank, dass Sie gekommen sind!"
Herr Tenragal geht aus dem Raum und lässt die Tür einfach offen stehen. Meine Chefin Steffi, die neben der Tür sitzt, macht diese wieder zu. Nun hüsteln und rascheln auf einmal viele Anwesende. Es ist wie ein kollektives Aufatmen.
„Puh!", meint die Oberärztin, „der braucht jetzt bestimmt ein Tavor."
Glaube ich auch, dass er jetzt seine Bedarfsmedikation gut gebrauchen kann. Das passiert öfter, dass Patienten ihre Geschichte in der Fallvorstellung erzählen und danach völlig dekompensieren, obwohl ich schon glaube, dass es gut ist, über seine Krankheit zu reden.
„Also, das waren ja wirklich offene und interessante Einsichten in die Wahrnehmung eines schizophrenen Patienten", sagt sie.
Stimmt, finde ich auch. Anne flüstert mir zu:
„Boah, das ist ja echt krass!! Die arme Sau ..."
Völlig unerwartet meldet sich meine Chefin Steffi zu Wort:
„Damit hätten wir eine Erklärung für das aggressive und unpassende Verhalten des Patienten. Ich möchte aber daran erinnern, dass vor allem die Pflege diese Aggressionen abbekommen hat und die vielen Beleidigungen. Es ist schon sehr interessant, was der Patient berichtet. Aber die Pflege hat darunter zu leiden. Die Fäkalwörter. Den ganzen Mist."
Dr. Best meldet sich wieder zu Wort:
„Ja, natürlich. Aber die Frage ist doch: Warum tut der Patient das?"

„Na, wir haben uns schon gedacht, dass er uns nicht beleidigt und bedroht, weil er Spaß dran hat, sondern dass es mit seiner Krankheit zu tun hat. Aber zu leiden hatten vor allem die Pflegenden."
„Ja, stimmt. Wir suchen hier gemeinsam nach Beweggründen. Wir wühlen sozusagen nach den Gründen. Nach den Gründen für die Beleidigungen, die Fäkalsprache, die Bedrohungen und den ganzen Mist ..."
Und da ist er plötzlich, mein Witz! Vom Weißkittel persönlich geliefert! Anne guckt mich irritiert an. Oh, ich habe gar nicht leise gelacht, sondern ein kurzes, freudiges Grunzen von mir gegeben. Weil ich meinen Witz gefunden habe. Also, hier ist nun des Rätsels Lösung:
Was ist der Unterschied zwischen einem Schwarzkittel und einem Weißkittel? Jedenfalls kein großer: Der Schwarzkittel wühlt im Schlamm, und der Weißkittel wühlt letztendlich auch nur im Mist.
Na, gut, es ist kein wirklich lustiger Witz geworden, nur ein Witz für Insider. Für psychiatrische Krankenschwestern und Krankenpfleger. Aber immerhin: Ich habe jetzt ein `Abschlusserlebnis´ und kann endlich über etwas anderes nachdenken.
Auf dem Weg nach Hause sitze ich im Bus und gucke wieder nach draußen, ohne irgendetwas wirklich wahrzunehmen. Erst bevor ich schon fast zu Hause bin, fällt mir auf, dass ich schon eine ziemlich lange Zeit an gar nichts gedacht habe. Ein Zustand, der mir gelegentlich nach einem langen und anregenden oder stressigen Dienst gelingt. Manch ein Yogi wäre neidisch darauf! Und das ganz ohne Meditation ...! An den letzten drei Haltestellen vor meiner Wohnung schalte ich meinen Geist doch wieder an. Ich will ja nicht an meiner Haustür vorbeifahren. Und ich denke: Ich habe den besten Beruf der Welt! Ich bin weder Psychologin noch Psychiaterin noch Promi noch sonstwas. Und dennoch habe ich den geilsten Beruf der Welt. Ich habe den großen Vorzug, täglich mit Menschen zusammen zu kommen. Und ich darf mit diesen Menschen reden, mit ihnen Zeit verbringen und sie kennenlernen. Und das noch meistens ziemlich locker. Meistens.
Ich frage mich: Tue ich dabei Gutes? Meine persönliche Antwort: Ich bin mir nicht sicher. Vielleicht. Grundsätzlich versuche ich

schon, Gutes zu tun. Wobei es nicht immer auf den ersten Blick auch so aussieht, als ob ich den Menschen Gutes tue. Manchmal kann es genau das Richtige sein, dem Menschen eine Bitte gerade abzuschlagen. Oder etwas zu sagen, dass ehrlich, aber nicht besonders angenehm ist. Wobei ich auch keinen erzieherischen Auftrag habe. Noch nicht einmal einen therapeutischen Auftrag habe ich, streng genommen, sondern einen Pflegerischen.
Aber was ist das mit dem \`Gutes tun´ schon wieder für ein Anspruch? Gut, man selber darf sich diese Frage gelegentlich stellen. Es ist schon komisch, Ärzten und \`Schwestern´, also Personal im Gesundheitswesen, unterstellt man so schnell, dass sie Gutes tun. Warum fragt man nicht die Bäckereifachverkäuferin, ob sie \`Gutes´ tut (oh ja, sie tut Gutes, und wie!!)? Oder einen Klempner? Einen Bauarbeiter? Einen Steuerberater, eine Sachbearbeiterin beim Bundesverwaltungsamt? Was ist das überhaupt für ein Anspruch, immer \`Gutes´ tun zu müssen? Tun sich denn die Menschen selber \`Gutes´? Sicher, viele Menschen versuchen, sich Gutes zu tun. Sie achten auf gesunde Ernährung, arbeiten hart in einem Beruf, der ihnen Spaß macht, haben Kinder, achten auf genügend Bewegung und Freizeit und so weiter. Viele andere Menschen tun sich aber selber *nicht* gut, oder sie tun sich *manchmal* nicht gut. Zum Beispiel wenn sie rauchen, Alkohol trinken, sich zu wenig bewegen, sich nicht gut ernähren und so weiter. Oder wenn sie viel und hochprozentigen Alkohol trinken, Kette rauchen, Drogen bis zur Besinnungslosigkeit und bis zur Abhängigkeit nehmen, sich prügeln, im Knast sitzen oder nur vor dem Fernseher … Es gibt viele Möglichkeiten, sich selber nicht gut zu tun.
Wieso also bitteschön soll *ich* den Anderen ständig und immerzu Gutes tun??
Jetzt aber genug der Lebensphilosophie. Sonst werde ich noch ramdösig. Ich habe Hunger und will nach Hause.

Angelikas persönliches Happy-End

Zu Hause backe ich mir eine großzügige Pizza auf. Ziemlich lecker für Tiefkühlkost. Dann gibt's noch einen riesigen Schoko-Pudding, und dann mache ich mich auf zum Treffen mit Angelika. Sie hat ein Café im Einkaufszentrum vorgeschlagen. Da hat ein Nobel-Café eröffnet. Ich persönlich würde mich ja mit unserem Stamm-Eis-Laden begnügen. Aber Angelika will unbedingt das Nobel-Café mit mir einweihen. Okay, ich bin ja offen für Neues.
Auf dem Weg dahin komme ich an der Stelle vorbei, an der ich vor einer gefühlten Ewigkeit diese Gruppe Jugendlicher gesehen habe, in der sich eine aufgepunzelte Chaos-Göre produzierte. Heute laufen hier nur normale Käufer vorbei, mit Tüten von namhaften Läden in den Händen.
An der nächsten Ecke ist der Matratzen-Laden, in dem ich meine neue Matratze gekauft habe. Ich spähe vorsichtig hinein, sehe ein paar Leute und eine Verkäuferin; aber den Verkäufer, der mir damals meine Matratze verkauft hat, sehe ich nicht. Was ist wohl mit ihm passiert? Hat er heute frei? Hat er Urlaub? Oder macht er einen Entzug von seiner Alkoholabhängigkeit? Oder hat er gekündigt? Ist ihm gekündigt worden? Ist er krank, oder, jetzt wird es mal wieder Zeit über selbstausgedachten Blödsinn zu grinsen, wurde er vielleicht von Aliens entführt??
Ich grinse tatsächlich ein bisschen, gehe auf das Einkaufszentrum zu. Dann bin ich da, vor dem Nobel-Café. Ich bin überpünktlich, warte noch ein paar Minuten auf Angelika. Ich schaue den Menschen hinterher. Ganz normale Menschen. Wahrscheinlich haben all diese `normalen´ Leute auch ihre Dramen, Tragödien, Hochs und Tiefpunkte im Leben, dass man daraus ganze Romane schreiben könnte. Nur ahnt es niemand. Da sehe ich auch schon Angelika auf mich zukommen.
„Hallo, Angi! Schön, dich zu sehen!“, sage ich und muss noch nicht mal lügen. Ich freue mich wirklich.
„Hallo, du! Na, du wartest schon lange?“
Es folgen Umarmung und ein angedeutetes Küsschen.
„Nö, nö, gerade eben gekommen.“

„Dann lass uns gehen. Ich lade dich ein!“, sagt Angi ungewohnt schwungvoll mit einer um uns beide kreisenden Armbewegung.
Das erfreut mein Herz, das mit der Einladung. Aber, nein, ich muss an Angis klamme finanzielle Lage denken. Sie ist arbeitslos.
„Das ist lieb, aber lass mal, als arbeitende Bevölkerung kann ich das nicht annehmen. Heute lade ich dich ein.“
„Nei-hein, ich lade dich ein! Und keine Widerrede. Ich freue mich, dich zu sehen.“
Dazu grinst sie breit.
„Okay …, aber ganz geheuer ist es mir nicht.“
„Schon okay, einen schicken Kaffee spendiere ich dir gerne. Ich weiß ja, du wärst wahrscheinlich lieber in unseren alten Stamm-Eis-Laden gegangen. Ich würde aber gerne mit dir einen schicken Kaffee trinken.“
Jetzt denke ich an den großen Schoko-Pudding, den ich nach meiner TK-Pizza verspeist habe. Eigentlich fehlt mir nur noch ein großer Kaffee. Und ein starker dazu!
Angi lotst mich also durch das Einkaufszentrum, vorbei am Schmuckladen, an der Nobel-Drogerie, Buchladen, Taschenladen, Bäckerei …
„Voilà! Da ist es: McDorphin's Coffee-Shop. Sieht cool aus, oder?“
Vor allem sieht es ziemlich schicki-micki aus. Aber ein wirklich betörender Duft von geröstetem, frisch gebrühtem Kaffee strömt aus der geöffneten Eingangstür. Wir gehen rein, Angi geht vor. Das finde ich auch okay so. Schließlich wollte sie ja in den Laden gehen und ich bin auch manchmal ein bisschen unsicher, wenn ich einen Ort nicht kenne.
Wir setzen uns an einen kleinen, runden Bistro-Tisch in Fenster-Nähe. Die Ausstattung gefällt mir; nach dem komischen Namen `McDorphin's Coffee-Shop´ hätte ich das gar nicht gedacht. Hier ist es schon ein bisschen stylish-design-mäßig aufgemotzt; aber die geschwungenen Holz-Stühle an Tischen mit Marmor-Design wirken einladend-gemütlich; sie sitzen sich noch besser als sie aussehen, finde ich. Auch für Hintern, die ein wenig größer sind als der Durchschnitt. Wie meiner also.

Auch der Innenraum und die lange Theke sind zwar sehr techno-stylish, aber nicht zu übertrieben. Plötzlich gefällt mir der Laden hier ausgezeichnet!
Das Publikum ist auch äußerst gemischt: junge Leute, wahrscheinlich Schüler und Studenten in kultigem Punk-Style, ältere Leute, besonders natürlich ältere Damen mit Marken-Täschchen und da auch ein Männer-Pärchen. Ich nehme die Karte und studiere sie … und bin ein bisschen überrascht. Hier gibt es auch nur die Sachen, die es überall woanders auch gibt. Okay, es gibt erstaunlich viel Tee, ach nein, das heißt ja `Chai-´ irgendwas. Und neben den gängigen Kaffee-Variationen à la Cappuccino oder Latte Macchiato gibt es alles noch mal mit der Vorsilbe `Vanille-´. Na, aromatisierten Kaffee, nee danke, da bin ich doch eher altmodisch. Tatsächlich wird man hier am Tisch bedient. Eine etwas ältere Kellnerin mit langen, dunklen Haaren und unverschämt schönen braunen Augen lässt mich wie ein VIP fühlen. Ich bestelle einen Cappuccino, Angi einen Café Crema. Ich fühle mich behaglich.
Der Kaffee kommt auch relativ schnell. Er duftet hervorragend und wird in schicken Gläsern serviert, der Cappuccino in einer schicken, gläsernen Tasse. Und er schmeckt auch unglaublich lecker! Genau das habe ich gebraucht!
„Du hast doch heute gearbeitet, oder? Wie war's denn so?"
„Ach, danke, eigentlich ganz nett. Die Patienten waren nett zu mir - kein Wunder, ich war ja auch nett zu denen …"
„Na, das will ich doch hoffen!"
„Wir hatten heute eine Fallvorstellung von einem unserer Patienten. Das war ganz interessant."
„Ehrlich, ein Patient von dir? Erzähl mal!"
„Ja, es ist so ein fürchterlich unangenehmer, schizophrener Patient. Der hat mich früher, als er noch kränker war, mal so richtig beleidigt vor allen Patienten und mir Prügel angedroht. Ich hab mir damals fast in die Hose gemacht vor Angst. Ich dachte, hey, der vermöbelt dich gleich vor allen Leuten! Der war mir wirklich lange suspekt. Ich konnte ihn gar nicht einschätzen und bin an seine Gedankenwelt gar nicht rangekommen. Und er war permanent bedrohlich und beleidigend zu uns. Kein Arzt hat sich lange

mit ihm beschäftigt, aber wir Pflegende hatten ihn ja um uns, in jedem Dienst!"
„Lass mich raten, die Ärzte fanden seinen Zustand auch nicht so schlimm?"
„Hey, genau, Angi, so war's! Wie hast du das nur erraten? Jedenfalls geht es ihm inzwischen besser. Beleidigt oder bedroht hat er uns lange nicht mehr. Aber denke ja nicht, dass er sich bei uns irgendwann entschuldigt hätte. Und heute in der Fallvorstellung hat er dann ziemlich freimütig über sich erzählt, dass er Halluzinationen hatte, dass er die Stimme des Teufels gehört hat. Manchmal dachte er auch, dass er selber der Teufel wäre."
„Krass! Das ist ja krass!! Das muss ja fürchterlich sein, so Halluzinationen oder so. Und du arbeitest da, du bist wirklich mutig und machst eine qualifizierte Arbeit, dafür bewundere ich dich!"
Oh, dieses Kompliment hat mir aber gerade gut getan. So etwas habe ich sehr lange nicht mehr gehört, von Angi schon gar nicht.
Ich wiegele ab:
„Irgendwomit muss man ja seine Kohle verdienen. Mit meinem Aussehen kann ich leider nicht auf den Strich gehen …"
Allgemeines Gekicher.
„Jedenfalls war es interessant. Wir waren in einem bestimmten Moment alle an der Frage dran, wann die Krankheit des Patienten denn ausgebrochen ist, wann die sogenannte `Prodromalphase´ anfing. War richtig spannend."
„Toll, hört sich auch spannend an! Wenn alle so zusammen an etwas arbeiten … Das vermisse ich natürlich auch ein bisschen."
Ich gucke Angelika genau an. Ihre Mine verrät nichts. Jedenfalls nichts Besonderes.
„Das vermisst du auch … Wie meinst du das?"
„Weißt du, ich bin jetzt schon eine Weile ohne Arbeit. Zuerst war Deniz klein. Dann kam die Trennung von Ali. Die neue Wohnung. Nun habe ich mich endlich ein bisschen stabilisiert. In Kürze sollte ich mir auch wieder eine Arbeit suchen."
Das ist mir aber peinlich! Ich rede und schnattere hier von meinen Patienten. Ich habe Angi noch nicht einmal gefragt, wie es ihr geht. Oder wie es Deniz geht. Eine Mutter muss man immer zu-

erst fragen, wie es den Kindern geht. Und das habe ich nicht getan …
„Entschuldige, Angi, wie unsensibel von mir, ich habe dich noch gar nicht gefragt, wie es dir geht …“
„Nein, nein, ist doch völlig okay! Es interessiert mich. Und du kommst doch gerade von der Arbeit, da musst du doch erst mal abschließen. Ich werde dir schon noch von mir erzählen, keine Sorge!“
Was ist denn nur mit Angi los? Sie ist ja so … freundlich, so liebevoll, so aufmerksam … Da macht es plötzlich `klick´ und mir ist klar: Mit Angi ist im Prinzip nichts los. Sie ist einfach meine `alte´ Angi, bevor sie monatelang Blues geblasen hat wegen der Trennung von Ali. Deshalb habe ich sie immer so gemocht. Weil unsere Gespräche so produktiv und konstruktiv waren, sie eine echt gute Zuhörerin war und mich auch immer sehr ernst genommen hat. Sie lacht.
„Mach den Mund zu! Vielleicht wunderst du dich, dass wir uns schon eine Viertelstunde sehen und ich immer noch nicht von meiner Trennung von Ali gejammert habe.“
Stimmt genau, das ist ungewohnt. Ungewohnt angenehm.
„Am Anfang habe ich mir verboten, von Ali, der Trennung und meinem Schmerz zu reden. Ich weiß schon, dass ich dir und anderen damit ziemlich auf den Zünder gegangen bin … Aber mit der Zeit merkte ich, dass ich das nicht mehr brauchte. Und irgendwann war der Schmerz dann nicht mehr so groß. Jetzt bin ich durch, würde ich sagen. Na gut, ein bisschen tut es schon noch weh. Aber es ist nicht mehr so wichtig. Jetzt ist Anderes dran.“
Bumms, so einfach ist das also. Jetzt geht es Angi wieder gut und alles ist okay. Eine kurze, sehr heftige Woge von Wut durchläuft mich. Ich habe mir monatelang ihre Monologe angehört, Ali hier, Ali da, es tut mir so leid, ich bin so traurig, ich will ihn zurück, wie konnte er das tun, Ali, mein Ali, blablabla… Und das ist jetzt also vorbei? Na schön, aber ich habe bei der Geschichte auch ganz schön Federn gelassen.
„Ich war dir in letzter Zeit keine gute Freundin …“, sagt Angi ungewohnt leise.
Dabei schaut sie runter auf ihre gepflegten, zarten Finger.

„Tut mir leid …, aber ich konnte nicht anders. Und es war nicht böse gemeint. Vielleicht kannst *du* mich ja nächstes Mal zulabern!"
Jetzt strahlt sie mich an.
„Und ich versuche dann, dich aufzurichten und bin gerne dein emotional-mentaler Mülleimer!"
Da muss man einfach mitstrahlen!
„Oh ja", kichere ich, „aber ich werde es dir nicht so einfach machen! Auch ein bisschen Beratungsresistenz! Und leichte Wiederholungstendenzen …"
„Aber nur ganz leichte Wiederholungstendenzen bitte!", grinst mich Angi an.
Ein bisschen ärgerlich bin ich zwar tief drinnen immer noch, aber bei diesem Friedensangebot kann ich gar nicht mehr nein sagen. Und genau das hat mir auch gefehlt: Eine Freundin, die überwiegend Freundin ist und sich nicht selber wie ein Patient gebärdet. Schön für Angi, dass sie wieder da ist und fast `die Alte´. Schön für mich, dass unsere Freundschaft wieder gleichgewichtig ist, auf Augenhöhe.
Ich frage natürlich noch nach Deniz. Es geht ihm ganz gut, höre ich. Er hat die Krise auch einigermaßen überstanden. Wahrscheinlich hat das Unvermögen seiner Mutter, die Situation zu akzeptieren, auch ihn blockiert. Er hat einen neuen Freund in der Klasse, einen neuen Jungen, der gerade erst zugezogen ist und einen Freund auch dringend braucht. Angi hat ihre Wohnung jetzt fertig eingeräumt und es sich dort gemütlich gemacht. Finanziell sieht es mit der eigenen Wohnung und Hartz IV für sich und ihren Sohn nicht so toll aus und Angi möchte auch wieder arbeiten gehen. Sie hat früher verschiedene Jobs gemacht und war eigentlich recht zufrieden damit. Sie hat auch als Kellnerin gearbeitet, und bei ihrem Aussehen wird sie auch jetzt sicher keine Probleme haben, eine Stelle zu finden. In diesen Coffee-Shop würde sie jedenfalls auch bestens reinpassen.
Plötzlich kommt mir eine schreckliche Idee:
„Sag mal, Angi, gibt es eigentlich eine neue Liebe in deinem Leben?"

Angelika kaut gerade auf ihrem Keks, den sie zum Latte Macchiato dazu bekommen hat. Ich habe meinen Keks schon vor Urzeiten verspeist. Fast verschluckt sie sich daran.
„Eine neue Liebe? Wie kommst du denn darauf? Weil ich heute mal nicht jammere?"
Mist, genau das ist der Punkt. Äh, sorry, Angi, du hast mich ertappt, denke ich. Sie sagt: „Nein, nein, nein ... Was für eine furchtbare Vorstellung! Einen neuen Mann brauche ich im Moment nicht gerade. Ich muss noch mehr ins Reine komme mit mir. Sonst ist alles okay ..."
Und wir reden weiter von Gott und der Welt. Was für ein schöner Nachmittag! Nach einem zweiten Cappuccino bzw. Café Crema beschließen wir zu gehen. Und nächstes Mal wieder ins Kino zu gehen, mal wieder richtig abgruseln, ein Horrorfilm mit viel Blut, Gedärmen, mit Popcorn und Limo – lecker!
Beim Rausgehen läuft Angi vor in Richtung Ausgang und ich sehe ein Paar an einem anderen Tisch nahe am Ausgang sitzen. Ein älterer Mann mit einer gleichaltrigen Frau. Er redet auf sie ein. Sie schaut stur in ihren Kaffee. Ihre Haare hängen schlaff, ebenso wie ihre Mimik hängt, und ihre Schultern hängen auch. Alles an dieser Frau scheint zu hängen. Alles scheint dieser Frau zu schwer zu sein. Die bunte Bluse steht im Kontrast zum Gesichtsausdruck dieser Frau. Ihr Mund ist minimal geöffnet. Die Haut ist fahl. Ein trauriger Anblick. Im Vorübergehen diagnostiziere ich bei der Frau, alleine an ihrem Erscheinungsbild, eine `schwere rezidivierende Störung´, ich würde mich nicht wundern, wenn sie auch einen Wahn hätte, vorzugsweise einen Verarmungs- oder Schuldwahn. Wie um dies zu bestätigen, schnappe ich Fetzen des Gespräches auf. Der Mann sagt:
„Du darfst dich nicht immer so gehen lassen! Und vor allem denkst du dir einfach viel zu viel, das ist doch Quatsch! Ich habe dir schon mal gesagt ..."
Den Rest höre ich nicht, weil wir schon an der Tür sind. Falsch, lieber Mann, denke ich. Diese Frau kann im Moment nicht anders, als sich gehenzulassen. Und weniger denken kann man auch nicht wirklich. Das Denken ist gerade bei Depressiven nicht dem Willen unterlegen und kann häufig wenig oder gar nicht beeinflusst

werden. Auch kann man einen Wahn nicht einfach `abstellen´, in dem man erkennt, dass der Inhalt unlogisch oder `Quatsch´ ist. Die Frau braucht eine Behandlung mit medikamentöser und begleitender Psychotherapie und viel Verständnis von dir. Aber das alles sage ich natürlich nicht, sondern gehe weiter durch die Tür des Coffee-shops nach draußen. Und dann wende ich mich wieder Angi zu. Sie hat mich wohl beobachtet und mir einfach einen Moment Ruhe gegeben. Wie lieb von ihr! Ich lächle sie ernstgemeint an. Sie ist die beste Freundin, die ich mir vorstellen kann.

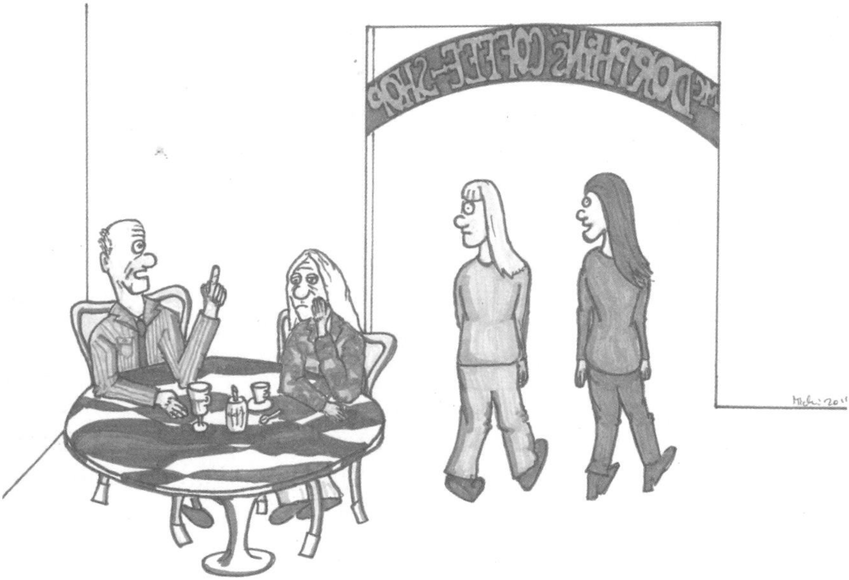